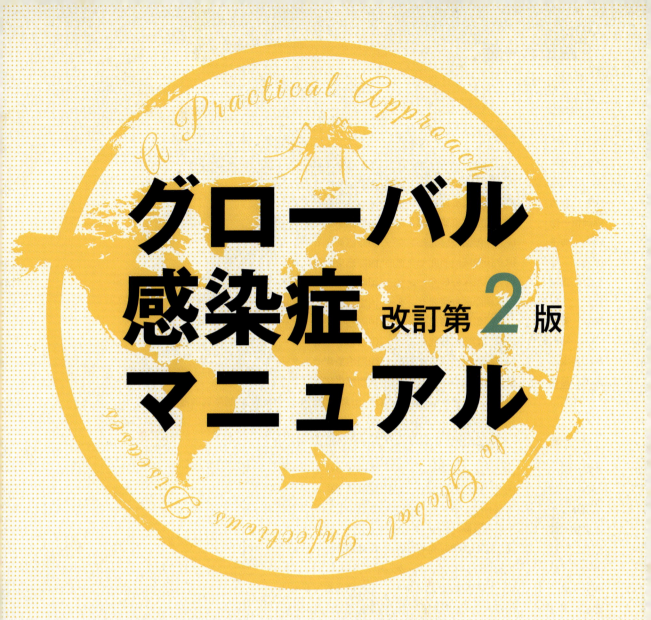

グローバル感染症マニュアル 改訂第2版

編集 国立国際医療研究センター 国際感染症センター

A PRACTICAL APPROACH TO GLOBAL INFECTIOUS DISEASES

南江堂

執筆者一覧

責任編集

大曲　貴夫	国立国際医療研究センター　国際感染症センター
早川佳代子	国立国際医療研究センター　国際感染症センター
氏家　無限	国立国際医療研究センター　国際感染症センター
森岡慎一郎	国立国際医療研究センター　国際感染症センター
岩元　典子	国立国際医療研究センター　国際感染症センター
山元　佳	国立国際医療研究センター　国際感染症センター
石金　正裕	国立国際医療研究センター　国際感染症センター
齋藤　翔	国立国際医療研究センター　国際感染症センター
野本　英俊	国立国際医療研究センター　国際感染症センター
守山　祐樹	国立国際医療研究センター　国際感染症センター
秋山裕太郎	国立国際医療研究センター　国際感染症センター
鈴木　哲也	国立国際医療研究センター　国際感染症センター/ 山梨大学医学部　感染症学講座/山梨大学医学部附属病院　感染制御部

執　筆（執筆順）

大曲　貴夫	国立国際医療研究センター　国際感染症センター
野本　英俊	国立国際医療研究センター　国際感染症センター
佐藤ルブナ	東京科学大学病院　感染制御部
小林泰一郎	東京都立駒込病院　感染症科
山元　佳	国立国際医療研究センター　国際感染症センター
井手　聡	新宿なないろクリニック
岩元　典子	国立国際医療研究センター　国際感染症センター
忽那　賢志	大阪大学医学部附属病院　感染制御部/感染症内科
的野多加志	佐賀大学医学部附属病院　感染制御部
稲田　誠	東京大学　保健・健康推進本部
氏家　無限	国立国際医療研究センター　国際感染症センター
髙谷　紗帆	国際医療福祉大学医学部　感染症学講座
丸木　孟知	日本赤十字社医療センター　感染症科
亀谷　航平	国立国際医療研究センター　国際感染症センター
上村　悠	国立国際医療研究センター　エイズ治療・研究開発センター
中本　貴人	国立国際医療研究センター　エイズ治療・研究開発センター
戸田　祐太	日本赤十字社医療センター　感染症科
中村　啓二	九州大学病院　グローバル感染症センター/総合診療科
櫻井　彩奈	国立国際医療研究センター　国際感染症センター
守山　祐樹	国立国際医療研究センター　国際感染症センター
副島裕太郎	横浜市立大学医学部　血液・免疫・感染症内科学
鈴木　哲也	国立国際医療研究センター　国際感染症センター/ 山梨大学医学部　感染症学講座/山梨大学医学部附属病院　感染制御部

四津　里英	長崎大学 熱帯医学グローバルヘルス研究科
山内　悠子	東京都立広尾病院 感染症内科
武藤　義和	公立陶生病院 感染症内科
森岡慎一郎	国立国際医療研究センター 国際感染症センター
藤原　辰也	大阪大学医学部附属病院 感染制御部/感染症内科
早川佳代子	国立国際医療研究センター 国際感染症センター
奥村　暢将	国立国際医療研究センター 国際感染症センター/ 名古屋市立大学医学部附属東部医療センター 感染症内科
山田　玄	国立国際医療研究センター 国際感染症センター
宮里　悠佑	橋本市民病院 内科
水島　遼	国立国際医療研究センター 国際感染症センター
秋山裕太郎	国立国際医療研究センター 国際感染症センター
久保　赳人	国立国際医療研究センター 国際感染症センター
匹田さやか	国立国際医療研究センター 国際感染症センター
浅井　雄介	国立国際医療研究センター 国際感染症センター
都築　慎也	国立国際医療研究センター 国際感染症センター
橋本　武博	大分大学医学部附属病院 感染制御部
馬渡　桃子	日本赤十字社医療センター 感染症科
爾見まさ子	国際医療福祉大学成田病院 感染症科
齋藤　翔	国立国際医療研究センター 国際感染症センター
石岡　春彦	国立国際医療研究センター AMR 臨床リファレンスセンター
松永　展明	国立国際医療研究センター AMR 臨床リファレンスセンター
石金　正裕	国立国際医療研究センター 国際感染症センター
鈴木久美子	国立国際医療研究センター AMR 臨床リファレンスセンター
岩﨑　春香	国立国際医療研究センター 国際感染症センター
松澤　幸正	国立国際医療研究センター 国際感染症センター/国際感染症危機管理対応推進センター
鎌田　一宏	福島県立医科大学会津医療センター 総合内科
山本　剛	大阪大学大学院医学系研究科 変革的感染制御システム開発学寄付講座
松尾　裕央	大阪大学医学部附属病院 感染制御部/感染症内科
丸山　治彦	宮崎大学医学部 感染症学講座
佐藤　哲郎	国立国際医療研究センター 国際感染症センター

はじめに

　新型コロナウイルス感染症によるパンデミックでわれわれが学んだことは，世界のどこかで起こった感染症が，またたく間に世界中に広がり，しかも社会全体の機能に重大な影響を及ぼすことが，現実に起こったということです．多くの医療従事者にとって，海外からもたらされる感染症に対応することは，日常的にはまずないことで，他人事という意識があったであろうと思います．しかし，もうそのような時代ではなくなりました．われわれは，世界からもたらされる感染症に，平時から備えておく必要があります．

　一方で，海外からもたらされる感染症を経験する頻度は一般的には低く，経験をつみながら学んでいくということは現実には困難です．これは世界的にも同じで，どの国でも，海外からもたらされる感染症の種類や頻度にはかなり差があるため，世界中のすべての感染症をすべて実際の診療のなかで経験して，診療の能力を高めていくなどということは不可能なのです．

　ならばどうすべきか？

　まず必要なことは，独立した医師としての責任をもって患者を診ることのできる根本的な能力をつけることです．現在の日本の制度でいえば，初期研修から後期研修にむけての一連の修練で，その最低限の力がぎりぎり身につくかどうかであるといえるでしょう．そのうえで，特定の領域の修練をする必要があります．その場合に大前提のこととして，教科書におさえられている内容はきちんと整序した形式で頭におさめておく必要があります．もちろん，自分が診たこともない感染症のことも頭に入れておかねばなりません．そして整序された形式で頭に知識が入っていれば，医師としての根本的な実力を土台としながら，頭におさめられた知識を活用して診療を行うことができるようになるのです．ここではよい教科書が必要です．

　海外からもたらされる感染症，これを私たちは本書でグローバル感染症と呼んでいますが，日本では教科書の役割を果たせる書籍は少ないです．そこで書かれたのが本書です．

　本書を手にとった皆さんは，まずこの前書きを読み，次に目次を読んで，この本がどのような内容を扱っているのかの全体像を把握するようにしてください．そして，そのうえで各項目を，全体を読んでください．各項目ではどのような点が重要であるのかを，頭で整理しながらそして実際に書き出しながら読むことをすすめます．そして実際にこのなかに記載された感染症の患者を診たら，あらためて本書の当該項目を読んでください．そうすれば自分の理解が深まり，最初に読んだときには字面だけ見ていわば読み落としてしまった内容がまさに目にとびこんできて，わかったという実感が得られるようになるでしょう．その病気に対する自分の頭のなかの像がより明確になり，次にはそのより明確になった像をもって患者にのぞむことができるようになっていくでしょう．実はこれは私自身が先達に教わり，当科で教えている「学び方」でもあります．

　2024 年 11 月　　　　　　　　　　　　　　　　　　　　　　編集責任者代表　　大曲貴夫

初版の序

　日本人の海外渡航者は年間1,800万人を超えた．一方，海外からも旅行者，労働者として多数の人が日本を訪れている．また日本では2020年にオリンピック・パラリンピックの開催が決定した．日本の社会自体が大きく国際化に向けて歩みを始めようとしている．

　国外に出かけることによって，社会のありよう，生活習慣，食物，自然……と，日本とは様々な異なる環境に曝されることにより，健康上のリスクが高くなる．中でも感染症は急速に進行し重篤となりうる可能性もあるため，注意が必要である．海外に行くのは，日本の都市部の人々だけではない．日本のあらゆる地域の，あらゆる世代の方々が今や海外に出かけている．これは日本の国中どの医療機関でも，輸入感染症の患者に遭遇しうることを意味している．リスク回避のための渡航前の医学的コンサルテーションの重要性も認知されつつあり，渡航前の健康相談の重要性も認識され始めている．

　海外に向かう人々の質も以前とは異なってきている．高齢者の海外渡航が増えている．高齢者は基礎疾患を持っている可能性が高い．医療が高度化し，免疫抑制薬や生物製剤を用いられる影響で，免疫不全を抱えた患者が増えている．このような患者のすべてが海外旅行を忌避するわけではなく，実際には免疫不全を抱える患者も多く海外に渡航している．よって，単に海外渡航者が増えているばかりでなく，その中には感染などの健康リスクの高い患者も一定数含まれており，しかもその数は増加しつつあると思われる．では，健康管理に当たるのは誰か．必ずしも専門家だけではない．すでに健康の問題を抱える患者にとって，もっとも相談しやすい相手は，遠くの施設にいる旅行医学を専門とする医師ではなく，かかりつけの医師であろう．つまり普段から患者の高血圧や糖尿病，リウマチといった疾患を診ている医師こそが，このリスク管理を依頼される可能性があるわけだ．

　このように，日本の医療者は，海外渡航前後の患者の健康リスクを適切に扱う必要に迫られている．従来，国際感染症対策は一部の専門医の仕事であると考えられてきた．しかし，「専門外」といって避けては通れない時代になってきている．すべての臨床医に国際感染症の知識が求められている時代なのである．一般医の外来にも，患者が海外旅行に関係する健康相談目的で受診することも十分にありうるのだ．しかしこれまでは，日本で旅行医学を実践することは容易ではなかった．情報が不足しているからである．従来は英文の情報に頼るしかなく，和書でこの期待に添えるものはなかった．もう1つは，旅行医学の経験が乏しいためにノウハウの蓄積が少なかったからである．書籍や論文に書かれている情報は外国での医療事情という文脈の中での事実が提示されているため，日本国内の医療機関で情報をそのまま実践に用いることは，ときに不都合を生むことがある．

　国立国際医療研究センター　国際感染症センター（DCC）では，トラベルクリニックを設け，渡航前のワクチン接種などの予防から渡航後の治療・管理まで，包括的に国際感染症診療に取り組んできた．そこでは豊富な知識と対応のノウハウが蓄積されている．そこで，この内容を言語化し，現状で報告されている研究的事実を踏まえながら，DCCが経験の中で積み重ねてきたノウハウを実践的に解説しようと試みたのが本書である．

　私たちは，トラベルクリニックでの業務は，プライマリ・ケアであると考えている．感染症対策はあくまでその一面であって，トラベルクリニックに訪れる方々の健康上のリスク・問題は感染症ばかりではない．しかし各論としての感染症対策は重要である．本書が，日本における国際感染症対策に貢献し，ひいてはInternational Primary Careとでもいうべき領域の確立に繋がっていくことを期待している．

　2015年4月　　　　　　　　　　　　　　　　　　　　　　　編集責任者代表　**大曲貴夫**

目　次

グローバル感染症流行地・リスク地マップ集　　xi

I章　グローバル感染症診療の実践

A 総論：グローバル感染症診療について留意する点 ……… 野本英俊　2

B 発　熱　5

 1 発熱患者へのアプローチ …………………………… 佐藤ルブナ，野本英俊　5

 2 マラリア ……………………………………………… 小林泰一郎，山元　佳　9

 3 デング熱 ………………………………………………… 井手　聡，岩元典子　15

 4 チクングニア熱・ジカウイルス感染症 ……………………… 忽那賢志　19

 5 腸チフス・パラチフス ……………………………… 的野多加志，野本英俊　22

 6 レプトスピラ症 ……………………………………… 稲田　誠，氏家無限　27

 7 リケッチア症 ………………………………………… 髙谷紗帆，忽那賢志　30

 8 ライム病とその他のダニ媒介性感染症 ………………… 丸木孟知，忽那賢志　34

 9 急性肝炎（A型肝炎，E型肝炎）…………………… 亀谷航平，上村　悠　38

 10 Q熱・バルトネラ症・ブルセラ症 ………………………………… 中本貴人　45

 11 鼻疽および類鼻疽 ………………………………………………… 戸田祐太　48

 ▶▶▶ DTMHで学べること …………………………………………… 戸田裕太　52

C 下　痢　53

 1 下痢症へのアプローチ ……………………………………………… 小林泰一郎　53

 2 急性下痢症 ……………………………………………………………… 中村啓二　55

 3 慢性下痢症 ………………………………………………… 櫻井彩奈，野本英俊　60

 4 赤痢アメーバ …………………………………………………………… 守山祐樹　66

D 皮　疹　70

 1 皮疹・発熱のある患者へのアプローチ ………………………… 副島裕太郎　70

 2 エムポックス ………………………………………………… 鈴木哲也，氏家無限　74

 3 代表的な熱帯皮膚感染症 …………………………………… 山元　佳，四津里英　76

E 呼吸器症状　88

 1 呼吸器症状へのアプローチ ………………………………… 山内悠子，井手　聡　88

 2 新型コロナウイルス感染症（COVID-19）……………… 武藤義和，森岡慎一郎　95

3 中東呼吸器症候群（MERS） ···················· 鈴木哲也, 森岡慎一郎　**99**

F 好酸球増多症 ·· **102**

1 好酸球増多症へのアプローチ ···················· 藤原辰也, 忽那賢志　**102**

2 住血吸虫症 ·· 早川佳代子　**108**

3 その他の主な寄生虫感染症①（吸虫・線虫） ···· 奥村暢将, 忽那賢志　**112**

4 その他の主な寄生虫感染症②（条虫） ·········· 山田　玄, 早川佳代子　**117**

G 性感染症（STI） ··································· 宮里悠佑, 上村　悠　**122**

H 動物咬傷 ·· **129**

1 動物咬傷のマネージメント ······················· 水島　遼, 秋山裕太郎　**129**

2 破傷風 ·· 久保赳人, 山元　佳　**132**

3 狂犬病（曝露後予防を含む） ···················· 匹田さやか, 氏家無限　**136**

I 特殊な感染症 ·· **141**

1 ウイルス性出血熱 ······························ 秋山裕太郎, 森岡慎一郎　**141**

2 渡航者の真菌感染症 ································· 井手　聡　**148**

3 その他のまれな輸入原虫感染症（トリパノソーマ症, リーシュマニア症など）
·· 秋山裕太郎, 山元　佳　**152**

▸▸ 教授のぼやき ································· 忽那賢志　**156**

J 医療機関における海外からの薬剤耐性菌の持ち込み対策 ·········· 早川佳代子　**157**

▸▸ 数理モデルとは何か？ ·················· 浅井雄介, 都築慎也　**161**

II章　トラベルクリニックマニュアル

A 基本的な考え方 ······································· 氏家無限　**164**

B 渡航先別の予防・対策 ································· **171**

1 東南アジア・東アジア（中国, 台湾, 韓国など）···· 橋本武博, 守山祐樹　**171**

2 南アジア ·· 氏家無限　**173**

3 中東 ·· 稲田　誠, 鈴木哲也　**176**

4 アフリカ ·· 久保赳人, 秋山裕太郎　**178**

5 ヨーロッパ ··· 水島　遼, 守山祐樹　**180**

6 パシフィックアイランズ（オセアニア）········· 早川佳代子　**182**

7 ラテンアメリカ ······································· 森岡慎一郎　**186**

C 相談の多い有名な渡航地・観光地 190

1 南アメリカ ......野本英俊 **190**
- 1-1 ペルー・ボリビア 190
- 1-2 ブラジル 192

2 アフリカ ......早川佳代子 **194**
- 2-1 サファリ（ケニア，タンザニア） 194
- 2-2 キリマンジャロ 196
- 2-3 南部アフリカ 197

3 東南アジア ......馬渡桃子 **199**

4 北インド（デリー，アグラ，バラナシ，コルカタ） ......爾見まさ子，馬渡桃子 **201**

D 渡航者へのワクチン接種 204

1 渡航者へのワクチン接種概論 ......氏家無限 **204**

2 未承認ワクチンについて ......奥村暢将，野本英俊 **208**

3 小児への渡航前ワクチン接種 ......山元 佳 **210**

4 アナフィラキシーへの対応 ......丸木孟知，氏家無限 **215**

▰▶ 国境なき医師団に参加してみた ......髙谷紗帆 **218**

E 各種ワクチンを押さえる 219

1 国際保健規則によって定められるワクチン（黄熱ワクチン） ......氏家無限 **219**

2 予防接種法によって定められる（定期接種）ワクチン **221**
- 2-1 破傷風トキソイド（ジフテリア，百日咳を含む）

  ......佐藤ルブナ，秋山裕太郎 **221**
- 2-2 ポリオワクチン ......山田 玄，岩元典子 **223**
- 2-3 日本脳炎ワクチン ......齋藤 翔 **227**
- 2-4 麻疹，ムンプス，風疹，水痘ワクチン ......馬渡桃子 **229**

3 その他のワクチン（任意接種ワクチン） **232**
- 3-1 A型肝炎ワクチン ......山内悠子 **232**
- 3-2 B型肝炎ワクチン ......守山祐樹 **234**
- 3-3 狂犬病ワクチン ......奥村暢将，山元 佳 **236**
- 3-4 髄膜炎菌ワクチン ......山元 佳 **239**
- 3-5 腸チフスワクチン ......久保赳人，岩元典子 **242**

▰▶ 非処方抗菌薬とAMR ......石岡春彦，松永展明 **245**

F 渡航前健康診断 ......山元 佳 **246**

G マラリア予防内服 ......山田 玄，森岡慎一郎 **250**

H 防蚊対策 ………………………………………………… 久保赳人, 石金正裕　253

▶ 青年海外協力隊いってきました ……………………… 鈴木久美子　255

I 高山病の予防・対処 ………………………………… 亀谷航平, 稲田　誠　256

▶ International SOS と青年海外協力隊における経験 ………… 岩﨑春香　260

J 旅行者下痢症の対策 ………………………………… 櫻井彩奈, 鈴木哲也　261

K 妊婦・授乳婦の渡航 …………………………………………… 岩元典子　264

▶ IDES（感染症危機管理専門家養成プログラム）の経験から

松澤幸正, 鎌田一宏, 水島　遼, 匹田さやか, 氏家無限　268

Ⅲ章　グローバル感染症診療に役立つ！情報のまとめ

A 移民・難民に対する診療 ……………………………………… 氏家無限　270

B 海外からの転送・受け入れ ………………………………… 早川佳代子　273

C 迅速診断検査の使い方 ……………………………… 山本　剛, 忽那賢志　276

▶ Gavi ってなに？ ……………………………………………… 氏家無限　283

D 感染症法・IHR 届出疾患のまとめ ………………………… 石金正裕　284

▶ WHO 協力センターの取り組み ……………………………… 石金正裕　287

E 渡航地域ごとの推奨トラベラーズワクチンのまとめ ………… 岩元典子　288

F 関連する資格について …………………………………………… 齋藤　翔　290

G 役立つウェブサイトのまとめ ……………………… 松尾裕央, 忽那賢志　292

▶ 熱帯病治療薬研究班 ………………………………… 丸山治彦, 山元　佳　294

H 特殊な感染症が疑われる場合の検査機関一覧 …… 鈴木哲也, 齋藤　翔　295

▶ 臨床現場での FETP-J の活かし方 ………………… 石金正裕, 佐藤哲郎　298

索　引 …………………………………………………………………………… 299

グローバル感染症流行地・リスク地マップ集

マラリアの流行地域

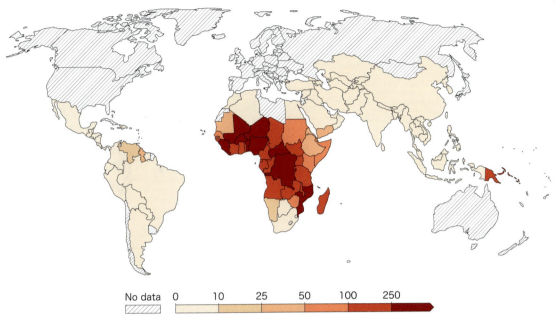

[Our World in Data: Incidence of malaria, 2021 <https://ourworldindata.org/malaria> (2024/6)]

デング熱の流行地域

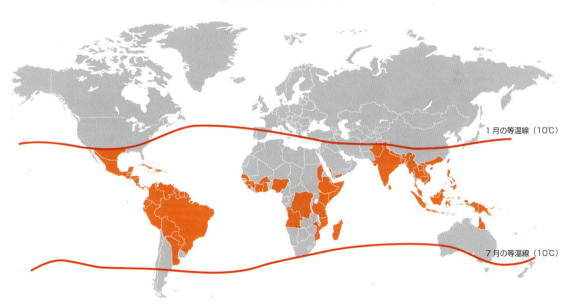

■ デング熱に罹患するリスクがある地域

1月と7月の等温線は，デングウイルスの主な媒介蚊であるネッタイシマカが通年性に生存しうる北半球と南半球の地理的限界を示す．

[World Health Organization (WHO) and the Special Programme for Research and Training in Tropical Diseases (TDR): Dengue Guidelines for diagnosis, treatment, prevention and control. New Edition, 2009 <http://www.who.int/tdr/publications/documents/dengue-diagnosis.pdf> (2014/9)] xii **グローバル感染症流行地・リスク地マップ集**

腸チフス・パラチフスの流行地域

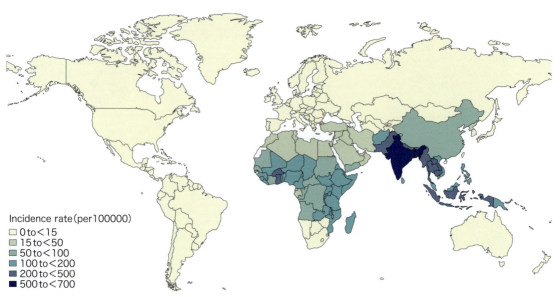

[GBD 2017 Typhoid and Paratyphoid Collaborators: The global burden of typhoid and paratyphoid fevers: a systematic analysis for the Global Burden of Disease Study 2017. Lancet Infect Dis 19: 369-381, 2019]

ライム病の流行地域

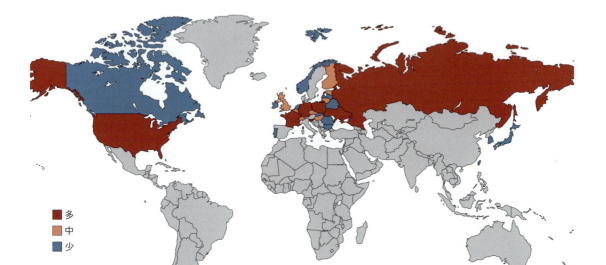

[JOHNS HOPKINS UNIVERSITY: Lyme Disease Overview. <https://www.hopkinslymetracker.org/overview/> (2024/6)]

コクシジオイデス症が報告されている地域

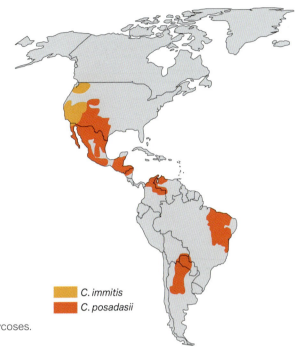

- C. immitis
- C. posadasii

[Nida A. et al: Re-drawing the Maps for Endemic Mycoses. Mycopathologia 185: 843-865, 2020]

ヒストプラズマ症の流行地域

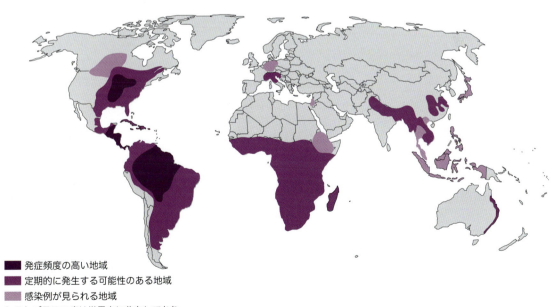

- 発症頻度の高い地域
- 定期的に発生する可能性のある地域
- 感染例が見られる地域

ヒストプラズマ症は世界中に分布しており，これらの地域以外でも患者が発生している

[Nida A. et al: Re-drawing the Maps for Endemic Mycoses. Mycopathologia 185: 843-865, 2020]

グローバル感染症流行地・リスク地マップ集

パラコクシジオイデス症の流行地域

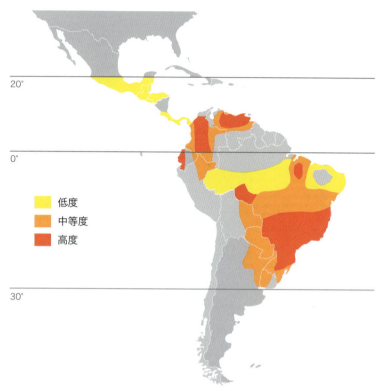

[Negroni R: Paracoccidioidomycosis. Hunter's Tropical Medicine and Emerging Infectious Diseases, 9th ed, Magill AJ, et al (eds), Saunders Elsevier, Philadelphia, p637-640, 2012]

黄熱の流行地域
アフリカ

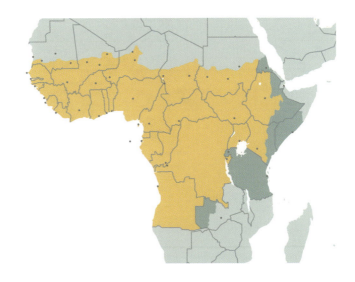

中南米

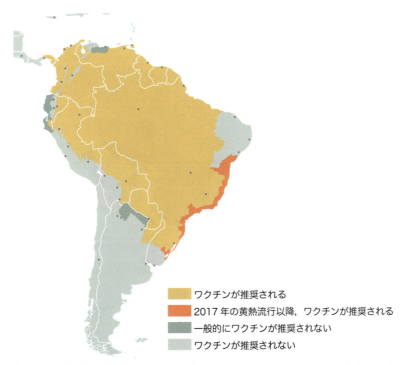

- ワクチンが推奨される
- 2017年の黄熱流行以降，ワクチンが推奨される
- 一般的にワクチンが推奨されない
- ワクチンが推奨されない

　黄熱予防ワクチンは黄熱ウイルスに曝露する可能性が低い地域での接種は推奨されない．予防接種は渡航者の旅程で黄熱ウイルスに曝露する可能性が高くなる場合（農村部への長期滞在，蚊の刺咬曝露が多い，蚊の刺咬曝露を予防できないなど）には検討されるべきである．
[CDC: Countries at Risk for Yellow Fever, 2024. <https://www.cdc.gov/yellow-fever/africa/index.html> <https://www.cdc.gov/yellow-fever/south-america/index.html>（2024/6）]

グローバル感染症流行地・リスク地マップ集

ポリオウイルス野生株1型とワクチン由来株症例の発生地域

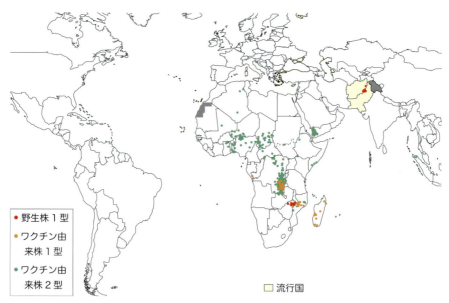

[Global Polio Eradication Initiative: Polio Today. https://polioeradication.org/polio-today/polio-now/（2023/3）]

日本脳炎の流行地域（CDC, 2024年）

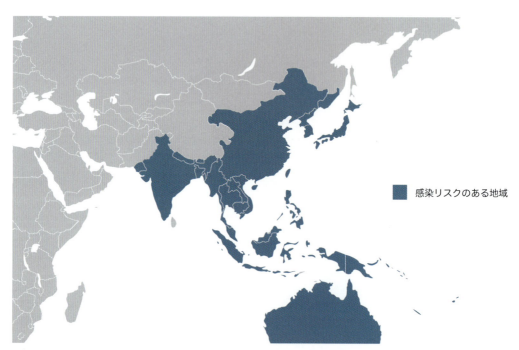

2021年以降オーストラリアにおいて46例が日本脳炎と診断され，7例が死亡している（2023年2月時点）．
[CDC: Areas at Risk for Japanese Encephalitis. <https://www.cdc.gov/japanese-encephalitis/data-maps/index.html>（2024/6）]

A型肝炎の抗体保有率でみる流行地域

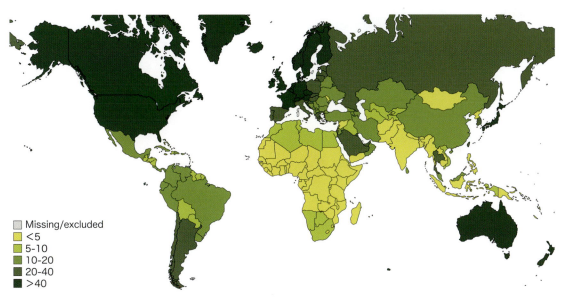

[Jacobsen KH, et al: Globalization and the Changing Epidemiology of Hepatitis A Virus. Cold Spring Harb Perspect Med **8**: a031716, 2018 より]

B型肝炎ウイルス表面抗原（HBsAg）保有率でみる流行地域

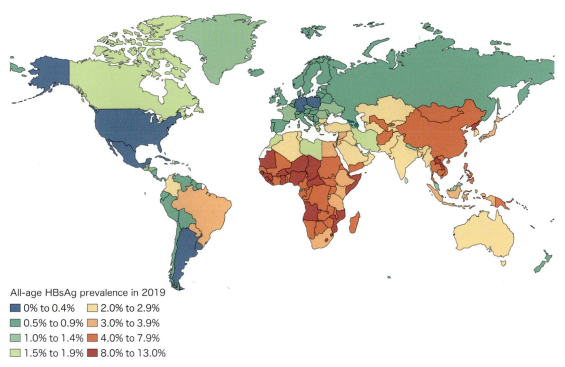

[GBD 2019 Hepatitis B Collaborators: Global, regional, and national burden of hepatitis B, 1990-2019: a systematic analysis for the Global Burden of Disease Study 2019. Lancet Gastroenterol Hepatol **7**: 796-829, 2022]

xviii **グローバル感染症流行地・リスク地マップ集**

狂犬病の流行地域（WHO，2013年）

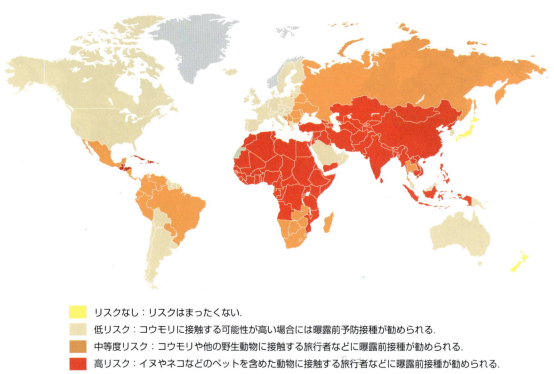

- リスクなし：リスクはまったくない．
- 低リスク：コウモリに接触する可能性が高い場合には曝露前予防接種が勧められる．
- 中等度リスク：コウモリや他の野生動物に接触する旅行者などに曝露前接種が勧められる．
- 高リスク：イヌやネコなどのペットを含めた動物に接触する旅行者などに曝露前接種が勧められる．

[World Health Organization: Rabies, countries or areas at risk. 2013 <http://gamapserver.who.int/mapLibrary/Files/Maps/Global_Rabies_ITHRiskMap.png?ua=1>（2014/9）]

狂犬病による推定死亡者数［人］

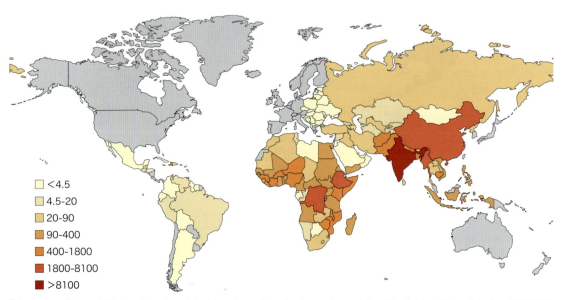

- <4.5
- 4.5-20
- 20-90
- 90-400
- 400-1800
- 1800-8100
- >8100

[Hampson K, et al: Estimating the global burden of endemic canine rabies. PLoS Negl Trop Dis 9: e0003709, 2015]

狂犬病による推定死亡者数［/人口10万人対］

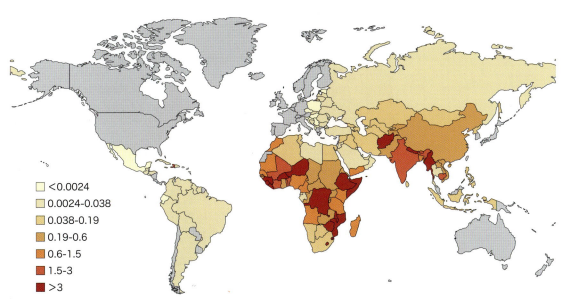

[Hampson K, et al: Estimating the global burden of endemic canine rabies. PLoS Negl Trop Dis 9: e0003709, 2015]

狂犬病の流行地域（WHO，2021年）

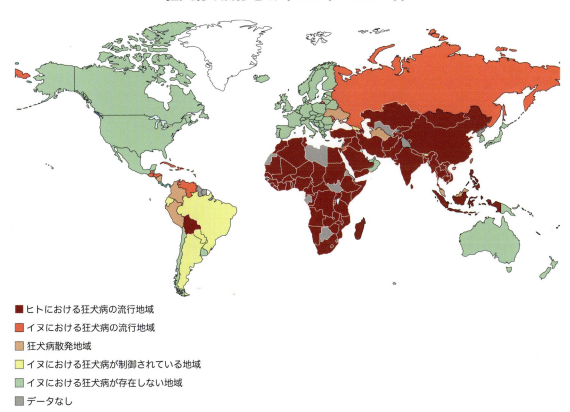

- ヒトにおける狂犬病の流行地域
- イヌにおける狂犬病の流行地域
- 狂犬病散発地域
- イヌにおける狂犬病が制御されている地域
- イヌにおける狂犬病が存在しない地域
- データなし

[World Health Organization: Rabies, Presence of dog-transmitted human rabies: 2021. https://apps.who.int/neglected_diseases/ntddata/rabies/rabies.html（2023/3）]

xx　**グローバル感染症流行地・リスク地マップ集**

髄膜炎菌感染症の流行地域（WHO，2012年）

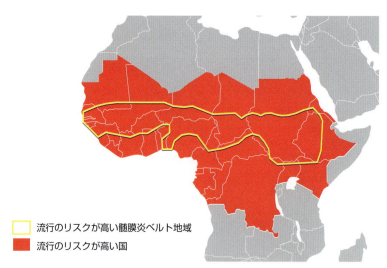

□ 流行のリスクが高い髄膜炎ベルト地域
■ 流行のリスクが高い国

[World Health Organization: Meningococcal meningitis, countries or areas at high risk, 2011. <http://gamapserver.who.int/mapLibrary/Files/Maps/Global_MeningitisRisk_ITHRiskMap.png?ua=1>（2014/9）]

I章

グローバル感染症診療の実践

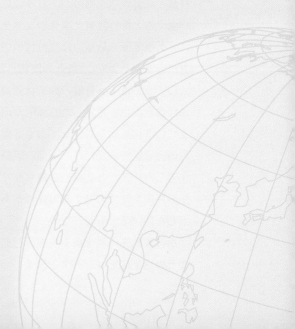

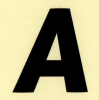

総論：グローバル感染症について留意する点

グローバル感染症へのアプローチ

　医学，科学技術，公衆衛生の発展は過去に蔓延した季節性の疾患や風土病の脅威を軽減した．一方で新興・再興感染症の脅威は依然として存在する．国際航空網の発展は国や地域を跨いだ人々の移動を加速させ，一部の地域の感染症が容易に世界中に拡大する危険を高めた．2020年から始まった新型コロナウイルス感染症の流行は，世界中で未曾有の健康危機をもたらした．また人口動態の変化や気候変動，野生の動植物との接触は将来の感染症危機につながる可能性がある．

　こうした状況下で日本でもグローバルな感染症を診る機会が多くなると予想される．ではグローバル感染症の診療は日本国内の感染症の診療とどのように違うのだろうか．鑑別を進めて診断に至る過程は普段の感染症診療と本質的に変わらない．日本国内でも地域や生活様式によって特定の感染症に対するリスクは異なる．病原体への曝露リスクを評価することは疾患を疑い，診断していくうえで重要である．同様に海外の感染症も地域によって，またその時の流行状況や現地での行動によって考慮すべき病原体が異なるというだけである．その疫学的な幅の広さを理解することがグローバル感染症診療の第一歩である．

診療のロジック

　グローバル感染症の診療では，まず渡航歴と想定する感染症の潜伏期間を整理することが重要である．しかし患者が渡航歴を自ら話してくれるとは限らない．外国人が受診すれば，自然と海外から来たのか，日本に住んでいるのかといった話になりやすいだろう．反対に，一見すると海外渡航と関係のなさそうな人に渡航歴があるかもしれない．見逃しを防ぐために，医療者から積極的に渡航について問診することが大切である．渡航歴に関する問診の仕方にも注意しよう．「最近の渡航」という言葉でどの程度前の渡航をイメージするだろうか．人によっては1ヵ月前の渡航は認識の範疇に入らないかもしれない．効果的な渡航歴の聴取には鑑別疾患を想定した具体的な聞き方が必要であり，それには病原体ごとに感染から発症までの潜伏期間を想定しておく必要がある．また急性期の感染症の多くは発症から3ヵ月以内の渡航歴が重要だが，一部の感染症では年単位で過去の渡航歴の聴取が必要になることに注意したい．たとえば三日熱マラリアや卵形マラリアが休眠体を形成する場合，数ヵ月から年の期間を経て再発する可能性がある．こうした疾患の経過を理解することで，鑑別の見落としを防げるかもしれない．

　次に渡航先の風土病や現在流行している疾患の情報を知る必要がある．本書では渡航地域ごとの感染症をコンパクトにまとめたので，ぜひ参照してほしい．また，今は様々なオンラ

イン上の資料を使用して，最新の流行状況を知ることができる．あわせて現地での食事，接触した動物，淡水曝露や集団イベント，性交渉といった感染源の曝露につながる行動について確認することは，病原体への曝露リスクを見積もるうえで役に立つ．渡航前のワクチン接種や渡航中のマラリア予防薬などの使用歴も，それぞれ対応する感染症のリスク評価のため重要である．

診断と治療

グローバル感染症ではそれのみで確定診断できるほどの特徴的な身体所見に乏しく，確定診断には検査を必要とすることも多い．この際，日本に本来は存在しない感染症に対して，行政検査や研究所レベルでの保険診療外の検査を利用しなければならないことがある．治療薬についても，適応外使用薬や研究班での管理医薬品などが治療に含まれることは診療を困難にしている一因かもしれない．本書ではこうした観点からも診療の手助けとなる情報を記載している．

診療上のポイント

グローバル感染症ではしばしば外国人の診療を行うことがある．感染症に限らず，外国人の診療を行う際の主な注意点について取り上げてみたい．

1) 保険

保険加入の有無は検査や治療の範囲に影響し，受診の調整をする段階でどのような保険が使用できるのかの確認が重要である．とくに自費診療では海外旅行保険や，クレジットカード付帯の保険の適用について，必要に応じて会社に問い合わせをしてもらう．また外国人診療の医療費を独自に設定している医療機関では，事前に費用について説明することが望ましい．

2) 旅程

渡航者の診療では，滞在期間や渡航日程が精査内容や経過観察の仕方に影響する可能性がある．たとえば数日後に出国する短期渡航者に緊急性の低い検査は不要かもしれない．また必ずしも患者が網羅的な検査を求めているとは限らない．旅程の確認はこうした患者のニーズを把握するうえでも重要である．

3) 感染症に伴う行動制限

渡航者が麻疹，風疹，水痘や結核といった感染性の高い感染症に罹患することがある．こうした感染症では移動を最小限とし，周囲との接触を防ぐことが望ましいが，旅程や航空券の変更，それらに伴う渡航費用の増大といった問題が付随する．また疾患に対する認識の違いから，患者が行動制限の必要性を理解することが困難な場合もあるだろう．一概によい解決策があるわけではないが，問題への対処には保健所との密な連絡が求められることが多い．

4) 言語

外国人診療における，互いに母国語以外の言語を通した診療では，しばしば意思疎通に困難が生じる．事前に受診者の使用言語を確認し，医療通訳の手配などの調整をすることが望ましい．また院内で使える多言語資料を作成しておくことは，診療だけでなく必要な感染対策などの協力を呼びかける際にも有用である．

5）宗教

　宗教によっては異性による診察に制限があるため，診察前に確認するべきである．また特定の食物の禁止など，入院中の給食に配慮が必要な場合がある．たとえばムスリム患者に対するハラール食対応が可能かなど，確認をしておきたい．

最後に

　グローバル感染症の診療では普段は経験しない，様々な障害を感じるかもしれない．一方で現在私たちが生きている社会では，別世界の問題と認識していた疾患に突然出会う可能性がある．本書がその診療の一助となることを願っている．

B 発熱

1. 発熱患者へのアプローチ

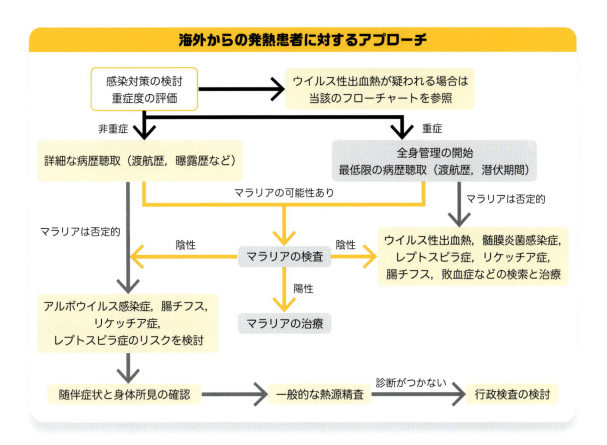

海外からの発熱患者に対するアプローチ

Introduction

　海外渡航に関連して生じる症候のうち発熱は約30%を占めると報告されており，とくに熱帯地域への渡航に限ると約40%にのぼるとされる[1]．海外渡航に関連した発熱の原因は多岐にわたるが，急速に進行して致死的になりうる疾患もあり，迅速な対応が必要である．また，診療に関わる医療従事者が感染する可能性のある疾患もあるため，感染対策にも留意する必要がある．本項では海外渡航歴のある発熱患者に対する初期診療や診断のためのアプローチについて概説する．

I章. グローバル感染症診療の実践　B. 発熱

表1　渡航後の発熱患者に対する問診内容

渡航国の情報	・地域の特徴（都市部と農村部，平地と高山地帯，熱帯と非熱帯） ・渡航時期（季節，乾季と雨季） ・現地で得られた流行疾患の情報
渡航の目的	・観光（ツアー，バックパックなどの種類） ・仕事や援助活動（仕事や活動の内容） ・知人や家族への訪問
居住環境	・居住/宿泊した場所の衛生状態 ・現地住民宅での宿泊
曝露歴	・水辺や森林での野外活動 ・動物との接触 ・虫刺傷，咬傷 ・現地での性交渉 ・病人との接触 ・外傷や現地での医療受診 ・マスギャザリングへの参加
喫食歴	・非加熱食品，水道水，乳製品 ・屋台などでの食事歴
渡航時の予防	・ワクチン接種歴 ・抗マラリア薬内服歴 ・防虫対策

初期のリスク評価

　まず，渡航地域や最近の感染症流行状況，患者の症状などの事前情報から必要な感染対策を検討する．とくにエボラ出血熱を含むウイルス性出血熱は致死性が高く，アウトブレイクのリスクもあるため，発生地域へ渡航した場合や曝露歴がある場合は適切な感染対策を講じる（p141「ウイルス性出血熱」を参照）．また，皮疹がある場合は麻疹，風疹や水痘を，咳嗽がある場合は結核やウイルス性呼吸器感染症を考慮して飛沫，空気感染対策を検討する．

　感染対策を行ったうえで，一般診療と同様に全身状態やバイタルサインから重症度の評価を行う．重症である場合は速やかに輸液などの支持療法を開始する．次に，渡航関連の感染症として頻度が高く，かつ致死的になりうる疾患として，マラリア（とくに熱帯熱マラリア）の可能性を検討し，渡航歴や潜伏期間から否定できない場合は検査を行う．マラリアが否定された際には，渡航関連で重症化しうるウイルス性出血熱，髄膜炎菌感染症，レプトスピラ症，リケッチア症，腸チフスなどを渡航歴と潜伏期間から検討する．また，熱帯地域渡航後であっても，約3分の1の症例では発熱の原因が渡航に関連しない疾患であると報告されており，とくに短期間の渡航後や帰国から1ヵ月以上経過している場合には，尿路感染症，肺炎や腹腔内感染症などの common disease も除外する[2]．重症感がある場合は敗血症を考慮して，想定される疾患に対する経験的な抗菌薬治療を速やかに開始するなどの対応も必要である．

鑑別診断のための問診

　初期のリスク評価を行った後に，鑑別のために詳細な問診を行う（**表1**）．まず，渡航歴

表 2　渡航関連の発熱の原因疾患と曝露歴

	曝露源	疾患
虫刺傷	蚊	マラリア，デング熱，チクングニア熱，ジカウイルス感染症，黄熱，日本脳炎，ウェストナイル熱，リフトバレー熱，フィラリア症
	ダニ	リケッチア症，ライム病，ダニ媒介回帰熱，クリミアコンゴ出血熱，野兎病，Q 熱，エーリキア症，アナプラズマ症，バベシア症，ダニ媒介脳炎
	ハエ	アフリカトリパノソーマ症，オロヤ熱
	ノミ	ペスト，発疹熱
	シラミ	シラミ媒介回帰熱，発疹チフス，塹壕熱
	サシガメ	Chagas 病
食事	水	A 型肝炎，E 型肝炎，細菌性腸炎，ウイルス性腸炎，腸チフス，パラチフス，クリプトスポリジウム症
	乳製品	ブルセラ症，リステリア症，細菌性腸炎
	非加熱食品	細菌性腸炎，腸チフス，トキソプラズマ症，アメーバ肝膿瘍
自然	淡水	レプトスピラ症，住血吸虫症，自由生活性アメーバ
	土壌	レプトスピラ症，自由生活性アメーバ，メリオイドーシス
動物	咬傷	狂犬病，猫ひっかき病，鼠咬傷，B ウイルス感染症（サル）
	接触	トキソプラズマ，炭疽，Q 熱，ハンタウイルス感染症，ニパウイルス感染症，ヘンドラウイルス感染症，ペスト，オウム病，鳥インフルエンザ
その他	性交渉	HIV 感染症，A 型肝炎，B 型肝炎，C 型肝炎，梅毒，エムポックス，淋菌感染症，ヘルペスウイルス感染症，アメーバ肝膿瘍
	マスギャザリング	麻疹，髄膜炎菌感染症，COVID-19，インフルエンザ

［文献 2，4 を参考に作成］

については，渡航国だけではなく，滞在地域まで確認する必要がある．熱帯熱マラリアはサブサハラアフリカ，腸チフスは南アジアに多いといった地域全体の傾向の把握も重要であるが，同一国内であっても，都市部と農村部，平地と高山地帯，熱帯と非熱帯といった地域の違いにより，感染しうる疾患のリスクが異なるためである[3]．渡航地域は経由地も含め詳細に聴取し，各地域での感染症リスクを評価する．渡航地域における感染症の流行状況については，厚生労働省検疫所 FORTH や世界保健機関，米国疾病予防管理センター Travelers' Health などのウェブサイトを参考にすることができる．

　また，渡航先での行動内容の把握も重要である．渡航目的，居住環境，渡航時期，動物接触歴，虫刺傷の有無，食事内容，野外活動歴，性交渉の有無，病人との接触歴，現地での外傷や医療受診，マスギャザリングへの参加などを確認する．これらの曝露歴は原因疾患を推定するために有用である（**表 2**）．さらに，渡航の主目的だけでなく，その詳細を聴取することで感染症の罹患リスクを評価することができる．例として，観光ではバックパッカーはパックツアーに参加する場合に比較して旅行者下痢症や性感染症などの感染症のリスクが高くなる．また，仕事などを目的に日本に長期滞在している渡航者が母国に一時帰国する場合を visiting friends and relatives（VFR）と分類するが，VFR ではマラリア，腸チフス，性感染症などのリスクが高くなると報告されている[2]．加えて，渡航日程と発熱までの期間か

表3 渡航関連の発熱の原因疾患と潜伏期間

潜伏期間	疾患
10日以内	デング熱，チクングニア熱，ジカウイルス感染症，黄熱，ウイルス性出血熱，腸チフス，パラチフス，リケッチア症，レプトスピラ症，細菌性腸炎，ウイルス性腸炎，インフルエンザ，COVID-19，MERS，ペスト，炭疽，リフトバレー熱，メリオイドーシス，ライム病，日本脳炎，ウエストナイル熱，野兎病，エーリキア症，アナプラズマ症，エムポックス
11～21日	マラリア（とくに熱帯熱），レプトスピラ症，リケッチア症，腸チフス，パラチフス，A型肝炎，ブルセラ症，アフリカトリパノソーマ症，ライム病，回帰熱，メリオイドーシス，エムポックス，Q熱，バベシア症
30日以上	マラリア，結核，ウイルス性肝炎，狂犬病，HIV感染症，住血吸虫症，アメーバ肝膿瘍，アフリカトリパノソーマ症，フィラリア症

［文献2, 4を参考に作成］

ら潜伏期間を推定することで，鑑別疾患を絞ることができる（**表3**）．とくに帰国後21日以上経過してからの発熱は，デング熱，チクングニア熱，黄熱，ジカウイルス感染症，リケッチア症やウイルス性出血熱などのリスクが低くなる[2]．

渡航前の予防接種やマラリア予防内服も重要な情報である．予防接種については，接種したワクチンの種類，回数，接種時期を確認する．また，マラリア予防内服は薬剤の入手経路や服薬アドヒアランスについて確認を行う．低～中所得国においては約10％の医薬品が規格外もしくは偽造品であると報告されており，海外で予防接種を受けた場合や予防内服薬を入手した場合には，効果が不十分である可能性を考慮する必要がある[5]．

鑑別診断のためのアプローチ

初期のリスク評価を行い，渡航歴からマラリアを疑う場合はまずマラリアの検査を行う．マラリアではなく，局所所見を伴わない場合は，頻度が高い腸チフス，アルボウイルス感染症，リケッチア症，レプトスピラ症を鑑別に挙げる．随伴症状や身体所見の確認も重要である．例として，皮疹がある場合にはアルボウイルス感染症，リケッチア症に加え，伝染性単核球症，麻疹，風疹や住血吸虫症などを鑑別に挙げる．とくにデング熱は頻度が高く，迅速診断キットで診断可能であるため，流行地域への渡航歴がある場合は積極的に検査を行う．痂皮がある場合はリケッチア症の中でもツツガムシ病や紅斑熱群リケッチア症を想起する．また，皮疹に咽頭痛やリンパ節腫脹，肝障害を伴う伝染性単核球症様の症状は渡航関連の発熱の4％を占め，サイトメガロウイルス，EBウイルス，急性HIV感染症，トキソプラズマ症が原因となる[1]．同様に，呼吸器症状や黄疸などの随伴症状は鑑別疾患を検討するうえで有用である．

検査については，一般的な熱源検索と同様に，血液・尿検査，胸部X線検査，血液培養などの培養検査を行う．さらに，鑑別疾患に応じてインフルエンザやCOVID-19の抗原・遺伝子検査や，ウイルス性肝炎，伝染性単核球症に対する血清抗体検査などを提出する．これらの検査で診断に至らず，アルボウイルス感染症，リケッチア症，レプトスピラ症などが否定できない場合は行政検査を依頼する．検査結果を得るまでには時間を要するため，想定する疾患に対して経験的抗菌薬治療を開始することも検討する．

注意点

　　渡航歴がある症例に対して抗菌薬を開始する場合には，腸チフスではセフトリアキソン，レプトスピラ症ではペニシリンやテトラサイクリンを使用するなど，疑われる疾患に応じた抗菌薬を選択する．また，肺炎や尿路感染症などのcommon diseaseを治療する場合でも，渡航地域のアンチバイオグラムを確認する必要がある．例として，南アジアや東南アジアでは基質拡張型βラクタマーゼ産生腸内細菌科細菌やメタロβラクタマーゼ産生腸内細菌科細菌が問題となっているため注意する．発熱が長期持続する場合には，感染症以外の原因も考慮して精査する必要がある点は，日本国内で行う発熱の診療と同様である．この際，潜伏期間の異なる複数の疾患に罹患し，時相を変えて発症している可能性も考慮する必要がある．

ポイント

- ☑ 渡航歴のある発熱症例では感染対策の必要性と重症度を評価して診療を開始する．
- ☑ マラリアなどの重症化しうる感染症をまず考慮し，渡航歴や潜伏期間，随伴症状から鑑別を行う．
- ☑ 渡航歴のある発熱症例であっても，渡航に関連しない疾患も念頭に熱源精査を行う．

文　献

1) Wilson ME, et al: Etiology of travel-related fever. Curr Opin Infect Dis **20**: 449-53, 2007
2) Thwaites GE, et al: Approach to Fever in the Returning Traveler. N Engl J Med **376**: 548-560, 2017
3) Jensenius M, et al: Acute and potentially life-threatening tropical diseases in western travelers--a GeoSentinel multicenter study, 1996-2011. Am J Trop Med Hyg **88**: 397-404, 2013
4) Spira AM: Assessment of travellers who return home ill. Lancet **361**: 1459-1469, 2003
5) World Health Organization: Substandard and falsified medical products. <https://www.who.int/news-room/fact-sheets/detail/substandard-and-falsified-medical-products>，（2023年2月8日閲覧）

2. マラリア

Introduction

　　マラリアに対する免疫がない日本人にとって，急激に進行する致死的疾患であり，死亡例の多くが診断と治療開始の遅れを伴っている．発熱患者の診察では渡航歴の聴取を励行し，マラリア流行地域への渡航者を診療する際には常にマラリアの可能性を考慮し，迅速な診断と適切な治療へのアプローチに努める必要がある．

疫　学

　　2022年における世界のマラリア患者数は2億4,900万人で，死亡者数は60万8,000人にのぼる[1]．主にアフリカやアジア，中南米の熱帯地域で流行しており（巻頭マップ集 p xi参照），米国疾病予防管理センター（CDC）のホームページ（https://wwwnc.cdc.gov/travel/）やスコットランド健康保健局（HPS）のホームページ（https://www.fitfortravel.nhs.uk/

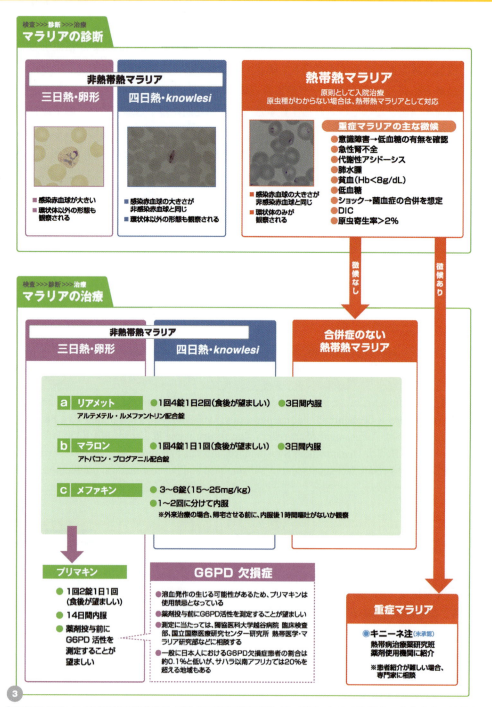

[平成28年度 日本医療研究開発機構 感染症実用化研究事業「わが国における熱帯病・寄生虫症の最適な診断治療体制の構築」：マラリア診断・治療・予防の手引き（第4版）より]

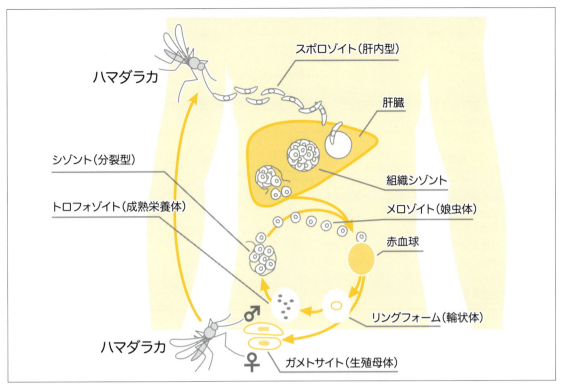

図1　マラリア原虫の生活環
　マラリアはヒトがメスのハマダラカに刺される際に，マラリア原虫のスポロゾイトがヒトの血中に入ることで感染する．血行性に肝臓に到達したスポロゾイトが成長して組織シゾントになった後に，メロゾイトとして血中に放出される．メロゾイトは赤血球に侵入した後，リングフォーム，トロフォゾイト，シゾントと推移し，シゾントを内包する赤血球が破裂して次世代のメロゾイトを放出し，新たな赤血球に侵入する．
［平成28年度　日本医療研究開発機構　感染症実用化研究事業「わが国における熱帯病・寄生虫症の最適な診断治療体制の構築」：マラリア予防Pocket Guide 2017を参考に作成］

home.aspx）に詳しい情報があがっている．日本では年間50例程度の輸入マラリア患者が発生し，熱帯熱マラリアが多くを占める．

病原体

　ヒトにマラリアを起こすのは，熱帯熱マラリア原虫（*Plasmodium falciparum*）と三日熱マラリア原虫（*P. vivax*），卵形マラリア原虫（*P. ovale*），四日熱マラリア原虫（*P. malariae*），一部のサルマラリア原虫（*P. knowlesi* など）である．潜伏期間は熱帯熱マラリアと三日熱マラリア，卵形マラリアでは1〜4週間程度，四日熱マラリアでは2〜6週間程度である．ただし，三日熱マラリア原虫と卵形マラリア原虫は肝臓内でヒプノゾイト（休眠体）を形成して休眠期に入り，数ヵ月から数年後に発症・再発することもある．また，抗マラリア薬の予防内服を行った場合，潜伏期間がより長くなることがある．図1にマラリア原虫の生活環を示す．

I章. グローバル感染症診療の実践　B. 発熱

表4　世界保健機関（WHO）による重症マラリアの基準（以下の1項目以上を満たす場合）

臨床所見	備考
・意識障害	・GCS＜11
・疲はい	・疲れ果てて弱っている状態
・痙攣	・複数回/日
・肺水腫	・SpO_2＜92%（室内気）かつ呼吸数＞30/分
・出血傾向	
・ショック	

検査所見	備考
・代謝性アシドーシス	・HCO_3^-＜15 mmol/L
・高乳酸血症	・乳酸≧5 mmol/L
・低血糖	・血糖＜40 mg/dL
・貧血	・ヘモグロビン＜7 g/dL かつ寄生原虫数＞10,000/μL
・腎機能障害	・クレアチニン＞3.0 mg/dL
・黄疸	・総ビリルビン＞3 mg/dL かつ寄生原虫数＞100,000/μL
・肺水腫	・X線所見
・高原虫血症	・原虫寄生率＞2%[†]

[†]引用文献では10%とされているが，非流行地の住民では2%の基準を用いる．

［World Health Organization: WHO Guidelines for malaria, 2023 <https://www.who.int/publications/i/item/guidelines-for-malaria>（2024年6月閲覧）をもとに作成］

臨床症状

　主な症状は，発熱や頭痛，筋肉痛，嘔吐，下痢など非特異的な症状である．身体所見ではバイタルサインのほか，肝脾腫や眼球結膜・皮膚の黄染，貧血などに留意する．

　とくに小児や初感染例では，生命に関わる臓器障害を伴う"重症マラリア"に進展するリスクが高い．重症マラリアに進行すると意識障害や痙攣，腎不全，血尿，呼吸不全，黄疸，出血傾向，ショックなどを呈するため（**表4**）[2]，敗血症の原因として重症マラリアを鑑別に入れるべきである．

診　断

　マラリア流行地域への渡航歴を有する発熱患者の診療において，マラリアの診断および除外は必須である．マラリアの診断の基本は，通常の検査室でも対応可能なギムザ染色による血液の薄層塗抹標本の検鏡である（**図2**）．ギムザ染色時に使用する緩衝液のpHにより多少見た目が変化する．また，強く疑う場合には一度の陰性でマラリアを否定することはせず，8～24時間ごとの3回の陰性結果を否定の判断材料の1つとする．補助的診断として，熱帯熱マラリア原虫に含まれるhistidine-rich protein 2（HRP2）と各マラリア原虫に共通するparasite lactate dehydrogenase（pLDH）やアルドラーゼを検出するイムノクロマト法による迅速診断キット（p276参照）や，PCR法，LAMP法（いずれも保険適用外），フローサイトメトリー法（多項目自動血球分析装置：保険適用）も有用である．

治　療

　重症マラリアへの急速な移行を防ぐため，診断後の迅速な治療開始を要する（**表5**）．通

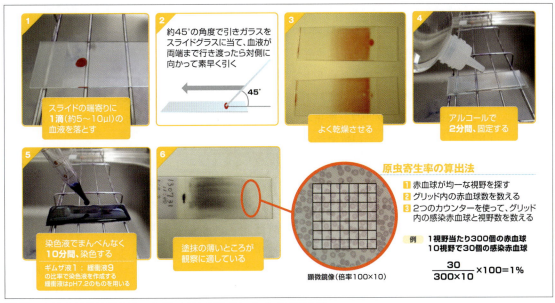

図2 末梢血薄層塗抹標本の作製(ギムザ染色)および観察方法

検鏡時にはマラリアの診断とともに，感染している原虫種の同定および原虫寄生率を確認する．検鏡には熟練を要するが，とくに重症化しうる熱帯熱マラリア原虫の検出と同定に努める必要がある．
[平成28年度 日本医療研究開発機構 感染症実用化研究事業「わが国における熱帯病・寄生虫症の最適な診断治療体制の構築」：マラリア診断・治療・予防の手引き(第4版)より]

表5 マラリアの治療

	抗マラリア薬の選択肢
重症マラリアの徴候のない熱帯熱マラリア	アルテメテル・ルメファントリン配合錠，アトバコン・プログアニル配合錠，メフロキン
重症マラリア(主に熱帯熱マラリア)	グルコン酸キニーネ*(グルコン酸キニーネ単剤で治療開始し，改善後に経口抗マラリア薬に変更する)
三日熱マラリア，卵形マラリア	アルテメテル・ルメファントリン配合錠，アトバコン・プログアニル配合錠，メフロキン 再発予防：プリマキン
四日熱マラリア	アルテメテル・ルメファントリン配合錠，アトバコン・プログアニル配合錠，メフロキン

＊グルコン酸キニーネは国内未承認であるが，熱帯病治療薬研究班の研究実施医療機関で使用可能．
・アルテメテル・ルメファントリン配合錠(リアメット®配合錠)：1日2回，1回4錠，3日間内服．アトバコン・プログアニル配合錠(マラロン®配合錠)：1日1回，1回4錠，3日間内服．メフロキン(メファキン®錠)：825〜1,650 mg (15〜25 mg/kg)，1〜2回に分けて内服．プリマキン：1日1回，1回30 mg，14日間内服．
・小児：アルテメテル・ルメファントリン配合錠(5 kg未満の小児の安全性は確立されていない)，アトバコン・プログアニル配合錠(5 kg未満の小児の安全性は確立されていない)，メフロキン(乳児以下は禁忌，幼児と小児の安全性は確立されていない)．
・妊婦：アルテメテル・ルメファントリン配合錠(妊娠14週未満の妊婦は禁忌)，アトバコン・プログアニル配合錠(治療上の有益性が危険性を上回る場合にのみ投与可能)，メフロキン(妊婦は禁忌)，プリマキン(妊婦は禁忌)．

常の合併症を伴わない熱帯熱マラリアは，アルテメテル・ルメファントリン配合錠（リアメット®配合錠），アトバコン・プログアニル配合錠（マラロン®配合錠）またはメフロキン（メファキン®錠）で治療する．カンボジアやラオス，ミャンマー，ベトナム，タイなどでは，メフロキンやアルテミシニン誘導体への耐性原虫も報告されており，注意が必要である．

重症マラリアや消化器症状などによる内服困難時は，静注用グルコン酸キニーネ（Quinimax®）にて治療開始する．グルコン酸キニーネ単剤による24時間以上の治療で改善がみられ，経口摂取可能であれば，経口抗マラリア薬に変更する．

三日熱マラリアと卵形マラリアはアルテメテル・ルメファントリン配合錠，アトバコン・プログアニル配合錠またはメフロキンで急性期治療を行い，急性期治療終了後に再発予防のためプリマキン（プリマキン®錠）を追加する．三日熱マラリアは東南アジアとオセアニアを中心とした世界中で，プリマキンの標準療法（15 mg/日，14日間）後の再発例が報告され，現在では高用量（30 mg/日，14日間）での治療が推奨される[3,4]．

アルテメテル・ルメファントリン配合錠とアトバコン・プログアニル配合錠は空腹時の吸収が悪いため，食後または乳飲料にて内服することが推奨される．メフロキンは高率に出現する消化器系の副作用を軽減するため，25 mg/kgで投与する際には6〜12時間間隔で二分割して投与する（1回あたり15〜10 mg/kg）．その他，精神症状も高頻度に出現し，重症マラリアの治療にメフロキンを用いると post-malaria neurological syndrome（PMNS）のリスクが上昇するとされ，重症マラリア症例へのメフロキンの投与は慎重に判断する必要がある．プリマキンを G6PD 異常症患者に投与すると溶血発作を誘発するため，投与前に G6PD 活性を確認する必要がある．

重症マラリアの治療には国内未承認薬が必要であり，その他に人工呼吸管理や血液透析などの集中治療を要する．重症マラリアの可能性を考慮した際には，一刻も早く近隣の「わが国における熱帯病・寄生虫症の最適な診断治療体制の構築」に関する研究班（熱帯病治療薬研究班）の研究実施医療機関に連絡し，患者の転院などを含めて治療方針を協議することが望ましい（https://www.nettai.org/）．

その他

マラリアの診療に関しては，世界保健機関（WHO）[2]や CDC[3]，英国公衆衛生局（Public Health England）[4]，熱帯病治療薬研究班[5]などが詳細な指針を提示している．

ポイント

- ☑ 熱帯地域への渡航者の発熱の診療において，マラリアを必ず鑑別診断に入れる．
- ☑ マラリアの症状は非特異的な症状が主であり，症状や身体所見でマラリアの除外を行ってはならない．
- ☑ 熱帯熱マラリアは重症マラリアに至り，早ければ数日で死亡する可能性があり，とくに迅速な診断と治療開始を要する．
- ☑ ヒプノゾイトを形成する三日熱マラリアと卵形マラリアは，プリマキンによる再発予防が必要である．

文 献

1）World Health Organization: World Malaria Report 2024 <https://www.who.int/teams/global-malaria-programme/reports/world-malaria-report-2024>（2024年6月閲覧）
2）World Health Organization: WHO Guidelines for malaria, 2023 <https://www.who.int/publications/i/item/guidelines-for-malaria>（2024年6月閲覧）
3）Centers for Disease Control and Prevention: Treatment of Malaria: Guidelines for Clinicians（United States）< https://www.cdc.gov/malaria/hcp/clinical-guidance/index.html>（2024年6月閲覧）
4）Lalloo DG, et al: UK malaria treatment guidelines 2016. J Infect **72**: 635-649, 2016
5）日本医療研究開発機構・新興・再興感染症に対する革新的医薬品等開発推進研究事業「わが国における熱帯病・寄生虫症の最適な診断治療予防体制の構築」（熱帯病治療薬研究班）：寄生虫症薬物治療の手引き2020. 改訂第10.2版 <https://www.nettai.org/>（2024年6月閲覧）

3. デング熱

Introduction

　　デングウイルスをもったネッタイシマカ・ヒトスジシマカに刺されることによって起こる感染症であり，短期の観光旅行や都市部のみの滞在でもリスクとなる．

疫 学

　　熱帯・亜熱帯地域で流行がみられるが，気候変動による世界の気温上昇や人口増加などの要因により流行地域が拡大している[1]．流行地域への渡航者が感染し，日本へ帰国後に発症するケースもある．2014年と2020年に日本国内での感染例が報告されている．

病原体

　　フラビウイルス科デングウイルス．DEN-1，DEN-2，DEN-3，DEN-4の4型がある．

臨床症状

　　デング熱は発熱期→重症期→回復期と進行する（**図3**）[2]．重症期はないことも多い．3～7日（最大2～14日）の潜伏期の後に急激な発熱で発症し，発熱，発疹，頭痛，骨関節痛，嘔気・嘔吐などの症状が起こる．2～7日程度で解熱するが，解熱時期に発疹を生じることが多い．これらの症状は1週間程度で消失し，通常後遺症なく回復する．

　　一部の症例は重症期に移行し，発症4～5日目に重度な出血傾向，血漿漏出傾向，臓器不全傾向を示す場合があり，重症型デングとよぶ．重症型デングを放置すれば致死率は10～20%に達するが，適切な治療により致命率を1%未満に減少させることができる．重症化のリスク因子としては，2回目以降の感染，妊婦，乳幼児，高齢者，糖尿病，腎不全などがある．

診 断

　　デング熱を疑う目安として，デング熱流行地域に居住または渡航しており，発熱かつ①嘔気・嘔吐，②発疹，③頭痛，関節痛，筋肉痛，④ターニケットサイン陽性（駆血帯で収縮期

I章. グローバル感染症診療の実践　B. 発熱

診断・治療のフローチャート

病歴の聴取
・デング熱流行地域ではないか
・潜伏期間からデング熱を考慮すべきか
＊マラリアの可能性がある場合は，積極的に否定する

バイタルサイン測定

バイタル安定　　　　　　　　　　　バイタル不安定

以下の検査を施行
1）末梢血，肝機能，腎機能，電解質
2）デング熱迅速診断キット
　（NS1 抗原，IgM・IgG 検査）
3）デング熱確定検査のための検体採取（血清）

陽性

warning sign の検索
腹痛または圧痛，遷延する嘔吐，体液貯留，
粘膜出血，倦怠感，肝腫大（＞2 cm），血小板
減少とともに起こる Hct 上昇

該当は　　　　　　2 つ以上該当
1 つ以下

デング熱（非重症）
＊必ずしも入院を要しないが，血算・
全身状態を毎日確認する．対症療法
で経過をみる

1）細胞外液の輸液
2）胸部 X 線実施
3）出血の有無の確認（便潜血，尿，身体所見）

以下の検査を施行
1）末梢血，肝機能，腎機能，電解質，凝固
2）デング熱迅速診断キット
　（NS1 抗原，IgM・IgG 検査）
3）デング熱確定検査のための検体採取（血清）

陽性

重症デング熱（severe dengue）
血漿漏出
出血傾向
臓器不全
＊入院加療を行い，バイタルサイン，出血傾向の
確認を行いながら，必要に応じて集中治療を行う

血圧と拡張期血圧の中間圧で 5 分間圧迫した後，2.5 cm^2 あたり 20 個以上の点状出血を認めれば陽性），⑤白血球減少，⑥ warning sign のいずれかを満たすことが挙げられる．Warning sign とは（1）腹痛・腹部圧痛，（2）持続的な嘔吐，（3）腹水・胸水，（4）粘膜出血，（5）倦怠感，（6）肝腫大，（7）血小板減少を伴うヘマトクリットの増加である[3]．また，上記の臨床上デング熱を疑う症例と，血液検査によって診断されたデング熱に，warning sign を伴う場合は重症デング熱と分類される．

デング熱を発症すると，まず血中に NS1 抗原が出現し，発症数日で血中濃度はピークを迎え，その後は速やかに消失する．発症 2〜3 日目頃より IgM 抗体が上昇し数ヵ月持続し，そして IgG 抗体が出現し数年間持続する．PCR は発症初期より陽性となる．NS1 抗原，IgM 抗体，IgG 抗体は，2015 年 6 月より保険適用となった迅速診断キットで測定可能であり，デングウイルス感染の診断の感度向上，初回感染と 2 回目感染の鑑別が可能となった．ただ

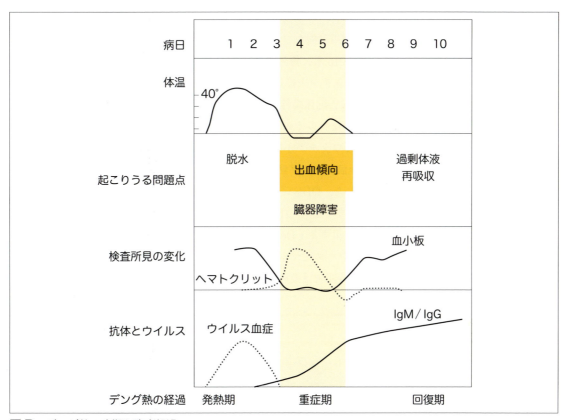

図3　デング熱の病期と臨床経過
[World Health Organization: Dengue guidelines for diagnosis, treatment, prevention and control: new edition. 2009 より]

し，保険適用のためには「入院を要するほどの重症度である」，「集中治療が行える施設である」などの要件がある．最寄りの保健所に相談のうえ，検体を地方衛生研究所または国立感染症研究所に送付し，検査を依頼することもできる．

デング熱の非特異的検査所見として，血小板減少がある．発熱早期では正常または軽度の減少にとどまることもある．血小板は急激に減少することもあるため，連日評価することが望ましい．

鑑別診断として，同じアルボウイルス感染症であるチクングニア熱やジカウイルス感染症のほか，マラリア，レプトスピラ症，伝染性単核球症，リケッチア症などが挙げられる．マラリアの流行地域への滞在歴があればマラリアの除外も積極的に行うべきである．

治療

特異的な治療法はない．対症療法が基本であるが，とくに輸液が重要である．収縮期血圧と拡張期血圧の脈差（脈圧）の減少やヘマトクリットの上昇があれば，急速輸液を考慮する必要がある．解熱薬はアセトアミノフェンの使用を推奨する．非ステロイド性抗炎症薬（NSAIDs）は出血傾向を増悪させる可能性があり，禁忌である．

デング熱の予後は良好であり，致死率は1％未満だが，重症デング熱では約2～5％となる．血清型の異なるウイルスによる再感染では，初回よりも重症化のリスクが高くなる．

予　防

2023年2月現在，国内で利用可能なワクチンは存在しない．4価の組み換え弱毒生ワクチンである Denguevaxia は，2015年に海外で承認された．しかし，ワクチン接種者がデングウイルスに感染した場合，ワクチン未接種者よりも重症となる割合が高いことが追跡調査より判明した．WHO は抗 DENV 抗体陽性であることを確認してから接種することを推奨しており，デング熱の罹患歴がない多くの日本人は対象外となった．今後は抗 DENV 抗体の有無にかかわらず接種可能なワクチンが期待されるが，最近の話題として，4価生ワクチンQDENGA が第Ⅲ相試験で症候性デング熱の発症を約80％予防し[4]，2022年にインドネシアや欧州委員会で承認を取得した．QDENGA の今後の追跡調査の結果が注目される．

防蚊対策が予防の点では重要であり，注意事項は4D（Dress：肌を露出しないように長袖，長ズボンや明るい色の服を着用する，Defend：DEEP などの忌避剤を使用する，Drain：蚊の生息場所になる水たまりや，タイヤや空き缶などにたまった雨水を除去する，Dusk to dawn：日の出，日の入りの時間帯は蚊の活動時期であるため，外出を避ける）とまとめられている．

院内感染対策

特殊な感染対策は不要であり，標準予防策で対応する[2]．患者の血液への曝露で感染する可能性があるため，必要に応じてガウンや手袋，ゴーグルなどの着用を行う．

その他

四類感染症に指定されており，診断後ただちに最寄りの保健所に届出が必要である．

ポイント

☑ デング熱流行地域での滞在歴がある発熱患者ではデング熱を鑑別に挙げる．

☑ 検査は，迅速キットにより NS1，IgM，IgG を評価する．地方衛生研究所の一部や国立感染症研究所でも実施可能である．

☑ 血小板，ヘマトクリットを連日フォローし，脱水が疑われれば輸液等で対症療法を行う．NSAIDs は使用を避ける．

文　献

1）Guzman MG, et al: Dengue. Lancet **385**: 453-465, 2015
2）国立感染症研究所．蚊媒介感染症の診療ガイドライン　第5版
　<https://www.niid.go.jp/niid/images/epi/dengue/Mosquito_Mediated_190207-5.pdf>（2024年1月閲覧）
3）World Health Organization: Dengue guidelines for diagnosis, treatment, prevention and control: new edition. 2009
4）Biswal S, et al: Efficacy of a tetravalent dengue vaccine in healthy children aged 4-16 years: a randomised, placebo-controlled, phase 3 trial. Lancet **395**: 1423-1433, 2020

4. チクングニア熱・ジカウイルス感染症

4-1. チクングニア熱

Introduction

　　チクングニア熱は東南アジア，南アジア，オセアニア，中南米を中心に流行している蚊媒介感染症である．臨床症状はデング熱に似ており発熱，皮疹，関節痛などがみられるが，関節炎がみられることがあるのが特徴である．治療は対症療法となる．四類感染症であり，診断した医師はただちに保健所に届け出る．

疫　学

　　1953年，東アフリカでのアウトブレイク中に，チクングニア熱はタンザニアで初めて報告された[1]．過去もっとも大きなアウトブレイクは，2005年のインド洋南西部の島々からインドで起きたもので，レユニオン島での流行では，全島民の34%にあたる26万6,000例が，インドでは142万7,683例が報告されたといわれている[2]．2013年以降は，米国や中南米，カリブ海諸国で流行が拡大している．

　　また，ヒトスジシマカが分布している国や地域では輸入例を発端にアウトブレイクすることがあり，イタリアでは2007年に175例が感染した[3]．

病原体

　　チクングニア熱はトガウイルス科アルファウイルス属に属するチクングニアウイルスによる蚊媒介性感染症であり，デング熱と同様にネッタイシマカ，ヒトスジシマカなどが媒介する[4]．

臨床症状

　　潜伏期間は3～12日（通常3～7日）であり，発熱・頭痛・筋肉痛・関節痛・発疹を特徴とする．

　　皮疹，関節痛，筋肉痛は通常発熱とほぼ同時か，数日遅れて出現する．関節痛は対称性の多関節の疼痛を訴えることが多く，部位としては指関節，手関節，足関節の頻度が高い．

　　7～10日の急性期症状の後に出現する慢性期症状として，多関節痛・関節炎（指関節・手関節・足関節など），腱滑膜炎，Raynaud現象などがみられることがある．報告によって頻度・期間に違いはあるが，慢性関節炎を呈した180例のうち6割は3年後も症状を認めたという報告もある[5]．

診　断

　　診断には，基本的には抗体検査，ウイルス培養，遺伝子検査により診断する[6]．

・IgM抗体（ELISA法）：症状出現後3～8日目頃から1～3ヵ月間検出可能
・IgG抗体（ELISA法）：症状出現後4～10日目頃から，数年間検出可能

・RT-PCR, ウイルス培養：症状出現後5〜7日以内

検査については管轄の保健所経由で地方衛生研究所にて検査を行う.

治療

対症療法が基本である. 関節痛には NSAIDs が使用可能である.

4-2. ジカウイルス感染症

Introduction

ジカウイルス感染症は東南アジア，南アジア，オセアニア，中南米を中心に流行している蚊媒介感染症である. 臨床症状はデング熱に似ており発熱, 皮疹, 関節痛などがみられるが, 眼球結膜充血の頻度が高いのが特徴である. 母子感染により先天性ジカウイルス感染症（小頭症, 白内障, 聴力障害など）が問題となりうる. 治療は対症療法となる. 四類感染症であり, 診断した医師はただちに保健所に届け出る.

疫学

2013年9月よりフランス領ポリネシアで始まったジカウイルス感染症の大流行は, ニューカレドニア, クック諸島にも波及し感染者は3万人以上にものぼると推計されている[7]. 2015年6月にブラジルで渡航歴のないジカウイルス感染症症例が報告され[8], その後, 急激に中南米で流行が広がった. 現在も中南米で流行が続いており, 一部の東南アジアでも症例が報告されているが, 報告数は減少傾向にある.

病原体

ジカウイルスはフラビウイルス科フラビウイルス属に属する.

臨床症状

ジカウイルスに感染しても約80％は不顕性感染であると考えられている[9]. ジカウイルスに感染した者のうち, 約20％の患者が2〜7日の潜伏期間を経て症状を呈する[10]. ジカウイルス感染症の臨床症状として頻度が高いのは, 微熱を含む発熱, 関節痛, 皮疹（紅斑・紅丘疹）, 眼球結膜充血である. これ以外にも頭痛, 筋肉痛, 後眼窩痛などの症状がみられることもある.

一般的に軽症例が多く, 入院を要することはまれである.

検査・診断

ジカウイルス感染症に特徴的な血液検査所見はない. ジカウイルス感染症の確定診断はPCR法によるジカウイルス遺伝子の検出, またはペア血清による IgM 抗体あるいは中和抗体の陽転化または抗体価の有意の上昇を確認することによる[11,12].

抗体検査は急性期と回復期のペア血清で4倍以上の上昇を確認する. 2〜3週間隔での採取が望ましい.

表6 カップルのうち，いずれかがジカウイルス感染症流行地域に渡航した場合に性交渉を控える（またはコンドームを使用する）推奨期間

		男性	女性
妊娠あり		妊娠中はずっと	
妊娠なし	確定または症状あり	3ヵ月間	2ヵ月
	症状なし	3ヵ月間	2ヵ月
	流行地域に居住	要相談	

［Polen KD, et al: MMWR Morb Mortal Wkly Rep **67**: 868-871, 2018 より］

治療

　現在のところ，ジカウイルス感染症に対する特異的な治療はない．それぞれの症状に対し対症療法を行う．デング熱との鑑別ができていない時点では NSAIDs の使用は避けたほうがよい．

予防

　ジカウイルスが性行為によって感染する原因として，精液や腟分泌液にジカウイルスが存在し，粘膜接触によって性行為パートナーに伝播することが考えられている．WHO（世界保健機関）や CDC（米国疾病予防管理センター）は流行地域に渡航した男女が，渡航後に性行為を避けるべき（または性行為時にコンドームを使用すべき）期間を定めている（**表6**）[13]．

　2015年後半頃から，ブラジルにおいてジカウイルスに罹患した妊婦から出生した新生児の中に小頭症が多いことがわかってきた．ブラジル国内でジカウイルス感染症が流行している地域に一致して小頭症の新生児が多く報告されていることや，中絶後の小頭症胎児の剖検で脳組織からジカウイルスが検出されたこと[14,15]などから，現在では妊娠中にジカウイルスに感染することによって胎児が小頭症になるリスクが高くなることが関連づけられている[16]．

　本邦では「蚊媒介感染症の診療ガイドライン（第4版）」に従い，妊婦がジカウイルス感染症の検査が陽性であった場合，あるいは胎児に先天性ジカウイルス感染症を疑う所見（小頭症または頭蓋内石灰化など）がみられた場合，出生時の感染評価を行う．臍帯血，血液または尿を用いて RT-PCR 法でジカウイルスが検出された場合，またはジカウイルス特異的 IgM 抗体陽性は先天性ジカウイルス感染症と診断される[17]．

ポイント

- ☑ 海外渡航後の発熱，皮疹を呈する症例では，デング熱に加えてチクングニア熱とジカウイルス感染症を鑑別に挙げる．
- ☑ 現時点では治療薬，予防薬はないため，渡航前の防蚊対策の指導が重要である．

文献

1）Ross RW: The Newala epidemic. III. The virus: isolation, pathogenic properties and relationship to the epidemic. J Hyg（Lond）**54**: 177-191, 1956
2）Burt FJ, et al: Chikungunya: a re-emerging virus. Lancet **379**: 662-671, 2012
3）Rezza G, et al: Infection with chikungunya virus in Italy: an outbreak in a temperate region.

Lancet **370**: 1840-1846, 2007

4) Weaver SC, et al: Chikungunya virus and the global spread of a mosquito-borne disease. N Engl J Med **372**: 1231-1239, 2015

5) Schilte C, et al: Chikungunya virus-associated long-term arthralgia: a 36-month prospective longitudinal study. PLoS Negl Trop Dis **7**: e2137, 2013

6) Weaver SC, et al: Chikungunya virus and the global spread of a mosquito-borne disease. N Engl J Med **372**: 1231-1239, 2015

7) Roth A, et al: Concurrent outbreaks of dengue, chikungunya and Zika virus infections-an unprecedented epidemic wave of mosquito-borne viruses in the Pacific 2012-2014. Euro Surveill **19**: 20929, 2014

8) Gatherer D, et al: Zika virus: a previously slow pandemic spreads rapidly through the Americas. J Gen Virol **97**: 269-273, 2016

9) Duffy MR, et al: Zika virus outbreak on Yap Island, Federated States of Micronesia. N Engl J Med **360**: 2536-2543, 2009

10) Petersen LR, et al: Zika Virus. N Engl J Med **374**: 1552-1563, 2016

11) Kutsuna S, et al: Two cases of Zika fever imported from French Polynesia to Japan, December 2013 to January 2014 [corrected]. Euro Surveill **19**: 20683, 2014

12) Shinohara K, et al: Zika fever imported from Thailand to Japan, and diagnosed by PCR in the urines. J Travel Med **23**: tav011, 2016

13) Polen KD, et al: Update: Interim Guidance for Preconception Counseling and Prevention of Sexual Transmission of Zika Virus for Men with Possible Zika Virus Exposure-United States, August 2018. MMWR Morb Mortal Wkly Rep **67**: 868-871, 2018

14) Mlakar J, et al: Zika Virus Associated with Microcephaly. N Engl J Med **374**: 951-958, 2016

15) Driggers RW, et al: Zika Virus Infection with Prolonged Maternal Viremia and Fetal Brain Abnormalities. N Engl J Med **374**: 2142-2151, 2016

16) Rasmussen SA, et al: Zika Virus and Birth Defects--Reviewing the Evidence for Causality. N Engl J Med **374**: 1981-1987, 2016

17) Adebanjo T, et al: Update: Interim Guidance for the Diagnosis, Evaluation, and Management of Infants with Possible Congenital Zika Virus Infection-United States, October 2017. MMWR Morb Mortal Wkly Rep **66**: 1089-1099, 2017

5. 腸チフス・パラチフス

Introduction

　腸チフス・パラチフスとヒトとの歴史は長く，その語源は，紀元前400年にヒポクラテスが高熱による昏睡状態をギリシャ語で「typhus（ぼんやりとした）」と表記したことに由来する．1884年にGeorg Gaffkyがチフス菌の分離培養に成功したものの，かねてより他の熱性疾患と腸チフス・パラチフスを区別することは容易ではなく，William Oslerもかつて，腸チフス，マラリア，リケッチア症に関する記述研究を行っている．

　現在でも水質や衛生環境が整っていない地域では深刻な問題となっており，世界各地でアウトブレイクも発生している．さらに，マラリア，デング熱などの蔓延地域と腸チフス・パラチフスの流行地域が重なることも多く，海外渡航歴のある発熱患者において重要な鑑別疾患の1つである．

治療のフローチャート

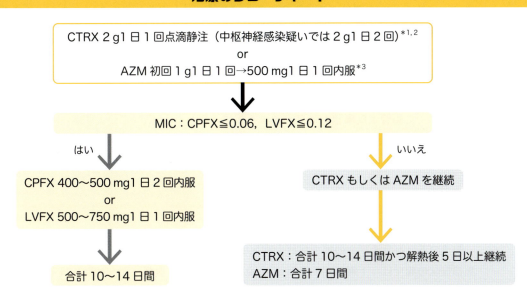

*[*1] パキスタンもしくはイラク由来の場合は MEPM 1 g1 日 3 回点滴静注単剤もしくは CTRX 点滴静注＋AZM 内服のレジメンを検討する
*[*2] チフス脳症やショックを伴う重症例はデキサメタゾン初回 3 mg/kg→1 mg/kg1 日 4 回（合計 2 日間）の投与を検討する
*[*3] 保険適用外かつパラチフス菌に対するブレイクポイントの基準はない（耐性誘導の観点から単剤治療を推奨しない専門家もいる）

CTRX：セフトリアキソン，AZM：アジスロマイシン，CPFX：シプロフロキサシン，
LVFX：レボフロキサシン，MEPM：メロペネム，MIC：最小発育阻止濃度

疫　学

　世界における罹患者は 30 年間で半減しているものの，熱帯・亜熱帯地域を中心に年間 1,432 万人が罹患し，13 万人以上が死亡している．うち，86％がアジア（南アジア＞東南アジア）で発生し，好発年齢は小児（とくに 5〜9 歳）である[1]．パラチフスの発生数は腸チフスの 4 分の 1 ほどだが，近年アジアを中心に増加しており，公衆衛生上の問題となっている．

　一方，衛生水準の高い先進国ではまれな疾患であり，そのほとんどが南アジアを中心とする流行地域からの輸入事例である．日本でも，1969 年まで腸チフスワクチンが定期接種に含まれていたほどありふれた疾患だったが，近年（コロナ禍以前）は年間 20〜50 例程度の報告数で推移しており，その 80％は輸入事例である．グローバル化が進む時代において，2014 年には東京都内飲食店の従業員を発端とした腸チフスの集団食中毒も起きている．

病原体

　腸チフス・パラチフスの原因微生物は，それぞれチフス菌（*Salmonella enterica* subspecies *enterica* serovar Typhi）・パラチフス菌（*Salmonella enterica* subspecies *enterica* serovar Paratyphi A, B, or C）である．チフス菌ならびにパラチフス A 菌はヒト特異的病原体だが，

パラチフス B 菌ならびにパラチフス C 菌は人獣共通感染症を引き起こす．そのため，日本では，パラチフス A 菌による感染症のみをパラチフスと定義している（パラチフス B 菌および C 菌による感染症は非チフス性サルモネラ症に分類している）．

チフス菌・パラチフス A 菌は汚染された水や食品を介して経口感染する．一般的に 1,000（10^3）個以上の菌を摂取すると感染が成立し，7～14 日（報告によっては 3～60 日）の潜伏期間を経て発症する．チフス菌・パラチフス A 菌は細胞内寄生菌であり，エンドサイトーシスによって腸管上皮細胞およびパイエル板に近接した M 細胞に侵入する．その後，マクロファージおよび樹状細胞内でのファゴリソソーム形成を抑制し，食菌を回避する．次いで，腸管膜リンパ節で増殖を続け，リンパ管を介して血液中に侵入し，菌血症を引き起こす．

臨床症状

1）症状

腸チフスとパラチフスの臨床症状や重症度は類似している．「腸」チフスという名称だが，腹部症状の頻度は，下痢（49～55％），便秘（30～40％），腹痛（30～40％）ほどである．その他，発熱に加え，頭痛（38～94％），関節痛（20～76％），咳嗽（21～45％）などインフルエンザ様症状を呈する．比較的徐脈，バラ疹，脾腫は古典的 3 徴といわれている．なかでも，バラ疹は特徴的だが，発症約 2 週間後に遅れて出現する皮膚所見であるため，輸入事例では 4％程度とまれである[2]．また，比較的徐脈＋脾腫はマラリアでも出現しうる．総じて，症状のみで他の発熱性熱帯感染症と区別することはむずかしい．

2）合併症

発症 3～4 週目に回盲部パイエル板の壊死に伴った消化管出血（10％未満）や消化管穿孔（1～3％）を起こすことがある．また，覚醒しているものの，ぼんやりとした無関心状態となるチフス脳症を生じうる．増悪すると錯乱やせん妄など興奮状態となり（昏睡はまれであり），ショックを伴い致死的な経過をたどる．幼児では痙攣や髄膜炎を発症することもある．

診　断

1）病歴聴取，身体診察，血液検査

2 ヵ月（とくに 1～2 週間）以内にアジア，アフリカ，中南米に渡航歴のある発熱患者に対して，腸チフス・パラチフスを疑う．とくに南アジア渡航歴は，陽性尤度比 4.0 と腸チフス・パラチフスの確率を上げる重要な病歴である．また，比較的徐脈や好酸球減少（≦1％）の欠如は，陰性的中率 92～93％，陰性尤度比 0.24～0.25 とその確率を下げる所見であると示唆されている[2]．

2）培養検査

確定診断は，チフス菌・パラチフス A 菌の分離・同定である．しかし，血液培養（40～80％）や便培養（30～65％）からの検出率はさほど高くはない（小児は便培養からの検出率が上がる）[3,4]．よって，検査前確率が高い場合には，培養検査を繰り返す．侵襲度は高いが骨髄液からの培養検出率は 80～98％と高く，抗菌薬投与 5 日後でも 50％ほど検出できる．その他，尿，バラ疹，十二指腸液からの検出も可能である．

表7 CLSIブレイクポイント改定の推移

抗菌薬	最小発育阻止濃度（MIC）判定基準値（μg/mL）			改定年（CLSI版）
	感性（S）	中間感性（I）	耐性（R）	
旧基準				
シプロフロキサシン	≦1	2	≧4	2011年まで（M100-S21）
新基準				
シプロフロキサシン	≦0.06	0.12～0.5	≧1	2012年以降（M100-S22）
レボフロキサシン	≦0.12	0.25～1	≧2	2013年以降（M100-S23）
アジスロマイシン*	≦16		≧32	2015年以降（M100-S25）

＊チフス菌のみ基準あり

3）診断補助検査

　世界では，Widal反応，迅速抗体検査（IgM±IgG抗体），尿中抗原検査（Vi，O9，Hd抗原）などが用いられているが，それぞれ診断精度は高くなく（ばらつきがあり），いずれも日本では実施できない．血液や骨髄液を用いた拡散増幅検査（PCRなど）は，90%以上の感度・特異度を有するが，日本では実用化されておらず，薬剤感受性が同定できないという欠点もある[3]．

治　療

1）抗菌薬

　抗菌薬時代前の致死率は10～30%と高かったが，近年では0.95%（先進国では0.4%）まで低下している[1,3]．菌血症であっても臨床的に待てる病態であることが多く，抗菌薬耐性や再発，慢性キャリアに対する配慮も必要である．そのため，可能な限り経験的ではなく，診断を確定させてから治療を開始することが望ましい．

　従来，細胞内寄生菌に対する殺菌効果の高いフルオロキノロン系薬が最適治療と考えられていた．しかし，1993年以降フルオロキノロン低感受性を示すgenotype 4.3.1（H58）株が南アジアを中心に増加している．実際に，近年日本で分離された南アジア由来株の95%以上がフルオロキノロン低感受性菌である．そのため，薬剤感受性判明までは，第3世代セファロスポリン系薬点滴静注もしくはアジスロマイシン内服（保険適用外）を使用する．なお，フルオロキノロン系薬に対するCLSIのブレイクポイントが2012年以降に変更されており，他の腸内細菌目細菌とは基準が異なる点には留意する（**表7**）．さらに，アジスロマイシンはチフス菌のみに基準が設定されている（2022年時点でパラチフス菌の基準はない）．

　注目すべきことに，2016年にパキスタンでESBL産生チフス菌のアウトブレイクが発生し，2016～2018年のシンド州由来株の64%がESBL産生菌であったという調査結果が出ている[5]．さらに，2018年以降，パキスタンならびにイラクに由来するESBL産生チフス菌の輸入事例も世界各国から報告されている．よって，パキスタンやイラク渡航後の患者の場合，CDCは，薬剤感受性判明までカルバペネム系薬点滴静注やアジスロマイシン内服を含むレジメンを使用するよう推奨している．

　一般的な細菌感染症とは経過が異なり，適切な抗菌薬を開始しても5日ほど発熱が持続す

表8 抗菌薬ごとの治療効果

抗菌薬	解熱までの期間	再発率
フルオロキノロン系薬	4日	<2〜3%
セフトリアキソン	7日未満	<3〜16%
アジスロマイシン	4〜6日	<3%

る（**表8**）[4,6]．現時点では治療効果や再発率に大差はないと考えられているが[6]，細胞内寄生菌に対する薬理動態的には，第3世代セファロスポリン系薬よりもフルオロキノロン系薬やアジスロマイシンが優れているのではないかと推察されている（ただし，耐性誘導の懸念からアジスロマイシン単剤治療を避けるよう推奨している専門家もいる）．その他，薬剤感受性結果次第では，アンピシリン，クロラムフェニコール，ST合剤も治療選択肢になりうる．治療期間は明確には決まっていないが，とくに第3世代セファロスポリン系薬を用いる際は，少なくとも解熱後5日以上継続することが望ましいと考えている．

2) 合併症

治療開始後も7日を超えて発熱が持続する場合は，臨床的治療失敗と考え，血液培養の再検ならびに合併症の画像検索（回盲部病変，感染性動脈瘤，化膿性脊椎炎など）を行い，抗菌薬の変更や追加を検討する．消化管出血の多くは対症療法で軽快するが，消化管穿孔は早期の手術介入を要する．また，チフス脳症やショックを伴う重症例に対しては，ステロイド投与（デキサメタゾン初回3kg/kg，その後1mg/kg 6時間ごと：計2日間）を検討する．

3) 再発，慢性キャリア

適切な治療を施しても，治療終了1〜3週間後に5〜10%が再発する[3]．再発時は血液培養ならびに便培養を採取し，再治療を行う．また，2〜5%は1年以上も便や尿から菌を排出する慢性キャリアとなる．慢性キャリアの機序は，胆石に対するバイオフィルム形成だと考えられている．胆嚢癌や集団食中毒のリスクにもなりうるため，状況次第では胆嚢摘出術を検討する．慢性キャリアに対する治療レジメンは確立していないが，薬剤感受性に基づき，アモキシシリン＋プロベネシドもしくはST合剤内服による3ヵ月治療，シプロフロキサシン内服による4週間治療などが候補となる[7]．

予 防

腸チフスに対して有効なワクチン（経口弱毒化生ワクチン，Vi莢膜多糖体不活化ワクチン，Vi結合型不活化ワクチン）は世界的に流通しているが，パラチフスに有効なワクチンは存在しない．よって流行地域では，水質，衛生環境，手指衛生（WASH：water quality, sanitation, and hygiene）に気を配り，生水や氷，非加熱食品（サラダ，カットフルーツ，魚介類），屋台食や汚染された食器の使用を避けるべきである．総じて，流行地域渡航前にワクチンを接種すること，そして汚染された水や食品を摂取しないよう心がけることが重要である．

その他

感染症法における三類感染症であり，患者および無症状病原体保有者を診断した医師は，

ただちに管轄保健所に届け出るよう義務付けられている．また，学校保健安全法では第3種学校感染症に指定されており，医師が感染のおそれがないと認めるまで出席停止となる．さらに，治療終了時には再発や慢性キャリアという特徴を患者に説明する必要がある．治療終了後1ヵ月以内に発熱が出現した際は受診すること，さらに1ヵ月以降経過した時点で保健所から排菌確認（便培養検査3回）を指示されることを伝えておく．

ポイント

☑ 南アジアへの渡航は感染リスクが高い．

☑ 培養検査の感度は高くはないため，疑わしい際は培養検査を繰り返す．

☑ 南アジア由来株はフルオロキノロン低感受性菌の頻度が高い．

☑ パキスタンやイラク由来株はESBL産生菌のリスクがある．

☑ 治療開始後，5日程度は発熱が持続する．

☑ 再発や慢性キャリアの疾患特性を患者に情報提供する．

文　献

1）GBD 2017 typhoid and paratyphoid collaborators: The global burden of typhoid and paratyphoid fevers: a systematic analysis for the Global Burden of Disease Study 2017. Lancet Infect Dis **19**: 369-381, 2019

2）Matono T, et al: Role of classic signs as diagnostic predictors for enteric fever among returned travellers: relative bradycardia and eosinopenia. PLoS One **12**: e0179814, 2017

3）Crump JA, et al: Epidemiology, clinical presentation, laboratory diagnosis, antimicrobial resistance, and antimicrobial management of invasive *Salmonella* infections. Clin Microbiol Rev **28**: 901-937, 2015

4）Basnyat B, et al: Enteric（typhoid）fever in travelers. Clin Infect Dis **41**: 1467-1472, 2005

5）Akram J, et al: Extensively drug-resistant（XDR）typhoid: evolution, prevention, and its management. Biomed Res Int **2020**: 6432580, 2020

6）Kuehn R, et al: Treatment of enteric fever（typhoid and paratyphoid fever）with cephalosporins. Cochrane Database Syst Rev **11**: CD010452, 2022

7）Parry CM, et al: Typhoid fever. N Engl J Med **347**: 1770-1782, 2002

6. レプトスピラ症

Introduction

　　レプトスピラ症は人獣共通感染症の1つであり，主な感染経路として熱帯あるいは亜熱帯地方における淡水曝露によって経皮，経口感染すると考えられている．臨床症状は無症候から多臓器不全まで多岐にわたる．日本において感染症法で四類感染症に指定されており，診断後ただちに届出が必要である．

疫　学

　　レプトスピラ症はほぼ世界中に分布するとされているが，とくに熱帯地域の雨季に多く流行し，毎年約100万人の患者が発生し，約6万人が死亡しているとされる．主にげっ歯類が

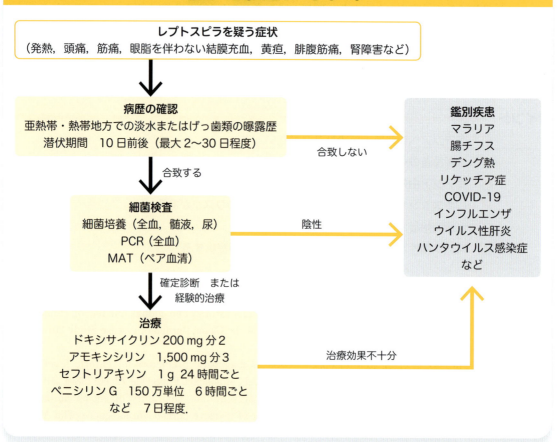

保有動物となり，動物と直接接触することや，あるいは間接的に尿尿で汚染された土壌や淡水への曝露，汚染された食物や水の摂取などによって罹患することがあり，大雨や洪水によるアウトブレイクも報告されている．渡航者では川遊びなどの淡水曝露歴のある症例が大部分を占める[1,2]．

病原体

レプトスピラ属はスピロヘータに属するらせん状のグラム陰性桿菌で，病原性をもつ種としては *Leptospira interrogans* が代表的である．血清学的には250以上の血清型（serovar）に分類されるが，その中で類似の抗原性をもつものを血清群（serogroup）と分類している．

臨床症状

レプトスピラ症は無症状から致死的な病態まで様々な重症度を呈し，典型的には菌血症期と免疫反応期の二相性の経過をたどる．10日前後（最長2〜30日）の潜伏期間の後に菌血症期となり，悪寒，発熱，頭痛，筋痛，眼脂を伴わない結膜充血などの症状が1週間程度続く．症状は非特異的で多くの鑑別疾患が挙がるが，結膜充血や腓腹筋の圧痛などの所見は特徴的とされる．免疫反応期ではレプトスピラが血中や髄液中からが消失する一方で尿から検

出されるようになり，黄疸，腎不全，不整脈，呼吸器症状，無菌性髄膜炎などの症状・徴候が現れる．とくに重症型の Weil 病は肝腎機能障害が特徴的である[1].

診　断

レプトスピラ症の症状に非特異的なものが多いため鑑別疾患は多く，マラリア，デング熱，腸チフス，デング熱，リケッチア症，ウイルス性肝炎などの渡航先での曝露歴が重要な疾患のほか，COVID-19 やインフルエンザなどの本邦においても頻度の高い疾患も考慮する必要がある．

血液，髄液あるいは尿から病原体を検出することで診断するが，病原体の培養にはコルトフ培地という特殊な培地による長期培養を必要とする．PCR（polymerase chain reaction），あるいは MAT（microscopic agglutination test）によるペア血清で診断も可能である．

しかし，実際には国内の一般的な医療機関では上記検査が実施できないことが多く，その場合はレプトスピラ症を疑った症例の全血，血清，髄液，尿検体を用いた検査を地方衛生研究所や国立感染症研究所細菌第一部に依頼する[3].

治　療

軽症患者に対する治療例として，アモキシシリン 1,500 mg 分 3，ドキシサイクリン 200 mg 分 2 や，重症例に対する治療として，セフトリアキソン 1～2 g 24 時間ごと投与，ペニシリン 150 万単位 6 時間ごとなどがある．治療期間はいずれも 1 週間程度とされている[1].

他のスピロヘータ同様治療開始後に Jarische-Herxheimer 反応が起きる可能性があり，成書にはペニシリン投与によって起こるとされているが，それ以外の抗菌薬によっても起こりうるうえに[4]，ショックや呼吸不全，腎不全などにより急変することもあるため慎重な経過観察を要する[5].

予　防

げっ歯類の屎尿に汚染されている土壌や淡水への曝露を控えることが第一であるが，リスクを避けられない場合には，レプトスピラ症の発症や重症化予防を期待して，ドキシサイクリン 200 mg 週 1 回内服による曝露前予防を行うことを検討する[1,6]．1982 年から国内で販売されていた 4 価の不活化全菌体ワクチンは現在流通していない．

ポイント

- ☑ 渡航者におけるレプトスピラ症の多くは，熱帯・亜熱帯地方における淡水曝露歴がある．
- ☑ 症状は主に発熱，頭痛，筋痛など非特異的なものが多く，眼脂のない結膜充血や腓腹筋の把握痛があれば特異性が高い．
- ☑ 治療はペニシリン系抗菌薬，セフトリアキソン，ドキシサイクリンなどで行うが，Jarische-Herxheimer 反応に注意を要する．

文　献

1）Mandell, Douglas, and Bennett's Principles and Practice of Infectious Diseases. 9th ed.,

Bennett JE, et al (eds.), Elsevier, 2019
2) Center for Disease Control and Prevention: Travelers' Health <https://wwwnc.cdc.gov/travel/>（2023 年 1 月 10 日閲覧）
3) レプトスピラ症 2007 年 1 月～2016 年 4 月．IASR Vol.37 p.103-1055：2016 年 6 月号．<https://www.niid.go.jp/niid/ja/leptospirosis-m/leptospirosis-iasrtpc/6518-436t.html>（2023 年 1 月 10 日閲覧）
4) Tsuha S, et al: Clinical characteristics of laboratory-confirmed leptospirosis in Okinawa, Japan, 1974-2015: high incidence of Jarisch-Herxheimer reaction. Trans R Soc Trop Med Hyg **110**: 558-565, 2016
5) Guerrier G, et al: The Jarisch-Herxheimer reaction in leptospirosis: a systematic review. PLoS One **8**: e59266, 2013
6) Sehgal SC, et al: Randomized controlled trial of doxycycline prophylaxis against leptospirosis in an endemic area. Int J Antimicrob Agents **13**: 249-55, 2000

7. リケッチア症

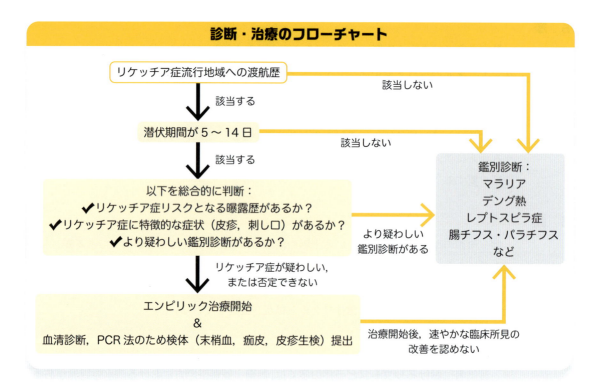

Introduction

　リケッチア症は世界に広く分布する．渡航者にとってリスクとなるリケッチア症にはアフリカ紅斑熱，地中海紅斑熱，ロッキー山紅斑熱，ツツガムシ病，発疹熱などが挙げられる[1]．ツツガムシ病と日本紅斑熱は国内で毎年症例が報告されている．各リケッチア症の発生地域や季節性は媒介節足動物や宿主の分布と活動期による．ツツガムシ病，日本紅斑熱，ロッキー山紅斑熱，発疹チフスは四類感染症であり，診断したらただちに最寄りの保健所に届出をする．

疫　学

a　ツツガムシ病

　媒介動物であるツツガムシの幼虫に刺咬され感染する．北はロシア，西はパキスタンやアフガニスタン，南はオーストラリア北部，東は日本を含む地域で患者がみられ，Tsutsugamushi triangle とよばれる．世界的には年間 100 万人の患者が発生していると推定されている[2]．日本では北海道を除く全国で，春～初夏，秋～初冬を中心に年間 400～500例の発生報告がある．国内では 60～80 歳の患者が多い[3]．

　2006 年にアラブ首長国連邦およびチリからツツガムシ病様の患者が報告され，それぞれ *Orientia chuto*，*Orientia chiloensis* という新種が提案された[4,5]．従来考えられてきた発生地域より広く分布している可能性がある．

b　紅斑熱群リケッチア症

1）アフリカ紅斑熱

　サハラ以南アフリカに広く分布し，同地域渡航後の発熱において，マラリアや腸チフスなどとともにもっとも頻度の高い感染症の 1 つである[6]．南部アフリカへの渡航やサファリツアーやゲームハンティングへの参加は感染リスクとなる．媒介マダニの攻撃性から，複数の刺し口を認めることが多く，患者発生はクラスターを形成する傾向がある[7]．

2）地中海紅斑熱

　地中海沿岸地域，黒海やカスピ海周辺，中東，南アジアやアフリカから報告がある[6]．

3）ロッキー山紅斑熱

　北米，中米，南米に分布する[6]．米国では 4～10 月に患者発生のピークがあり，南東部に多い傾向がある[8]．

4）日本紅斑熱

　発生地域は関東以西の温暖な地域だが，近年は拡大傾向にある．マダニの活動が活発になる春から秋にかけて患者が発生する．近年報告が増加しており，年間 300～400 例の発生報告がある．ツツガムシ病と同様，60 歳代以上の患者が多い[3]．

c　発疹チフス群リケッチア症

1）発疹チフス

　紛争，飢饉，貧困など衛生状態が極端に悪化した環境でコロモジラミにより媒介される．難民キャンプや刑務所などが流行のハイリスク環境である．渡航者での報告はまれである[9]．

2）発疹熱

　熱帯地域，亜熱帯地域を中心に世界に広く分布する．東南アジア地域の急性発熱性疾患の原因として，ツツガムシ病とともに重要なリケッチア症の 1 つである[6]．6 例の国内発生の報告がある[10]．

病原体

　リケッチアは細胞内偏性寄生菌である．リケッチア目はリケッチア科，アナプラズマ科に分かれ，前者にはオリエンチア，紅斑熱群リケッチア，発疹チフス群リケッチアなど，後者にはアナプラズマ，エーリキア，ネオリケッチアなどが含まれる（**表 9**）．リケッチアを保有するダニ，ノミ，シラミなどの節足動物を介してヒトに感染する．

I章. グローバル感染症診療の実践　B. 発熱

表9　主なヒトリケッチア症の病原体，媒介動物，宿主，地理的分布

	疾患	病原体	媒介動物	宿主	分布
アナプラズマ科					
	ヒト顆粒球性アナプラズマ症	*Anaplasma phagocytophilum*	マダニ	シカ，げっ歯類	世界各地
	ヒト単球性エーリキア症	*Ehrlichia chaffeensis*	マダニ	シカ，イヌ，反すう動物，げっ歯類	米国
	ネオリケッチア症（腺熱）	*Neorickettsia sennetsu*	吸虫	魚類	日本，マレーシア
リケッチア科					
	ツツガムシ病	*Orientia tsutsugamushi*	ツツガムシ	げっ歯類	アジア太平洋地域
紅斑熱群	アフリカ紅斑熱	*Rickettsia africae*	マダニ	反すう動物	サハラ以南アフリカ，カリブ海領域
	地中海紅斑熱	*R. conorii*	マダニ	イヌ，げっ歯類	地中海沿岸地域，インド，アフリカ
	日本紅斑熱	*R. japonica*	マダニ	げっ歯類	日本
	ロッキー山紅斑熱	*R. rickettsii*	マダニ	げっ歯類	北米，中米，南米
	Cat flea rickettsiosis	*R. felis*	ノミ	ネコ，げっ歯類	世界各地
発疹チフス群	発疹チフス	*R. prowazekii*	シラミ	ヒト	世界各地
	発疹熱	*R. typhi*	ノミ	げっ歯類	熱帯・亜熱帯地域

〔Center for Disease Control and Prevention. CDC Yellow Book 2024: Health Informationfor International Travel <https://wwwnc.cdc.gov/travel/page/yellowbook-home>（2024 年 6 月 24 日閲覧）をもとに作成〕

臨床症状

　　5～14 日の潜伏期間を経て，発熱，皮疹，刺し口，頭痛，倦怠感，リンパ節腫脹，筋肉痛，嘔気・腹痛などの症状を呈する．日本紅斑熱の潜伏期間は 2～8 日とやや短い．患者は媒介動物による咬傷を認識していないこともある．刺し口は媒介動物によりリケッチアが注入された部位であり，局所的にリケッチアが増殖し発赤や潰瘍，痂皮が形成される（**図4**）．刺し口は皮膚が柔らかく湿った部位（鼠径，腋窩，乳房など）に認めることも多く，全身をくまなく診察する必要がある．刺し口や皮疹はリケッチア症を示唆する重要な所見だが，これらの所見を認めない患者もいることに注意する．検査所見として白血球減少，血小板減少，肝酵素上昇，CRP 上昇などを認めうるが，いずれも非特異的である．リケッチア症を臨床的に鑑別することは困難である．

　　重症度は原因病原体や患者因子の影響を受けるが，ツツガムシ病，ロッキー山紅斑熱，日本紅斑熱，発疹チフスは重症化することが知られている[11]．アフリカ紅斑熱，発疹熱は一般に軽症とされるが，重症例の報告もある[6]．

診　断

　　ペア血清検体の間接蛍光抗体法がゴールドスタンダードとされる．しかし，治療は診断確

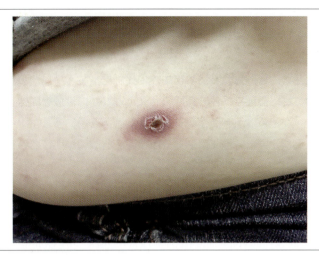
図4　ツツガムシ病の刺し口，皮疹

定を待たずに開始する必要があり，治療方針決定には実用的ではない．現在，保険適用があるのは *O. tsutsugamushi* の標準3血清型（Kato, Karp, Gilliam）の蛍光抗体法のみである．紅斑熱群リケッチアは種間での交差反応が強く，蛍光抗体法のみで種別を確定することはできない．全血・血餅，痂皮や皮疹検体から特異的遺伝子を検出することが可能であり，リケッチアが局所で増殖して形成される痂皮はとくに有用な検体となる．

　国内では都道府県衛生研究所や国立感染症研究所ウイルス第一部第五室に依頼する．

治療

　リケッチア症を疑う場合には，確定診断を待たず速やかに治療を開始する．治療開始の遅れは，重症化，死亡のリスクである．第一選択はテトラサイクリン系抗菌薬であり，βラクタム系抗菌薬は無効である．ドキシサイクリン1回100 mg，1日2回経口，またはミノサイクリン1回100 mg，1日2回経口または静注を投与する．投与期間は7〜14日間を目安とし，解熱後2日程度は投与を継続する．体重45 kg以下の小児では，ドキシサイクリン1回2.2 mg/kgに用量を調整する[8,9]．

　適切な抗菌薬投与後の速やかな臨床的改善は，リケッチア症診断の一助となる．

院内感染対策

　発疹チフスの感染サイクルはヒト-コロモジラミ-ヒトであり，ヒトからヒトへの直接感染の報告はない．しかし，シラミが確実に駆除できるまでは個室管理が望ましい．シラミの駆除には，患者を入浴させ，汚染された衣服を廃棄する[12]．

予防

　リケッチア症を予防するワクチンはなく，予防的抗菌薬内服も推奨されない[9]．媒介動物への曝露を防ぐことが重要であり，感染するおそれがある地域に入る際には，長袖長ズボン・靴下を着用して肌の露出を避け，忌避剤を使用する．

ポイント

- ☑ リケッチア症の臨床所見は非特異的であり，臨床的に他の疾患と鑑別することは困難である．
- ☑ 渡航歴，活動内容，媒介動物や宿主への接触歴，臨床所見からリケッチア症が否定できない場合には，必要な検体を採取のうえ，速やかに治療を開始する．
- ☑ エンピリック治療はテトラサイクリン系抗菌薬を用いる．
- ☑ 適切な抗菌薬治療に対しては，速やかな臨床的改善が期待される．

文　献

1) Jensenius M, et al: Rickettsioses and the international traveler. Clin Infect Dis **39**: 1493-1499, 2004
2) Watt G, et al: Scrub typhus and tropical rickettsioses. Curr Opin Infect Dis **16**: 429-436, 2003
3) 国立感染症研究所：IASR つつが虫病・日本紅斑熱　2007〜2016 年 <https://www.niid.go.jp/niid/ja/tsutsugamushi-m/tsutsugamushi-iasrtpc/7324-448t.html>（2023 年 1 月 26 日閲覧）
4) Izzard L, et al: solation of a novel Orientia species（O. chuto sp. nov.）from a patient infected in Dubai. J Clin Microbiol **48**: 4404-4409, 2010
5) Weitzel T, et al: Endemic Scrub Typhus in South America. N Engl J Med **375**: 954-961, 2016
6) Manson's Tropical Diseases, 23rd ed., Farrar J, et al（eds.）, Elsevier, 2014
7) Jensenius M, et al: African tick bite fever. Lancet Infect Dis **3**: 557-564, 2003
8) Center for Disease Control and Prevention. Rocky Mountain Spotted Fever <https://www.cdc.gov/rmsf/index.html>（2023 年 1 月 26 日閲覧）
9) Center for Disease Control and Prevention. CDC Yellow Book 2024: Health Information for International Travel <https://wwwnc.cdc.gov/travel/page/yellowbook-home>（2024 年 6 月 24 日閲覧）
10) 野村哲彦ほか：IASR 日本紅斑熱を疑われ血清診断にて発疹熱と診断した 1 例 <https://www.niid.go.jp/niid/ja/diseases/ra/rickettsia.html>（2023 年 1 月 26 日閲覧）
11) Mandell, Douglas, and Bennett's Principles and Practice of Infectious Diseases, 9th ed., Bennett JE, et al（eds.）, Elsevier, 2019
12) 厚生労働省研究班：バイオテロ対策ホームページ <https://www.niph.go.jp/h-crisis/bt/>（2023 年 1 月 26 日閲覧）

8. ライム病とその他のダニ媒介性感染症

8-1. ライム病（Lyme disease）

Introduction

　　ライム病は，スピロヘータである病原体ボレリアによって起こる感染症である．ダニ媒介性感染症の 1 つであり，マダニ科マダニ属（*Ixodes*）のダニによって媒介される．

疫　学

　　欧米での患者数の報告が多く，とくに米国での報告数は年間 3 万人を超える[1]．米国での発生地域は，コネチカット州，ノースカロライナ州などの北東部が主で，ミネソタ州，ミシ

8. ライム病とその他のダニ媒介性感染症

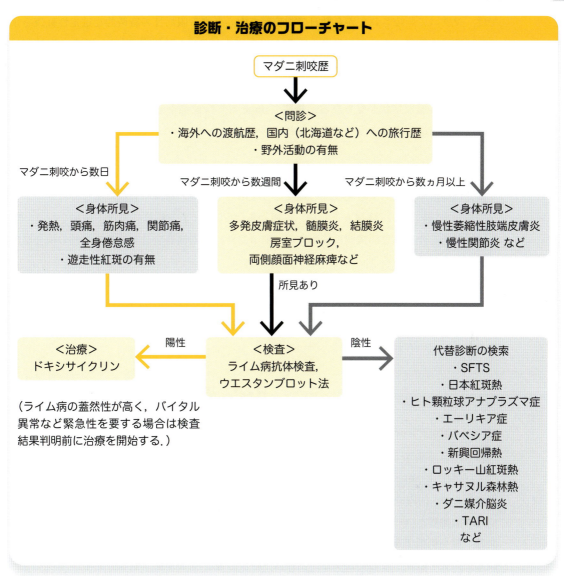

ガン州の中西部，カリフォルニア州北部を中心とした西部でも感染が報告されている．本邦では 1986 年に初めて報告されて以来，年間約 10 例が報告されており[2]，北海道を中心に病原体を保有するマダニの生息が確認されている．

病原体

北米では主に *Borrelia burgdorferi*，ヨーロッパやアジア地域では *Borrelia garinii*，*Borrelia afzelii* が原因となることが多い．病原体ボレリアは，野山に生息するマダニに咬着されることによって媒介，伝播される．北米では *Ixodes scapularis*，ヨーロッパでは *Ixodes ricinus*，本邦では *Ixodes persulcatus*（シュルツェマダニ）が媒介することが多い．

臨床症状

発症の時期により早期限局期，早期播種期，後期に分類される．早期限局期（stage Ⅰ）

では，マダニに刺咬されてから数日で刺咬部を中心とする限局性の特徴的な遊走性紅斑を呈する．遊走性紅斑はライム病患者の約70～80％で生じる[3]．随伴症状として発熱，関節痛，全身倦怠感などのインフルエンザ様症状を伴うことがある．早期播種期（stage Ⅱ）は感染初期から数日～数週間後に，多発皮膚症状，髄膜炎，結膜炎，房室ブロック，両側顔面神経麻痺などの多彩な症状が見られる．後期（stage Ⅲ）は感染から数ヵ月～数年後に発症し，慢性萎縮性肢端皮膚炎や慢性関節炎などを示す．

診　断

検査は血清や髄液，ダニ刺咬部の痂皮などを用いて行う．血清や髄液に関してはウエスタンブロット法による抗体検査を行い，皮膚からはPCRによる病原体遺伝子検出を行う．検査は保健所を介して専門機関に依頼する．血清診断は民間検査会社を通じて海外の検査機関に提出する方法もある．

治　療

遊走性紅斑にはドキシサイクリン，髄膜炎などの神経症状にはセフトリアキソンが第一選択薬として用いられる．

8-2. その他のダニ媒介性感染症

1) ヒト顆粒球アナプラズマ症（human granulocytic anaplasmosis：HGA）

顆粒球に感染するグラム陰性桿菌である *Anaplasma phagocytophilum* による感染症であり，*Ixodes scapularis*，*Ixodes pacificus* などのマダニにより媒介される．米国で多数の報告例があるが，国内でも西日本を中心に10例程度の報告がある．潜伏期間は5～14日で，発熱，頭痛，関節痛といった非特異的症状を呈する．発疹の頻度は低いとされる．血液検査では白血球，血小板低下を認めることがある．診断は抗体検査またはPCR法だが，本邦では専門機関に検査を依頼する必要がある．治療はドキシサイクリンが第一選択である．

2) エーリキア症（Ehrlichiosis）

単球・マクロファージに感染するグラム陰性桿菌である *Ehrlichia chaffeensis* による感染症であり，米国では主に *Amblyomma americanum* によって媒介される．保菌動物として野生のシカやイヌが知られている．潜伏期は5～10日で，臨床像はヒト顆粒球アナプラズマ症に類似している．治療はドキシサイクリンが第一選択である．

3) バベシア症（Babesiosis）

バベシア症は米国では *Babesia microti*，ヨーロッパ，アジアでは *Babesia divergens* などによって起こる感染症であり，*Ixodes scapularis*（シカダニ）によって媒介される．発熱や溶血性貧血を伴うマラリア様症状を引き起こし，免疫不全者や脾摘後患者，HIV患者では重症化リスクが高いとされる．感染経路として経胎盤感染や輸血製剤への混入による感染も報告されている．治療はドキシサイクリンが無効であり，アトバコン，アジスロマイシンの併用や，キニーネ，クリンダマイシンの併用療法が勧められる．無症状で免疫不全がない患者では治療は不要である．

4) ダニ媒介性回帰熱 (tick-borne relapsing fever : TBRF)

　回帰熱は，スピロヘータである病原体ボレリアによって起こる感染症である．古典回帰熱にはダニ媒介性とシラミ媒介性のものが存在する．ダニ媒介性回帰熱は *Borellia turicatae*，*Borellia persica* などが病原体であり，*Ornithodoros turicata* や *Ornithodoros tholozani* などのヒメダニにより媒介されることが知られている．米国の西部やアフリカ大陸，中東などで症例が報告されている．本邦での発生報告はないが，これまでに輸入症例が報告されている[4]．潜伏期は5〜10日とされる．ダニ刺咬後に痂皮を伴わない症例も多いため注意が必要である．発熱は周期性であり1〜3日間の発熱期と4〜14日間の無熱期が交互に反復することが特徴である．発熱時の末梢血ギムザ染色でスピロヘータ様のボレリアを同定するか，血清中の抗 GlpQ 抗体の検出，有熱期の血液検体を用いた PCR 検査で行う．治療はドキシサイクリンが推奨されるがペニシリン系，セフェム系抗菌薬も効果があるとされる．

5) 新興回帰熱 (*Borrelia miyamotoi* disease : BMD)

　Borrelia miyamotoi によって起こるダニ媒介性回帰熱である．*B.miyamotoi* は1995年に本邦で新種として発見された．当時はその病原性は不明であったが，後に回帰熱の原因となることが判明した．*Ixodes persulcatus*（シュルツェマダニ），*Ixodes pavlovski*（パブロブスキーマダニ）によって媒介されることが知られており，国内でも *B.miyamotoi* を保有するマダニが確認されている．国内では2013年に症例が報告されてから2018年までに20例以上が報告されている．海外では主に北米やロシアでの発生頻度が高い．潜伏期は平均約2週間とされており，発熱，頭痛，筋肉痛，関節痛などを呈する．血液検査では肝障害，血小板減少が認められることが多い．これまでの古典回帰熱と比較して回帰性発熱を呈する症例は少ないとされる．BMD はライム病との共感染の報告もあるため注意が必要である．治療はテトラサイクリン系抗菌薬またはセフトリアキソンを用いる．

6) ロッキー山紅斑熱 (Rocky Mountain spotted fever : RMSF)

　Rickettsia rickettsii が *Dermacentor variabilis* などのダニによって媒介され起こる感染症である．米国では南東部と中南部（ノースカロライナ州，サウスカロライナ州，オクラホマ州，テネシー州など）で報告が多く，カナダ西部，メキシコなどの中南米でも報告されている．潜伏期は3〜12日であり，発熱，頭痛，全身倦怠感などの症状で発症する．高熱と同時に紅斑が手掌を含む四肢から徐々に体幹部へと広がるのが特徴で，症例の90％に認められる．診断は ELISA 法による抗体検査や，発疹が出ている部位の皮膚生検による PCR が有用とされる．治療はドキシサイクリンが推奨される．

7) ダニ媒介性脳炎 (tick-borne encephalitis : TBE)

　ダニ媒介脳炎ウイルスによって起こる脳炎である．ダニ媒介脳炎ウイルスは極東亜型，シベリア亜型，ヨーロッパ亜型の3種類に分類される．中央ヨーロッパ〜バルト三国，フィンランド，ロシア，中国などに広く存在しており，国内でも北海道で症例報告がある．極東亜型，シベリア亜型では *I. persulcatus* が，ヨーロッパ亜型では *I. Ricinus* が主に媒介することが知られている．またダニ刺咬以外にも，生のヤギ乳を喫食することによる腸管感染も知られている．潜伏期は1〜2週間程度である．症状は発熱，頭痛，筋肉痛といった非特異的症状を呈してから数日で痙攣，意識障害などの中枢神経系症状が起こる．治療法はなく神経学的後遺症が約10〜20％で残存する．不活化ワクチンが流通しており，流行地域への渡航

者には接種を勧める.

8) 重症熱性血小板減少症候群
(severe fever with thrombocytopenia syndrome：SFTS)

2011年中国で発見されたSFTSウイルスによる新興感染症である．本邦では2013年に初めて報告され，西日本を中心に毎年50〜100例程度の報告がある．海外では中国，韓国，ベトナムなどで報告されている．潜伏期は6〜14日で，症状は発熱，白血球減少，血小板減少，肝機能障害の頻度が高く，重症例では出血傾向，多臓器不全をきたす．致死率は約10〜30％とされる．有効な治療法は確立されていないが，ファビピラビルが国内で承認され，有効性が期待されている．SFTSウイルスをもつマダニに刺咬されることが主な感染経路であるが，患者の血液，体液曝露からの家庭内感染，職業感染の事例が報告されており，医療従事者の感染対策も重要である．

ポイント

- ☑ ライム病はもっとも頻度の高いダニ媒介感染症であり，とくに北米やヨーロッパへの渡航歴がある患者や，ダニに刺咬された経過がある患者，野外でのアクティビティがある患者では可能性を考慮する.
- ☑ ライム病，BMD，ダニ媒介性脳炎など日本国内でも感染しうるダニ媒介感染症も存在する.
- ☑ ライム病が疑わしい場合はドキシサイクリンの投与が推奨される.
- ☑ ダニ媒介性疾患はいずれも非特異的な症状を呈する場合が多く，診断もむずかしいため，疑った場合は専門家に相談する.

文　献

1）Rosenberg R, et al: Trends in Reported Vectorborne Disease Cases-United States and Territories, 2004-2016. MMWR Morb Mortal Wkly Rep **67**: 496-501,2018
2）国立感染症研究所：ライム病 <https://www.niid.go.jp/niid/ja/diseases/ra/lyme.html> （2022年12月閲覧）
3）Steere AC, et al: The presenting manifestations of Lyme disease and the outcomes of treatment. N Engl J Med **348**: 2472-2474, 2003
4）Kutsuna S, et al: The first case of imported relapsing fever in Japan. Am J Trop Med Hyg **89**: 460-461, 2013

9. 急性肝炎（A型肝炎，E型肝炎）

9-1. 急性肝炎（A型肝炎）

Introduction

A型肝炎は，A型肝炎ウイルス（hepatitis A virus：HAV）に汚染された食物や水，氷などの経口摂取，あるいはヒト-ヒト間の接触感染（糞口感染，性的接触）により引き起こ

9. 急性肝炎（A 型肝炎，E 型肝炎）

診断のフローチャート

潜伏期 14 日以後の 38℃以上の発熱

↓

マラリア浸淫地域：マラリア迅速検査／スメア陰性

↓

A 型肝炎ワクチン接種歴なし
（国産ワクチン 2 ～ 3 回，輸入アジュバントワクチン 2 回）

↓

・血液培養 2 セット採取（腸チフス・パラチフス，ほか菌血症の除外）
・A 型肝炎ウイルス（HAV）IgM 抗体測定

HAV IgM 陽性 → **A 型肝炎**

HAV IgM 陰性 →

血清トランスアミナーゼの急激な上昇

↓

・HAV IgM 再検（2 ～ 7 日後）もしくは HAV RNA PCR*
・E 型肝炎ウイルス（HEV）IgA 抗体もしくは RNA PCR
・HBs 抗原 /HBc IgM 抗原
・C 型肝炎ウイルス（HCV）RNA PCR
他）ヘルペス属ウイルス，リケッチア，レプトスピラなど

HAV IgM 陽性　もしくは HAV RNA PCR 陽性 → **A 型肝炎**

HEV IgA 陽性　もしくは HEV RNA PCR 陽性 → **E 型肝炎**

＊日本で商用検査なし，専門研究機関で実施可能．

される急性ウイルス性肝炎である．ワクチンにより予防可能な疾患（vaccine-preventable disease：VPD）の代表例であるが，依然として開発途上国を中心に蔓延しており，また先進国においても散発例やアウトブレイクがみられる．慢性化はしないが劇症化することがあり，かつ特異的な治療法がないため，ハイリスク群では積極的なワクチン接種による予防が重要である．

疫　学

　A 型肝炎ウイルスは，アジアやサブサハラアフリカを中心に，衛生面の整備が遅れている開発途上国で広く蔓延している．このような地域への渡航での発症リスクは 1 ヵ月あたり 0.3％と推定されており，頻度の観点で重要な疾患である．フルーツ，シーフード，果物，野菜を介したアウトブレイクが発生しており，近年では米国でイチゴやブラックベリーが感染源となったアウトブレイクが 2016 年，2019 年，2022 年に発生した．他に男性と性交渉を

する男性（men who have sex with men：MSM）や静注薬物使用者，路上生活者，収監中，慢性肝疾患を有するグループで感染リスクが高い[1]．

A型肝炎ウイルスは，小児期に感染を起こした場合は無症状あるいは軽微な症状にとどまることが多く，1回の感染により終生免疫を獲得する．そのため蔓延地域では小児期に感染が成立し，多くの成人は抗体陽性である．一方で，先進国における成人のHAV抗体保有率は低く，蔓延地域への渡航による感染リスクは高い．渡航関連のA型肝炎は，バックパッカーのようなハイリスク旅行はもちろん，5つ星ホテルのような高級リゾートであっても報告例があり，注意を要する．

なお，わが国での発生数は2015～2017年では平均266例/年であったのに対し，2018年は926例と多い年であった．推定感染経路は2018年には経口感染（38%）を同性間性的接触（43%）が上回り，性的接触，とくにMSMがA型肝炎のリスク集団であることが再認識された．海外感染例は2015年から2019年3月までの統計では全体の約15%を占め，フィリピンやタイなどのアジア帰り例が多かった[2]．

病原体

ピコルナウイルス科（Picornaviridae）ヘパトウイルス（Hepatovirus）属のRNAウイルスで，ヒトを含む霊長類が自然宿主である．感染者の糞便中に排泄され，発症1～2週間前がもっとも感染力が強い．幼児では感染後6ヵ月にわたってウイルスが糞便中に排泄される場合もある．環境における耐性が強く，酸性下や冷凍下でも生存するうえ，感染成立に必要なウイルス量は10～100個程度ときわめて少ない．そのため，食中毒としてアウトブレイクが起こりやすい．加熱は少なくとも85℃以上かつ1分以上なされるべきである．塩素系消毒薬の使用がもっとも有効な不活化方法である．

臨床症状

潜伏期間は2～7週（平均4週）であり，発熱・頭痛などの非特異的症状を初発として，食欲不振，嘔吐，腹痛などの消化器症状を呈することが多い．病初期には肝機能は正常～軽度上昇程度のことが多いが，発症2～3日後に急速なトランスアミナーゼの上昇と発熱が出現し，数日間続く．トランスアミナーゼのピークアウトとともに総ビリルビン（直接ビリルビン優位）が上昇する．黄疸期は一般的に1～3週間程度持続する（**図5**）．2ヵ月以内に症状が治る場合がほとんどだが，10～15%の患者で6～9ヵ月持続することがある．

トランスアミナーゼ，ビリルビンの正常化には数ヵ月かかることも少なくない．発熱期に肝予備能を上回る肝不全が進行した場合，劇症肝炎に移行することがある．リスク因子としては高齢，B/C型肝炎（とくにC型肝炎）の合併などである[3]．

診　断

潜伏期間は長く，通常，症状出現5～10日前にはHAV-IgM抗体が上昇し，およそ6ヵ月持続する．発症時のHAV-IgM抗体の感度は100%，特異度は99%と報告されており，標準的診断法とされるが，まれに陰性となることがあるため，初診時で陰性であるからといって完全には否定できない．

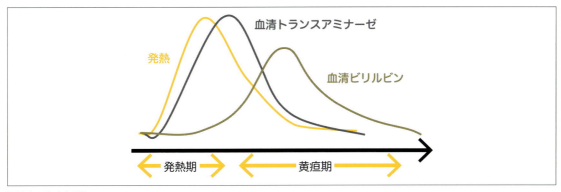

図5 臨床経過

表10 急性肝障害を呈することのある疾患例

ウイルス性	その他
A型肝炎	マラリア
E型肝炎	腸チフス・パラチフス
B型肝炎	リケッチア症
C型肝炎	レプトスピラ症
単純疱疹ウイルス（HSV-1/2）	急性胆管炎
水痘・帯状疱疹ウイルス	細菌性肝膿瘍
サイトメガロウイルス	アメーバ性肝膿瘍
Epstein-Barr ウイルス	Q熱（コクシエラ感染症）
急性HIV感染症	トキソカラ症
	肝吸虫症　など
	非感染性疾患
	・自己免疫性肝炎（AIH）
	・全身性エリテマトーデス（SLE）
	・薬剤性
	アルコール性肝炎

　急性ウイルス性肝炎が強く疑われる状況で，その他の疾患が否定的である場合，2～7日ほど間隔をあけてHAV-IgMを再検するか，HAV-RNAのPCR検査を依頼することが考慮される（**表10**）．

　国内の感染症法では四類感染症に指定されており，診断後はただちに届出が必要である．

治　療

　特異的治療法はなく，対症療法のみである．

合併症

　合併症として，劇症肝炎，胆汁うっ滞性肝炎，肝炎再燃がある．健常者および免疫不全者とも慢性化することはない．

1）劇症肝炎

　肝性昏睡Ⅱ度以上の脳症をきたし，プロトロンビン時間40％以下を示すもの．高齢にな

るほど劇症化のリスクが高い.

2）胆汁うっ滞性肝炎

ときにビリルビン高値が遷延し，強い瘙痒感と胆道系酵素上昇が残存する場合がある. 予後は良好であり，黄疸に比して患者の全身状態は良好であることが多い.

3）肝炎再燃

小児の3～20％で肝機能正常化2～3ヵ月後に肝炎が再燃することがある. 自然に寛解し，大半は予後良好である. 慢性化することはない.

ポイント

- ☑ A型肝炎は，適切なワクチン接種を行うことで予防可能な疾患である.
- ☑ 特異的治療はなく，高齢者では死亡率が上昇するため，感染リスクや重症化リスクの高い層ではワクチン接種が積極的に推奨される.

9-2. 急性肝炎（E型肝炎）

Introduction

E型肝炎は，E型肝炎ウイルス（hepatitis E virus：HEV）に汚染された食物や水，氷などの経口摂取により引き起こされるウイルス性肝炎である. ヒトだけでなくブタやイノシシにも感染する人獣共通感染症である. 世界中に分布しており，日本国内ではイノシシ，シカ，ブタなどの生肉摂取による散発例が報告されるが，熱帯の衛生環境が悪い地域では，水系感染により，ときに大規模なアウトブレイクを起こすことがある. 主に急性肝炎を呈し，開発途上国でみられるタイプのE型肝炎では妊婦で劇症化の危険性が高い（**表11**）. 免疫不全者においてはときに慢性化することがある.

疫 学

散発例や水系伝播によるアウトブレイクは世界中に分布している. 水系伝播例は主に，河川，池，浅井戸などの水源が糞便によって汚染されることで発生し，しばしば数百～数千人に及ぶ大規模アウトブレイクを引き起こす. 好発地は，アフリカ，中央アメリカ，南アジア，東アジアの熱帯地域や，避難民キャンプなどの不衛生環境にある地域である. 思春期～中年成人で発症率が高く，散発例ではより高齢者（50歳以上）での報告が多い.

表11 要注意者

妊婦（とくに妊娠2～3期）	劇症化し肝不全に陥るケースが多く，致死率が高い. とくに1型での報告が多い. 胎児への垂直感染がしばしばみられ，自然流産や未熟児出産のリスクがある
免疫不全者	免疫抑制薬投与患者，臓器移植患者，免疫不全を伴うHIV感染者などで3型感染による慢性化のリスクがある
慢性B型肝炎患者，高齢者	E型肝炎罹患率の上昇

9. 急性肝炎（Ａ型肝炎，Ｅ型肝炎） **43**

表12　Ｅ型肝炎の地域およびジェノタイプによる分類

	開発途上国	先進国
疫学		
ジェノタイプ	HEV1／2	HEV3／4
感染源	ヒト	ブタ，イノシシなど
感染経路	水を介した糞口感染	ブタ肉，水を介した糞口感染
輸血関連の感染	あり	あり
アウトブレイク	数千人規模	規模は小さい
Attack rate	～50％	67～98％は無症状
ヒト-ヒト感染	ほとんどない	なし
季節性	洪水や雨季に多い	なし
臨床上の特徴		
好発年齢	15～30	>50
男女比（M：F）	2対1	>3対1
臨床症状	自然治癒	自然治癒
神経学的合併症	あり	あり
妊婦の死亡率	20～25％	まれ
肝疾患を有する患者の予後	不良	不良
慢性化	なし	あり（HEV3のみ）
疾病負荷	年間340万人の感染，7万人の死亡	不明

［Kamar N, et al: Clin Microbiol Rev **27**: 116-138, 2014 をもとに作成］

病原体

　ヘペウイルス科（Hepeviridae）ヘペウイルス属（Hepevirus）の RNA ウイルスに分類され，G1～G4 の異なる遺伝子型の HEV（HEV1～4）が存在する．HEV はヒト，ブタ，イノシシ，シカ，齧歯目に感染するが，HEV1，HEV2 はヒトのみに感染し開発途上国で主にみられるのに対し，HEV3，HEV4 は先進国でもみられ，ヒト以外の動物から感染する遺伝子型である．加熱不十分なブタやイノシシの内臓肉の喫食が国内の主な感染要因と考えられる（**表12**）[4]．

臨床症状

　顕性感染に比べ，不顕性感染がきわめて多いことが明らかになっている．蔓延地域では IgG 抗体保有率が80％を超えており，本邦における調査でも抗体保有率は平均5％程度とみられている．潜伏期間は2～9週（平均6週）と A 型肝炎に比してやや長い傾向にある．顕性感染における臨床像は A 型肝炎とやや異なり，急激な黄疸が初発症状であることが多い．黄疸は2～3週間程度持続し，自然寛解する．トランスアミナーゼは，急性感染例では ALT 1,000～3,000 IU／L 程度まで上昇する．その他の所見は非特異的であり，発熱がみられない場合もある．こうした背景から，薬剤性肝障害と誤診されることも少なくない．

診　断

1）急性感染

　診断のゴールドスタンダードは HEV-RNA の RT-PCR 法である．また，HEV-IgA 抗体測定（保険収載あり）は，感度 97.9％，特異度 100％と HEV-IgM 抗体より優れており，診断に有用である．遺伝子型は PCR 法で判定可能だが，わが国では保険収載されておらず，地方衛生研究所，国立感染症研究所，大学などの研究機関など検査することが可能である．

2）慢性感染

　抗体価の十分な上昇が期待されず，HEV-RNA の RT-PCR を用いる．

治　療

1）急性感染

　通常は自然寛解するが，劇症肝炎にいたった場合は肝臓移植が必要になることがある．リバビリンの使用がウイルス学的に著効したとする報告もあるが[5]，有用性は確立していない．

2）慢性感染

　免疫抑制の低減が望まれる．治療困難な場合はリバビリンなどの薬物治療が試みられることがある．

その他

　中国では大腸菌を用いたリコンビナントワクチンが開発・承認されているが[6]，本邦を初めその他の国・地域では使用できる E 型肝炎に対するワクチンは 2023 年 1 月現在で存在しない．食事などの予防が大切である．

　国内の感染症法では四類感染症に指定されており，診断後はただちに届出が必要である．

ポイント

- ☑ 感染経路である経口感染対策に注意する必要がある．
- ☑ 妊婦では劇症化のリスクが高いため，とくに注意を要する．

文　献

1）CDC Hepatitis A https://www.cdc.gov/hepatitis/hav/index.htm（2024 年 1 月閲覧）
2）国立感染症研究所ホームページ：A 型肝炎 2015 年〜2019 年 3 月現在（IASR Vol.40 p147-148：2019 年 9 月号）<https://www.niid.go.jp/niid/ja/hepatitis-a-m/hepatitis-a-iasrtpc/9107-475t.html>（2024 年 1 月閲覧）
3）Kemmer NM, et al: Hepatitis A. Infect Dis Clin North Am **14**: 605-615, 2000
4）Kamar N, et al: Hepatitis E virus infection. Clin Microbiol Rev **27**: 116-138, 2014
5）Dalton HR, et al: Treatment of hepatitis E virus. Curr Opin Infect Dis **29**: 639, 2016
6）FC Zhu, et al: Efficacy and safety of a recombinant hepatitis E vaccine in healthy adults: a large-scale, randomised, double-blind placebo-controlled, phase 3 trial. Lancet **376**: 895-902, 2010

10. Q熱・バルトネラ症・ブルセラ症

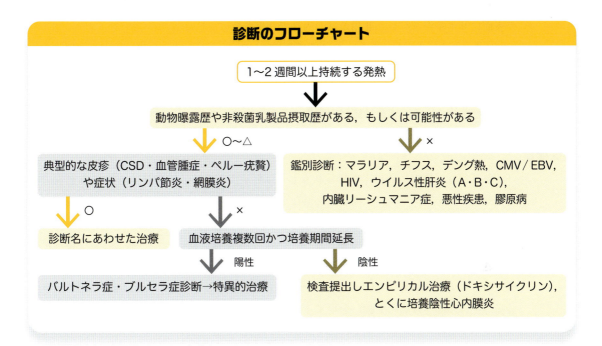

Introduction

　Q熱，バルトネラ症，ブルセラ症はいずれも人獣共通感染症である．本邦でも罹患しうるが，猫ひっかき病以外は愛玩動物より家畜や野生動物との関連が強く，海外では住居地区と家畜飼育場所や野生動物との距離が近いことから，渡航者の認識なしに病原微生物に曝露している可能性がある．渡航後発熱での本疾患群割合は高くないが，自然治癒例が多い，いずれの病原微生物も一般細菌検査で検出困難，発熱以外の症状が特定の疾患を除いて乏しい，ことから未診断例が相当数あると推測される．

疫　学

　Q熱はニュージーランドを除く世界中で認められ，有病率はアフリカと中東で高い．ヨーロッパでもアウトブレイク報告があり，先進国でもリスクがある[1]．もっとも一般的な感染経路は，感染動物の排泄物や羊水からの粉塵吸入である．
　バルトネラ症は，疾患により疫学が異なる．猫ひっかき病と塹壕熱は世界中で認められる．カリオン病（オロヤ熱，ペルー疣贅）は南米アンデス山脈が大部分を占める[2]．
　ブルセラ症も世界中で認められるが，地中海沿岸，中南米，東ヨーロッパ，アジア，アフリカ，中東を中心に報告されている．近年は中国でアウトブレイクが報告されている[3]．もっとも一般的な感染経路は，感染動物の排泄物や羊水，乳の曝露で，汚染食物の摂取や動物出産介助である．ちなみに日本では牛ブルセラ症は撲滅されている[4]．

病原体（表13）

　　Q熱は*Coxiella burnetii*による感染症である．本菌は多形性小桿菌で細胞内寄生菌である．熱，乾燥，複数消毒薬に耐性があり環境中で安定である．相変異を起こし，Ⅰ相菌は野外株で表面にリポ多糖を有し，Ⅱ相菌は弱毒株でリポ多糖を有しない．

　　バルトネラ症は*Bartonella* spp.による感染症で，*B. henselae*，*B. quintana*，*B. bacilliformis*などがある．本菌は多形性グラム陰性菌で赤血球に寄生する．

　　ブルセラ症は，*Brucella abortus*，*B. melitensis*，*B. suis*，*B. canis*といった*Brucella* spp.による感染症である．本菌は細胞内寄生グラム陰性菌である．

臨床症状

　　Q熱は急性感染の半数以上が無症状もしくは軽症である．潜伏期間は通常2〜3週間で，急性感染ではインフルエンザ様症状を呈し，臓器症状は肺炎や肝炎がある．慢性感染では心内膜炎を呈する．また慢性疲労症候群との関連が示唆されている．

　　バルトネラ症は原因菌で異なる．*B. henselae*感染症は，猫ひっかき病として受傷部位の一次病変と局所リンパ節腫脹を呈する．場合によって，発熱遷延，結膜炎，視神経網膜炎，脳炎をきたすことがある．*B. quintana*感染症は，塹壕熱として発熱，咽頭痛，一過性皮疹，骨痛（主に頚部・背部・下腿）を呈する．いずれも慢性感染として心内膜炎や典型的な皮膚所見を呈する細菌性血管腫症をきたす．カリオン病は，急性期オロヤ熱として発熱，筋肉痛，頭痛，貧血を呈し，発疹期ペルー疣贅として赤紫色の結節性皮膚病変を呈する．潜伏期間は猫ひっかき病1〜3週間，塹壕病2〜4週間，カリオン病1〜30週間（平均8週間）である．

　　ブルセラ症の初期症状は非特異的で，発熱，関節痛，筋肉痛，頭痛である．発熱は主に午後から発熱し朝に発汗とともに解熱する間欠熱を呈し，数週間の有熱期と1〜2週間の無熱期を繰り返す波状熱を呈することもある．潜伏期間は1〜3週間だが数ヵ月に及ぶこともある．いずれの臓器症状も呈する可能性があるが，骨関節症状がもっとも多い．

診　断

　　いずれの病原微生物も一般細菌検査での培養は困難なことが多く，確定診断には遺伝子検査や血清学的検査が必要である．しかし国内民間臨床検査施設での検査は非常に限られており，疑い例では行政検査（国立感染症研究所や各自治体の衛生研究所）や大学などの研究施設に依頼する必要がある．

　　Q熱は，急性診断は第Ⅱ相の抗体を，慢性診断は第Ⅰ相の抗体を用いる．バルトネラ症は，典型的な臨床症状や先行曝露歴があれば，猫ひっかき病やペルー疣贅は推定が可能な場合がある．ブルセラ症は血液培養での分離は可能だが感度は高くなく，慢性の場合には陰性のことが多い．骨髄培養は血液培養よりも感度が高く，試みる価値があるかもしれない[5]．

　　いずれの疾患も心内膜炎を呈し，ほとんどが血液培養陰性である．培養陰性心内膜炎で曝露歴が疑われる場合には積極的な検査が必要である．

治療（表13）

　　感染臓器や急性，慢性で選択抗菌薬や治療期間が異なるため，感染症専門医へのコンサル

10. Q熱・バルトネラ症・ブルセラ症　　**47**

表13

疾患名	Q熱	バルトネラ症			ブルセラ症
		猫ひっかき病	塹壕病	カリオン病	
病原微生物	*Coxiella burnetii*	*Bartonella henselae*	*Bartonella quintana*	*Bartonella bacilliformis*	*Brucella* spp.
疫学	全世界	全世界	全世界	南米	全世界
リザーバー	ウシ, ヒツジ, ヤギ	ネコ, ネコノミ	シラミ	サシチョウバエ	ウシ, ヤギ, ヒツジ, ブタ, イヌ
臨床病型	・ILI ・肺炎 ・肝炎 ・心内膜炎	・局所リンパ節炎 ・肝脾病変 ・神経病変 ・眼病変 ・細菌性血管腫症 ・心内膜炎	・塹壕熱 ・細菌性血管腫症 ・心内膜炎	・オロヤ熱 ・ペルー疣贅	・ILI ・骨関節疾患 ・精巣炎 ・心内膜炎
治療	・急性 DOXY 2週 ・心内膜炎 DOXY+HCQ 18ヵ月以上	・急性 局所 AZM 3〜5日 肝脾 AZM+RFP 10〜14日 神経 DOXY+RFP 4〜6週 ・心内膜炎 DOXY 6週+GM 2週	・急性 DOXY 4週+ GM 2週 ・心内膜炎 DOXY6週+ GM 2週	・オロヤ熱 CPFX±CTRX 2週 ・ペルー疣贅 AZM 7日	・合併症なし DOXY6週+GM 1週 ・合併症あり DOXY 3ヵ月+ RFP 3ヵ月+GM 1週

ILI：Influenza-like illness, DOXY：Doxycycline, HCQ：Hydroxychloroquine, AZT：Azithromycin,
RFP：Rifampicin, GM：Gentamicin, CPFX：Ciprofloxacin, CTRX：Ceftriaxone

トが望ましい.

　急性Q熱はドキシサイクリンが第一選択薬だが無症状や症状改善した場合には原則治療不要である. 猫ひっかき病は無治療でも改善するがアジスロマイシンにより症状が短縮する. ブルセラ症は合併症がなくとも6週間以上の長期治療が必要になる.

　診断には時間を要することから, 慢性経過を示す疑い例では精査を行いながらエンピリカル治療を検討する必要がある.

予　防

　Q熱：低温殺菌されていない乳製品を避ける. 予防接種はオーストラリアで利用可能である[6].
　バルトネラ症：ネコ, とくに野良猫や仔猫と擦過されるような触れ合いを避ける. また忌避剤などでサシチョウバエやシラミの曝露を避ける.
　ブルセラ症：低温殺菌されていない乳製品や十分に治療されていない肉を避ける.

院内感染対策

　隔離予防策のためのCDCガイドライン[7]では, いずれの病原微生物も標準予防策のみとなっている. ただしブルセラ症に関しては検査室感染事故報告があり疑い例であることを臨床検査部門に伝えておく必要がある.

その他

　哺乳動物や節足動物との接触歴がポイントだが，罹患者が必ずしも接触したことを認識しているわけではない．とくにQ熱は粉塵感染があり直接的な接触歴がない症例も多い[8]．人獣共通感染症は疑わなければ診断できず，本疾患群は慢性感染では致死的になるため，直接的な接触歴だけでなく渡航地域の状況を考慮する必要がある．ただ検査にハードルがあることが本邦の課題である．

　Q熱，ブルセラ症は四類感染症に指定されており，診断後はただちに届出が必要である．

ポイント

- ☑ 原因不明の発熱が遷延する場合は人獣共通感染症を鑑別に入れる．
- ☑ 人獣共通感染症を疑った場合には渡航歴として動物の直接的な接触歴だけでなく，渡航地の動物とヒトとの距離を考慮した渡航状況を聴取する．
- ☑ いずれの疾患も慢性化した場合，適切な治療なしでは予後不良となる．
- ☑ 培養陰性心内膜炎では動物接触歴を詳細に聴取する．

文　献

1）Eldin C, et al: From Q Fever to Coxiella burnetii Infection: a Paradigm Change. Clin Microbiol Rev **30**: 115-119, 2017
2）Minnick MF, et al: Oroya fever and verruga peruana: bartonelloses unique to South America. PLoS Negl Trop Dis **8**: e2919, 2014
3）Jiang H, et al: Brucellosis in China: history, progress and challenge. Infect Dis Poverty **9**: 55, 200
4）農林水産省．我が国の牛のブルセラ症及び結核の清浄化宣言について．<https://www.maff.go.jp/j/press/syouan/douei/220830.html>（2024年6月20日閲覧）
5）Gotuzzo E, et al: An evaluation of diagnostic methods for brucellosis--the value of bone marrow culture. J Infect Dis **153**: 122-125, 1986
6）Australian Immunisation Handbook. Q fever. <https://immunisationhandbook.health.gov.au/contents/vaccine-preventable-diseases/q-fever#:~:text=The%20dose%20of%20Q%20fever,Pre%2Dvaccination%20testing%20in%20Recommendations.>（2024年6月20日閲覧）
7）Centers for Disease Control and Prevention. Infection Control. Isolation Precautions Guideline. <https://www.cdc.gov/infectioncontrol/guidelines/isolation/index.html>（2024年6月20日閲覧）
8）Matsui T, et al: Case Report: Two Cases of Acute Q Fever from the Same Family Who Returned from Malawi to Japan. Am J Trop Med Hyg **101**: 1263-1264, 2019

11. 鼻疽および類鼻疽

Introduction

　鼻疽および類鼻疽は日本では非常にまれな感染症だが，流行地域では死亡率が高い重要な感染症である．病型は様々であり，臨床症状からこれらの感染症を疑うのは困難であるものの，感染症診療の基本的なアプローチに沿って診察することで，診断の見逃しを防ぐことができる．

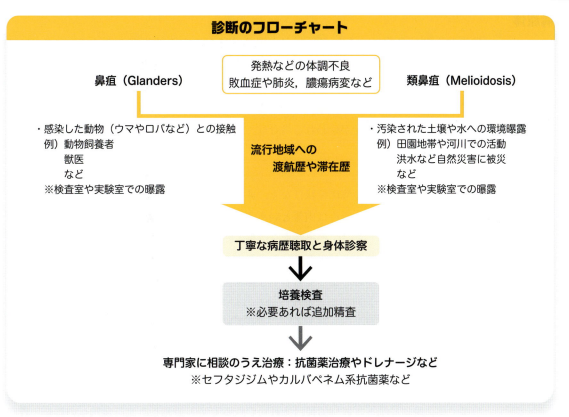

疫学

　鼻疽は，*Burkholderia mallei* による主にウマやロバなどの動物で起こる感染症だが，まれにヒトにも感染する人獣共通感染症である．中東やアジア地域，中南米とアフリカなどが流行地域となっているが，世界的にもきわめてまれな感染症となっている．動物を扱う職業（動物飼養者など）で感染した動物との接触が感染リスクとなり，感染した動物の分泌物との接触や吸入によって感染する．死亡率は急性病型で未治療だと90％以上にのぼり，治療介入があっても40〜50％といわれている[1]．

　類鼻疽は，*Burkholderia pseudomallei* が原因微生物となり，流行地域で汚染された土壌や水などの曝露からヒトに感染する．最近の推定では全世界で年間16万5,000人が罹患し，8万9,000人が死亡しているといわれている．東南アジアやオーストラリアの北部を中心に，中東やアフリカ，中南米でも感染の報告がある．感染リスクとしては環境因子が重要で，流行地域での土壌や水の曝露，とくに田園地帯や河川に近い地域での活動には注意する．また，流行の季節性もあり，流行地域の雨季でとくに報告が多くなっている．ときに，流行地域での台風や洪水などの自然災害でも，類鼻疽の集団感染がみられることもある．死亡率は，地域や病型により報告が異なるものの，適切な治療があっても10〜50％になる．糖尿病や慢性腎臓病，慢性肺疾患，アルコール多飲，長期ステロイド使用などが感染リスクといわれているが，リスク因子のない健常者でも感染することに注意する[2,3]．

病原体

鼻疽および類鼻疽は，それぞれブドウ糖非発酵グラム陰性桿菌である *B. mallei* と *B. pseudomallei* が原因微生物となる．日本では感染症法で四類感染症に指定されており，特定病原体第三種としてバイオセーフティーレベル3の承認を得た実験室で取り扱う必要がある．また，培養検体を取り扱う際に不測の接触やエアロゾルによって曝露する可能性があるため，これらの原因微生物が疑われる場合は，事前に検査技師に伝えておく必要がある．

臨床症状

鼻疽や類鼻疽に特徴的な臨床症状はなく，非特異的で多様な病型を示すため，臨床症状からこれらの感染症を診断するのは困難といえる．

一般的な急性病型としては，膿瘍病変を合併した菌血症を呈することが多く，比較的頻度の多い感染臓器として肺など呼吸器系臓器が挙げられる．小児では耳下腺炎を呈することもあり，臓器だけでなく年齢によっても多彩な臨床症状をみせる．慢性病型では，難治性の皮膚軟部組織感染症やリンパ節病変をきたすものもいる．潜伏期間については，1日から鼻疽で14日，類鼻疽で21日といわれるも，いずれも数十年に及ぶこともあり，臨床症状と同様に，潜伏期間からこれらの感染症を類推するのはむずかしい[1,2]．

診断

病型や感染臓器によって鑑別診断は多岐にわたるため，前述した流行地域への渡航・滞在歴，感染した動物との接触や環境曝露などの患者背景をきちんと確認することや，患者の臨床症状や身体所見から感染臓器を推定するといった，感染症診療の基本に沿って診察することが大事であることを重ねて伝えておきたい．

最終的に診断を確定するには，血液培養や膿瘍などの感染臓器から採取した検体の培養検査で原因微生物の同定が必要となる．しかし，培養検査の特異度は100％だが感度は60％ほどであり，採取した検体や培地の種類によって感度も変わるため，適切な検体採取が必要である[4]．

治療

鼻疽は症例数が限られるため，経験的治療と薬剤感受性をもとに，類鼻疽の治療に準じて行われる[1,5]．

類鼻疽の急性期治療として，セフタジジムやカルバペネム系抗菌薬（イミペネムやメロペネムなど）の使用が推奨されている．また，膿瘍病変があればドレナージも必要となる．最低10〜14日間ほどの急性期治療の後，ST合剤や代替薬としてアモキシシリン/クラブラン酸などで長期の維持療法が必要になる．一般的な治療期間としては，12〜24週間といわれるが，感染臓器や病型によって一概に治療期間を設定するのは困難であり，急性期の治療を含め，専門家に相談する必要がある．慢性病型の場合は，患者状態や病変部などを考慮して治療を選択する必要があり，同様に専門家に相談するのが望ましい．なお，治療後も約10％で再発することもあり，慎重な経過観察も必要である[6,7]．

予　防

　鼻疽および類鼻疽への職業曝露に対して，検査室での不適切な検体の取り扱いなどリスクに応じて曝露後予防が必要な場合があり，専門家の意見をもとに検討する[5].

院内感染対策

　鼻疽でヒト-ヒト感染はまれであるといわれているが，過去に生物化学兵器として使われた経緯やエアロゾルを介した感染のリスクから，標準予防策（接触感染対策を含む）を基本に診察状況や患者状態に応じて空気感染対策が推奨されている[1,8].

　類鼻疽については標準予防策で問題ないが，鑑別疾患にあわせて必要な感染対策を追加実施する[2].

ポイント

- ☑ 感染症診療の基本として，東南アジアなど流行地域への渡航歴や滞在歴，感染動物との接触や環境曝露など，患者背景を確認する.
- ☑ 原因微生物を同定するために，培養検査の提出を怠らない.
- ☑ 治療は急性期治療から維持療法と長期かつ難渋することが多いため，専門家に相談する.

文　献

1) Van Zandt KE, et al: Gelhaus, Glanders: an overview of infection in humans. Orphanet J Rare Dis **8**: 131, 2013
2) White NJ: Melioidosis. Lancet **361**: 1715-1722, 2003
3) Currie BJ: Melioidosis and Burkholderia pseudomallei: progress in epidemiology, diagnosis, treatment and vaccination. Curr Opin Infect Dis **35**: 517-523, 2022
4) Hoffmaster AR, et al: Melioidosis diagnostic workshop, 2013. Emerg Infect Dis **21**: e141045, 2015
5) Lipsitz R, et al: Workshop on treatment of and postexposure prophylaxis for Burkholderia pseudomallei and B. mallei Infection, 2010. Emerg Infect Dis **18**: e2, 2012
6) Sullivan RP, et al: 2020 Review and revision of the 2015 Darwin melioidosis treatment guideline; paradigm drift not shift. PLoS Negl Trop Dis **14**: e0008659, 2020
7) Meumann EM, et al: Burkholderia pseudomallei and melioidosis. Nat Rev Microbiol **22**: 155-169, 2024
8) Health Protection Agency UK: Guidelines for Action in the Event of a Deliberate Release: Glanders & Melioidosis, Version 3.3. 2008

DTMH で学べること

DTMH とは，"Diploma in Tropical Medicine and Hygiene" の略称であり，1890 年代に英国のいくつかの大学で始まった熱帯地域に滞在する人や移民の熱帯病について診断や治療，公衆衛生的な予防など，熱帯医学の基礎を集中して学ぶコースである．DTMH を含めた熱帯医学や熱帯感染症のいくつかの臨床コースに参加し，コース修了後にスタッフ側として関わる機会もあったので，ここでは DTMH について感じたことをお伝えする．

この DTMH では，資源の限られた熱帯地域および Low-middle income countries（LMICs）などの途上国で流行している疾患を理解し，診断や治療に加えて予防のために必要な知識や技術が教えられる．具体的には，疫学的な特徴や科学的な背景に基づいた熱帯感染症を中心に他の分野，例えば母子保健や水衛生，栄養学，環境学，Non-communicable Diseases（NCDs）など，幅広い内容となっている．これらは LMICs などで臨床活動や Field Work をするために最低限必要な熱帯医学の知識や技術となっており，変化するニーズや最近の話題などを踏まえながら都度更新されて提供されている．また，コースは世界中から様々なバックグラウンドをもった人が集まり，一緒にディスカッションしながら学ぶことができるというのも魅力といえる．ちなみに，コースは英語でのコミュニケーションが必要な上，朝から夕方まで毎日 Lecture や実習などが詰まったハードなスケジュールとなっている．そして，コースの最後には試験があり，multiple choice と essay 形式の記述試験，Laboratory based の臨床問題を受けて修了となる．最近は各大学などで修了試験まで実施して local DTMH として修了とするところもあるが，英国の Royal College of Physicians（2024 年から Worshipful Society of Apothecaries に移管）が公的に実施する試験を修了試験として課すところもある．勘違いしている人もいるかもしれないが，DTMH は熱帯医学や熱帯感染症の専門家として資格を証明するようなものではなく，これら知識や技術を学んだという証明に過ぎない．修了後はコースで学んだことをもとに，熱帯地域や LMICs で実際に様々な疾患の診療や Field work を通じて経験を積み，キャリアパスとしてつなげていく必要がある．

上記のように，コースでは幅広い分野について学ぶわけだが，今なお LMICs で感染症の死因に占める割合が大きいことから，内容として感染症の分野が占める割合もとても大きい．それゆえ，熱帯地域で活動する感染症科などの医師で受講する人が比較的多いようである．もちろん診療科を問わずコースの受講は可能ではあり，熱帯感染症に興味をもって DTMH を受講する人も多くいる．そういった中で，感染症診療に苦手意識があってむずかしく感じるという人もいるが，そもそも感染症診療の基本がしっかりできていない人に熱帯感染症が診られるかというと，そういうことはなく，熱帯感染症といえども基本的な感染症診療の延長線上にあるということは念頭に置いていただければと思う．とくにコースで触れる機会の多い HIV や結核，寄生虫疾患など，もし普段から見慣れないようであれば，英語でいきなり勉強するのはなかなか大変なので，事前に少し勉強しておくか日本語のテキストなどあると，理解しやすいと思われる．

最後に，DTMH といっても世界中で様々なコースが受講可能だが，なかには熱帯感染症だけ扱うコースやクリニカルラウンドに多く時間を割くところなど，Lecture の質や信頼性なども含め，それぞれで特徴は異なる．受講を検討される際はよくよく考えて，すでにコースを修了した人などに情報収集したうえで，自分が受講したい DTMH を選んでいただけたらと思う．

C 下痢

1. 下痢症へのアプローチ

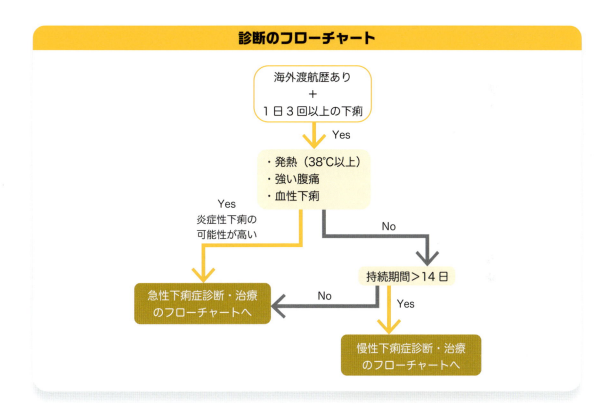

Introduction

　　海外の渡航先で感染し，現地または帰国後に発症する下痢症を旅行者下痢症という．輸入感染症の中でもっとも高頻度に発生し，一般医療機関への受診も多い疾患群である．下痢原性大腸菌などによる急性の細菌性腸炎がもっとも多いが，とくに2週間以上持続する場合は，原虫症や一般的な消化器疾患など幅広く鑑別を行う必要がある．渡航歴に加え，渡航地域，滞在期間，リスクのある飲食物への曝露（生水，氷，生野菜，カットフルーツ，生肉・生魚，屋台での食事），抗菌薬への曝露（マラリア予防薬含む），性交渉歴などは鑑別を絞るうえでも重要である．日本に帰国後の曝露（帰国した後の生食）が原因となることもまれにある．

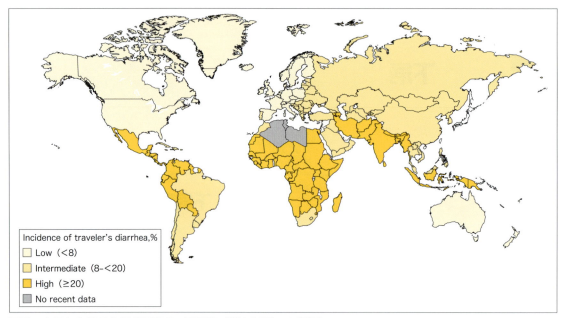

図1 各国における旅行者下痢症の罹患率（滞在初期の2週間）

[Steffen R, et al: JAMA 1: 71-80, 2015 より引用]

下痢症へのアプローチ

　渡航歴のある患者で1日3回以上の下痢を認める場合，旅行者下痢症を疑う．旅行者下痢症は，時間経過から，急性経過で比較的すみやかに症状が改善する「急性下痢症」と，ゆっくり慢性的に経過する，あるいは急性経過で始まりその後も下痢が遷延する「慢性下痢症」とに大別される．なかでも数日で軽快する細菌性・ウイルス性の急性下痢症がもっとも多い．

　急性下痢症は一般に潜伏期間は6日以内であり，主な症状として，水様下痢のほか，血性下痢や嘔気・嘔吐，腹痛，しぶり腹，発熱などがみられることがある．抗菌薬による治療を行わなくとも数日で自然軽快する症例が多いが，とくに発熱や強い腹痛，血性下痢がみられる"炎症性下痢症（大腸型・赤痢様）"では，抗菌薬が有用であることが多い．発熱を伴う場合は，感染性腸炎のほかに，マラリアや腸チフス・パラチフスなど消化器症状を伴う全身性発熱性疾患の可能性に留意すべきである．重症度に応じて治療方針が異なり，経口摂取困難で脱水の症状が著しい場合には，入院が望ましい．とくに入院管理を行う場合，原因微生物がわかるまでは，標準予防策に加えて接触感染予防策も行うことが望ましい．帰宅する場合もトイレ使用後の手洗いの励行をする．

　それに対して，一般的に14日以上続く下痢症の場合は，"慢性下痢症"の範疇で考える必要がある．潜伏期間は数日〜数ヵ月に及び，長期渡航者，駐在者などに比較的多くみられる．とくに慢性下痢症は起炎微生物や病因が幅広く，渡航に関係のない疾患（炎症性腸疾患や大腸癌など）の頻度も上がるため，確定診断に苦慮する例も少なくない．

疫学・診断

　旅行者下痢症は，最初の2週間の滞在で10〜40％の渡航者に発症する[1]．熱帯地域，とくに南アジアやサハラ以南アフリカ，中南米への渡航で罹患率が高い[1]（図1）．

表1　病原体ごとの呈しうる臨床像

病原体	急性下痢症	慢性下痢症
ノロウイルス，ETEC，コレラ菌，腸炎ビブリオなど	+	−
EAEC，カンピロバクター，赤痢菌，サルモネラ菌，赤痢アメーバ，ジアルジア，サイクロスポーラ，クリプトスポリジウム，フィリピン毛頭虫など	+	+
糞線虫，住血吸虫，鞭虫など	−	+

※炎症性（大腸型・赤痢様）の病型を取りうる起炎菌に下線を引いた．
ETEC：Enterotoxigenic *Escherichia coli*，EAEC：Enteroaggregative *E. coli*

　診断の際には，症状のほか，滞在期間と発症日から計算される潜伏期間や渡航先，食事形態，同行者の発症や渡航先の流行状況なども聴取する．

　病原体は症状から推測することもできるが（**表1**），主に便検査（便塗抹・培養，原虫・虫卵検査）にて確定される．

　感染症法上，届出が必要なものもあり留意する（三類感染症：細菌性赤痢，腸管出血性大腸菌感染症，腸チフス，パラチフス，コレラ．五類感染症：アメーバ赤痢，ジアルジア症，クリプトスポリジウム症）．

ポイント

☑ 旅行者下痢症は罹患率のもっとも高い輸入感染症であり，通常の医療機関への受診も多い．

☑ 急性下痢症の多くは数日以内で自然治癒するが，高熱や腹痛，血便などを呈し，脱水により重症化する例もみられる．一方，持続性・慢性下痢症は原虫症など，幅広い鑑別を考慮する必要がある．

☑ 発熱を伴う下痢症の症例は，マラリアや腸チフス・パラチフス，デング熱，レプトスピラ症などの全身性発熱性疾患の可能性も考慮すべきである．

文　献

1 ）Steffen R, et al: Traveler's diarrhea: a clinical review. JAMA **1**: 71-80, 2015

2.　急性下痢症

Introduction

　急性下痢症は渡航者の30～70％が発症する疾患である．渡航地の高級レストランであっても不衛生な環境が旅行者下痢症の最大の発症リスクである[1]．原因微生物は細菌性が80～90％と多く，潜伏期間は，細菌性・ウイルス性ともに6～72時間，寄生虫で1～2週間であり，旅行中および帰国後早期に発症することが多い．

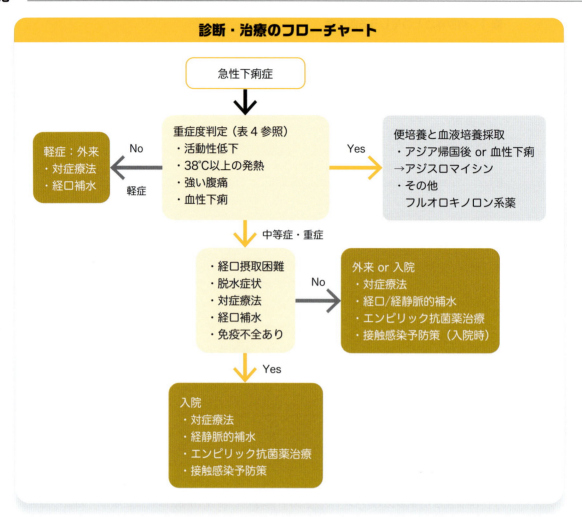

疫　学

　アジア・アフリカ・中南米がリスク地域であるが，とくに南アジアおよび西・中央アフリカは高リスクである．頻度としては，下痢原性大腸菌，カンピロバクター（*Campylobacter jejuni*），サルモネラ菌（*Salmonella enterica*），赤痢菌（*Shigella* spp.）が多いが，渡航地によってその頻度が異なっている[2]（**表2**）．その他，エロモナス属（*Aeromonus* spp.），プレジオモナス（*Plesiomonus shigelloides*）などの細菌，ノロウイルスなどのウイルス，赤痢アメーバ（*Entamoeba histolytica*），クリプトスポリジウム（*Cryptosporidium parvum*）などの寄生虫が原因となる．

病原体

1) 非炎症性下痢症（小腸型・水様性下痢）の病原微生物

　下痢原性大腸菌（enterotoxigenic *Escherichia coli*：ETEC），enteroaggregative *E. coli*（EAEC），ビブリオ属（コレラ菌含む），エロモナス属，ノロウイルス，ロタウイルス，その他ウイルス，寄生虫．

表2 旅行者下痢症の病因菌の地域差推定

病原微生物	ラテンアメリカ/カリブ海	アフリカ	南アジア	東南アジア
Enterotoxigenic *Escherichia coli*	≧35%	25〜35%	15〜25%	5〜15%
Enteroaggregative *E coli*	25〜35%	<5%	15〜25%	No data
Campylobacter	<5%	<5%	15〜25%	25〜35%
Salmonella	<5%	5〜15%	<5%	5〜15%
Shigella	5〜15%	5〜15%	5〜15%	<5%
Norovirus	15〜25%	15〜25%	5〜15%	<5%
Rotavirus	15〜25%	5〜15%	5〜15%	<5%
Giargia	<5%	<5%	5〜15%	5〜15%

[Steffen R, et al: JAMA **313**: 71-80, 2015 より引用]

2）炎症性下痢症（大腸型・粘血便）の病原微生物

赤痢菌，カンピロバクター，サルモネラ菌，腸管出血性大腸菌（enterohemorrhagic *E. coli*：EHEC）/志賀毒素産生大腸菌（Shiga toxin-producing *E. coli*：STEC），腸炎ビブリオ菌（*Vibrio parahaemolyticus*），エルシニア菌（*Yersinia enterocolitica*），赤痢アメーバなど．

非炎症性と炎症性下痢は便壺上の分類であり，炎症性に分類される微生物による下痢症でも，症状が軽く，非炎症性下痢を呈する場合がある．

臨床症状

急性下痢症は，食思不振，腹痛の後に出現することが多い[3]．下痢は未治療の場合，細菌性で3〜7日間，ウイルス性で2〜3日間継続する[1]．赤痢菌・サルモネラ菌・カンピロバクター・ノロウイルスが起炎菌となる場合は発熱を伴うことが多い[4]．渡航者下痢症では頻度は低いが，発熱を伴わない血性下痢では，溶血性尿毒症症候群（HUS）も鑑別となる．下痢症の原因菌の特徴について**表3**に示す[5]．また，急性下痢症の重症度は，抗菌薬投与や入院適応を判断するうえで必要であり，身体症状によって下痢症を軽症から重症まで判定を行うことが推奨されている[1,4,6]（**表4**参照）．

診断

病原体は渡航地おける流行状況や症状，食事・淡水曝露歴などの環境要因から推測することが重要であるが，最終的には主に便培養検査で確定されることが多い．

主要な原因となるのは下痢原性大腸菌であるが，培養検査によって起炎菌が判明するのは約60%である[2,7]．便検査は，炎症性の症状を呈する患者で積極的に考慮する．

便塗抹検査も有用であり，多数の白血球が認められる場合は組織侵襲性のある菌による感染が疑われる．赤痢アメーバが疑われる場合は，低温や時間によって運動性の観察が困難となるため常温で速やかに提出する．

血液培養検査は，乳児や免疫不全者，発熱を伴う下痢症状の患者，腸チフスやパラチフスの流行地域への渡航歴がある患者で考慮する．渡航地において自身で抗菌薬を内服していれば *Clostridioides difficile* 関連下痢症（CDI）も鑑別となる．また，渡航地によっては，マラ

I章. グローバル感染症診療の実践 C. 下痢

表3 急性下痢性の原因菌の特徴

	赤痢菌	非チフス性サルモネラ菌	カンピロバクター	ビブリオ属	腸管出血性大腸菌	エルシニア菌	ノロウイルス
主な病原微生物	Shigella dysenterie S. flexneri S. sonnei	Salmonella enterica	Campylobacter jejuni	Vibrio parahaemolyticus, V. cholerae	EHEC (STEC)	Yersinia enterocolitica	Norovirus
潜伏期間の目安	1~3日	12時間~4日	2~5日	12時間~1日	3~5日	2~5日	1~2日
発熱	+	+	+	+/-	-	+	+
下痢の性状	水様便, 粘血便, 血性下痢	水様便, 粘血便, まれに黒緑色便	水様便, 血性下痢	大量の米の研ぎ汁様下痢, まれに血性下痢	頻回の水様便, 赤ワイン様鮮血便	水様便, 血性下痢	水様性下痢
risk factor	流行地域への渡航	低温殺菌されていない牛乳や乳製品, 加熱が不十分な卵の摂取, 爬虫類との接触	加熱が不十分な鶏肉の摂取（アジア渡航歴では調理器具汚染による感染リスク）	塩水への暴露, 加熱不十分な魚介類の摂取, 発症3日以内のコレラ流行地域への渡航歴	加熱が不十分な牛肉, 低温殺菌されて以内果物・野菜・フルーツジュースの摂取	加熱が不十分な豚肉の摂取	ホテルやクルーズ船での食中毒
検査	便培養	便培養, 血液培養	便培養	便培養	便培養, 志賀毒素検査, 血液塗抹検査で破砕赤血球	便培養	抗原検査, 遺伝子検査
抗菌薬治療	AZM, FQ, CTRX	FQ, CTRX, AMPC	AZM, FQ	DOXY, FQ, AZM, CTRX	抗菌薬投与でHUSを引き起こす可能性があり推奨されない	ST, FQ	なし
症状・その他	Shigella dysenterie type1は志賀毒素を産生してHUSを合併することがある.	腹痛（まれに激しい腹痛）, 反応性関節炎	発熱が先行する症例もあり便塗抹検査でgull wing shape	強い腹痛, 嘔気・嘔吐, V. choleraeは, 1~10日間糞便中の残存する.	腹痛（時に激しい腹痛）	持続的な腹痛（虫垂炎に似た右下腹部痛）, 関節炎や咽頭痛, 結節性紅斑など多彩な症状	嘔気/嘔吐

［Thielman NM, et al: N Engl J Med **350**: 38-47, 2004 を参考に作成］

表4 急性下痢症の定義

急性下痢症の定義
軽症：下痢に対して耐えることができ, 苦痛を伴わない. 計画された活動は妨げられない.
中等症：下痢によって苦痛を伴い, 計画された活動が妨げられる.
重症：下痢によって計画された活動が不可能になるか完全に妨げられる. 血便は重症と考えられる.

リアやデング熱, レプトスピラ症など全身性発熱疾患の可能性もあり, これらの特異的検査の適応を検討すべきである. なお, 近年便検体における Real-Time multiplex polymerase chain reaction（PCR）によって, 約75~94%で病原体の同定および複数菌の検出も短時間で可能となっているが保険適用外の検査であり施行可能な施設も限られている[2].

表5 急性下痢症の抗菌薬処方

抗菌薬	使用量	治療期間
AZM	500 mg QD	3日間
	1 g QD	1日間
LVFX	500 mg QD	1〜3日間
CPFX※	400 mg BID	3日間

※保険適用外
AZM：アジスロマイシン，LVFX：レボフロキサシン，CPFX：シプロフロキサシン，
QD：1日1回，BID：1日2回

治療

　抗菌薬の適応については下痢の重症度や発熱の有無から考える．軽症の渡航関連の急性下痢症では自然に改善するため，抗菌薬による治療は推奨されない．中等症以上の急性下痢症に対しては，下痢による生活への影響，抗菌薬治療により約1日半の病悩期間の短縮効果があることから，抗菌薬を投与する[1,6]．成人の初期治療に用いる抗菌薬は，渡航地域によってレボフロキサシンやシプロフロキサシンなどのフルオロキノロン（FQ）またはアジスロマイシン（AZM）のいずれかの短期投与を行う（**表2，3，5**）．ほとんどの地域では，FQを選択することができるが，南アジアや東南アジアではFQ耐性のカンピロバクターや赤痢菌が増加しておりAZMの使用を考慮する．また，他の地域でもFQ耐性の赤痢菌が増加しており，血性下痢や発熱を伴った下痢に対してはAZMの投与が望ましい．なお，小児の第一選択はAZMである．便培養や血液培養の結果で起炎菌が判明し，初期のエンピリック治療への反応が乏しいときには，検出された起炎菌と感受性結果を確認し，抗菌薬を変更する．また，成人においては抗菌薬とともにロペラミドの使用も考慮してもよいが，血性の下痢や発熱を伴った下痢である場合は使用を控えることが望ましい．抗菌薬治療とともに脱水の予防と治療のため，経口補水液や経静脈的な補液を行う．

予防

　リスクの高い地域で汚染された食事から完全に回避することは困難であるが，石鹸による手洗いや携帯用アルコールで手指消毒を行うことは重要である．予防的な抗菌薬投与は，耐性菌の増加やCDI発症リスクもあり積極的には推奨されない．災害派遣などハイリスクな業務の場合は，予防薬としてリファキシミンやサリチル酸ビスマス（いずれも保険適用外）の投与が考慮される．

その他

　入院の場合は，原因微生物が判明するまで接触感染対策を行うのが望ましい．帰宅する場合もトイレ使用後の手洗いを励行する．

ポイント

☑ 急性下痢症（渡航者下痢症）では，重症度分類を行い，抗菌薬の適応を考える．

- ☑ 渡航地域や症状によって，抗菌薬の選択を行う．
- ☑ 渡航者の発熱性の急性下痢症をみる際には，マラリア，デング熱，レプトスピラ症，腸チフス・パラチフスなどの全身性発熱性疾患の存在を忘れてはならない．
- ☑ 血便や局所に腹痛を認める際には，渡航者下痢症以外の鑑別（炎症性腸疾患，虫垂炎，憩室炎，胃十二指腸潰瘍，膵炎，悪性腫瘍など）を忘れない．

文　献

1) Connor BA: Travelers' Diarrhea. CDC Yellow Book, Travelers Health, Center for Disease Control and Prevention（CDC）https://wwwnc.cdc.gov/travel/yellowbook/2024/preparing/travelers-diarrhea（2024年6月25日閲覧）
2) Steffen R, et al: Traveler's diarrhea: a clinical review. JAMA **313**: 71-80, 2015
3) Bartelt LA, et al: TRAVEL-ASSOCIATED DIARRHEA（TURISTA）. Mandell, Douglas, and Bennett's Principles and Practice of Infectious Diseases, 9th ed., Benett JE, et al（eds.）, Churchill Livingston, Philadelphia, p1351-1352, 2020
4) Shane AL, et al: 2017 Infectious Diseases Society of America Clinical Practice Guidelines for the Diagnosis and Management of Infectious Diarrhea. Clin Infect Dis **65**: e45-e80, 2017
5) Thielman NM, et al: Acute infectious diarrhea. N Engl J Med **350**: 38-47, 2004
6) Riddle MS, et al: Guidelines for the prevention and treatment of travelers' diarrhea: a granded expert panel report. J Travel Med **24**: S63-S80, 2017
7) Jiang ZD, et al: Etiology of travellers' diarrhea: J Travel Med **24**: S13-S16, 2017

3. 慢性下痢症

Introduction[1, 2]

　旅行者下痢症の大半は急性経過をたどり自然軽快するが，まれに数週から数ヵ月にわたり消化器症状が遷延することがある．2週間以上続く場合を持続性下痢症，4週以上続く場合を慢性下痢症と定義することが多い．原因としては大きく①感染症，②感染症後プロセス，③非感染性消化管疾患のいずれかに分類される．

疫　学

　渡航者のうち持続性下痢症（2週以上の下痢）の罹患率は最大10%，慢性下痢（4週以上の下痢）の患者は最大4%程度と推定されている[3]．病原体が判明したもののうち，もっとも報告が多いのはジアルジア（ランブル鞭毛虫）で約28%，次いでカンピロバクター，赤痢アメーバ（*Entamoeba histolytica*）が13%，赤痢菌（*Shigella* spp.），糞線虫（*Strongyloides* spp.）が6%であった[4]．症状が長引くほど細菌感染よりも腸管感染寄生虫の頻度が高くなる．また，すでに細菌性腸炎として治療を受けている患者においても症状が遷延する場合には寄生虫感染症の可能性を考えるべきであり，他に薬剤耐性菌，*Clostridioides difficile* も原因となりうる．

病原体[1, 2, 5]

　渡航感染慢性下痢症の代表的要因を下記に示す．

3. 慢性下痢症

診断・治療のフローチャート

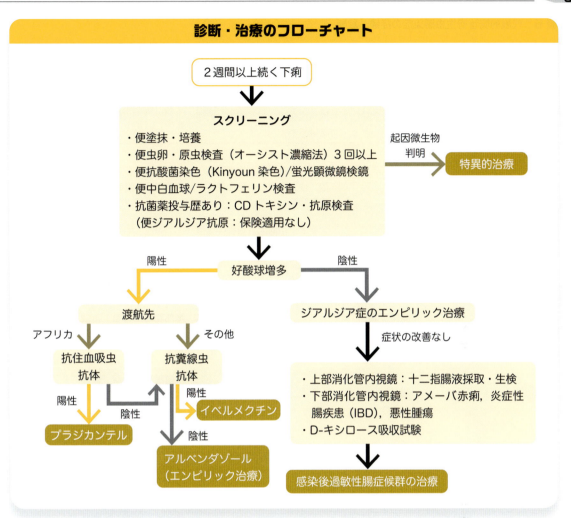

a 細菌性腸炎

1) 一般細菌性腸炎：病原性大腸菌，非チフス性サルモネラ菌，赤痢菌，カンピロバクター

病原性大腸菌（enteropathogenic *Escherichia coli*：EPEC）は，開発途上国の小児における慢性下痢症，栄養不良の要因として頻度が高い．一般渡航者での罹患頻度は低いが，移民や visiting friends and relatives（VFR）などでは病因として注意が必要である．サルモネラ菌，赤痢菌，カンピロバクターなどによるものは一般的には一過性の経過をたどるが，未治療の場合などで症状が遷延することがある．いずれも適切な抗菌薬治療によく反応する．

2) エロモナス属菌（*Aeromonas* spp.）

淡水域に常在するグラム陰性桿菌で汚染された淡水魚介類の生食や汚染水の摂取により水溶性下痢を呈する．通常は1～3日程度で改善するが，まれに長期間持続し，潰瘍性大腸炎様の炎症性腸炎を起こすことがある．

3) クロストリジオイデス・ディフィシル（*Clostridioides difficile*）

院内発症の下痢症の代表的起因菌であるが，旅行者下痢症に対する菌交代性下痢症としても発生しうるため注意を要する．旅行者下痢症に対するキノロンなどの抗菌薬治療やマラリア予防内服に引き続いて発症することがあり，とくに複数のエンピリックな抗菌薬加療後の

I 章. グローバル感染症診療の実践　C. 下痢

表 6　代表的腸管寄生虫感染症の症候，診断

	潜伏期間	地域	リスク	下痢症状	随伴症候，合併症	診断
ジアルジア症	約 1～3 週間	開発途上国 - 先進国	不衛生・加熱不十分な飲食物摂取，性交渉含む接触感染	激しい水様下痢～軟便	腹部膨満，鼓腸，食欲不振，吸収不良，体重減少	便検査（原虫）便中抗原
アメーバ赤痢	主に 2～4 週（数日～数ヵ月）	熱帯・亜熱帯地域	不衛生・加熱不十分な飲食物摂取，性交渉含む接触感染	水様下痢～粘血便	しぶり腹，回盲部炎・虫垂炎，肝膿瘍	便検体（栄養体・シスト）
サイクロスポーラ症，イソスポーラ症	2～14 日から数ヵ月	熱帯・亜熱帯地域	不衛生・加熱不十分な飲食物摂取，性交渉含む接触感染	急性水様下痢～慢性水様下痢・軟便	腹部膨満，鼓腸，食欲不振，吸収不良，体重減少	便検査（オーシスト），便抗酸菌染色，蛍光顕微鏡検鏡
クリプトスポリジウム症	1～7 日	開発途上国（時に先進国で集団発生）	上水道汚染・性行為	激しい水様下痢～慢性水様下痢	腹部膨満，鼓腸，食欲不振，吸収不良，体重減少	便検査（オーシスト），便抗酸菌染色，便中抗原
二核アメーバ症		開発途上国全域	不衛生な食事の摂取	慢性水様下痢～軟便	腹部膨満，鼓腸，食欲不振，吸収不良，体重減少	便検査（栄養体）
糞線虫症			裸足で土の上を歩く	慢性水様下痢～軟便	倦怠感，咳嗽，皮膚瘙痒，好酸球増多，グラム陰性桿菌菌血症（免疫不全者・HTLV-1 キャリア）	便幼虫検査，十二指腸液採取，血清 IgG 抗体
住血吸虫症	急性感染（片山病）：14～48 日	主にサハラ以南アフリカ，他アフリカ農村部	淡水曝露	慢性水様下痢～軟便	倦怠感，咳嗽，皮膚瘙痒感，好酸球増多，宮婢種，門脈圧亢進症	便虫卵検査，血清抗体

患者では CD トキシン・抗原検査を必ず提出すべきである.

b　腸管寄生虫感染症（表 6）

寄生虫は大きく①単一細胞からなり，通常は好酸球増多を起こさない原虫（protozoa）と，②多細胞で内部器官をもち，好酸球増多症を呈しやすい蠕虫（helminth）に分けられる.

1）原虫

・ジアルジア（ランブル鞭毛虫，*Giardia lamblia*）

途上国から先進国までもっともよく遭遇する重要な腸管寄生虫であり，国内でも感染症法五類全数届出疾患として年 100 件前後報告される. 上部小腸で腸上皮細胞に付着して腸管腔にとどまるため組織への浸潤はなく，したがって高熱や血便は通常認めず，上部消化器症状が目立つ. 無治療であれば免疫正常者でも症状が数ヵ月にわたって持続する. 細胞内に 2 つの核をもち，8 本（4 対）の鞭毛が伸びる，特徴的な形態の原虫を便検体で確認する. 近年，治療抵抗性の例が多く報告されている. とくに南アジア（インド，パキスタン，ネパール，

ブータン，バングラデシュなど）を含むアジアへの渡航者で頻度が高く，70％程度で治療抵抗性であったとの報告もある[6]．初回治療ではメトロニダゾールが推奨されており，国内では唯一，保険適用がある．初回治療に反応しない場合はアルベンダゾール，パロモマイシン，チニダゾール（いずれも保険適用外）の使用を考慮する．多剤併用治療が有効であるという報告もあるが，標準治療としては確立されていない．

- 赤痢アメーバ（*Entamoeba histolytica*，詳細はp66参照）

　熱帯・亜熱帯に広く分布し，経口感染により感染する（詳細はp66参照）．先進国では主に口腔－肛門性交（oral-anal sex）に伴う性感染症として認知されている．糞便抗原検査が保険収載され使用可能である．

- サイクロスポーラ（*Cyclospora cayetanensis*），イソスポーラ（*Isospora belli*），クリプトスポリジウム（*Cryptosporidium parvum*）

　いずれも抗酸菌染色（Kinyoun染色）で抗酸性を示す．サイクロスポーラ，イソスポーラは蛍光顕微鏡下で紫外線（UV）照射により自然発光する．ショ糖浮遊法の感度が高い．一般に急性下痢症として発症し，免疫正常者の場合は自然寛解することが多いが，持続性下痢への進展や，自然寛解後の再燃もときにみられる．免疫不全者では日和見感染症として問題となる．塩素に耐性であり，とくにクリプトスポリジウムのオーシストは排泄直後から感染力があり数個でも感染が成立するため，性交渉などでの直接的なヒト-ヒト感染のリスクがある．先進国においてもしばしば集団発生がみられる．支持療法が中心で確立した特異的治療法はない．HIV患者では抗HIV療法未導入の患者に発症することが多く，このため抗HIV療法による免疫能回復が最初に行われるべきである．ニタゾキサニドが有効との報告があるが本邦では未承認である．国内で使用可能な薬剤ではパロモマイシン，アジスロマイシンの使用報告があるが治療効果は限定的である．

- 二核アメーバ（*Dientamoeba fragilis*）

　長年，非病原性とされていたが，近年では旅行者下痢症の原因として注目されるようになった．診断は便検体で栄養体を確認することによるが，運動性がほとんどないために直接法での検出はきわめて困難であり，一定時間が経過すると，栄養型は容易に崩壊するため，新鮮便の塗抹検体を適切に固定してギムザ染色などで可視化する必要がある．世界的にも症例数は限られており，いったん完治をみても再発が少なくない．治療終了時および一定期間後のモニタリングが必須である．

2）蠕虫

- 糞線虫（*Strongyloides* spp.，糞線虫症の詳細はp114参照）

　汚染した土壌を裸足で歩いたときなどに幼虫が皮膚を貫き感染する．健常者においては慢性水溶性下痢，食欲低下などを主症状とするが，免疫不全者やHTLV-1（ヒトT細胞白血病ウイルス1型）キャリアなどで，播種性感染症を引き起こすことがある．診断は，便中の幼虫の確認，血清抗体，内視鏡での十二指腸液採取および生検などによる．一般に渡航者では寄生数が少なく，便検査の感度は50％以下と低い．そのため血清診断を要することが多いが，保険適用されていない．

- 住血吸虫（*Schistosomiasis*，住血吸虫症の詳細はp108参照）

　血管内に寄生する．成虫の寄生部位により病変がみられる臓器が異なり，日本住血吸虫，

マンソン住血吸虫，メコン住血吸虫は成虫が肝門脈・腸間膜静脈系に寄生するので腸管住血吸虫症（*Intestinal schistosomiasis*）とよぶ．腸管住血吸虫症は発熱，下痢，下血，全身倦怠，体重減少，黄疸などを伴う．問診で住血吸虫症流行地への渡航歴または生活歴の有無（とくに東アフリカでの湖沼，河川など自然水との接触）を確認する．高 IgE 血症や好酸球増多などがみられることがあるが必発ではない．

c その他

1）感染症後過敏性腸症候群（postinfectious IBS：PI-IBS），非感染性腸疾患など

　慢性下痢症を呈する渡航者のうち一定の割合で発症し，主に感染後の腸内の変化や非感染性消化管疾患が原因といわれている．急性下痢症に続いて，腸絨毛萎縮，吸収表面積の減少，および二糖分解酵素の欠乏を特徴とする一時的な腸障害を経験する場合がある．とくに大量の糖類（ラクトースなど）が消費された場合に，浸透性下痢につながる可能性がある．また，旅行者下痢症に対する抗菌薬投与自体が腸内細菌叢の変化をきたし下痢症状につながる可能性もある．時折，旅行者下痢症に引き続いて過敏性腸症候群（IBS）の症状を発症することがあり，いわゆる感染後 IBS（post infectious IBS：PI-IBS）とよばれる．PI-IBS の予後は比較的よく，3 分の 2 は 3〜5 年で改善するともいわれる．急性下痢症を契機として診断されていなかった非感染性腸疾患（潰瘍性大腸炎や Crohn 病などの炎症性腸疾患や悪性腫瘍など）の症状が顕在化することがあるため，改善しない場合は内視鏡精査を含めた詳細な検査を検討する．

臨床症状

　一般的に適切な治療にもかかわらず下痢が 14 日以上続く場合に慢性下痢症の起炎菌の関与を疑う．慢性下痢に随伴し，倦怠感，放屁増加，鼓腸，吸収不良，体重減少などを認めることが多い．

診　断

　スクリーニングとして，便培養検査のほか，便虫卵・原虫検査を行う．便検査は一般的に感度が低く，3 回以上は確認することが必要である．便検体は必ず新鮮なものを検査に提出する．脂肪便は吸収不良を疑う．有用な検査としてコクシジア類（サイクロスポーラ，イソスポーラ），クリプトスポリジウム検出のための便抗酸菌染色，ショ糖浮遊法，蛍光顕微鏡検査などがある．抗菌薬投与歴がある場合は便中 CD トキシン・抗原検査も考慮する．

治　療

　各病原体別の治療を**表 7** に示す（詳細は糞線虫症：p114，住血吸虫症：p108 参照）．

ポイント

- ☑ 便原虫検査，便虫卵検査は感度が低く，陰性でも繰り返し行う必要がある．
- ☑ 起因菌が明らかでなく，好酸球増多がみられないときは頻度の多いジアルジア症のエンピリック治療をまず行う．
- ☑ 好酸球増多例ではアフリカ渡航者はマンソン住血吸虫症，それ以外の地域では糞線虫症

表7 病原体別の治療法

疾患	治療薬	用法	投与期間
ジアルジア症	メトロニダゾール（フラジール®） 成人 250 mg/回，小児 15 mg/kg/日	1日3回	5～7日間
アメーバ赤痢	メトロニダゾール（フラジール®） 成人 250 mg/回，小児 35～50 mg/kg/日	1日3回	7～10日間
	シスト駆除：パロモマイシン（アメパロモ®）500 mg	1日3回	7日間
サイクロスポーラ症	成人：ST合剤（バクタ®）2錠/回（保険適用外）	1日2回	7～10日間
イソスポーラ症	成人：ST合剤（バクタ®）2錠/回（保険適用外）	1日2回	10日間
クリプトスポリジウム症	健常者：なし（ニタゾキサニドが使われることもある）		
	免疫不全者：ニタゾキサニド（Alinia）500 mg（本邦未承認薬，個人輸入，医薬品輸入代行業者などに相談）	1日2回	3～14日間
二核アメーバ症	1）パロモマイシン（アメパロモ®）25～35 mg/kg/日 （保険適用外）	1日3回	7日間
	2）メトロニダゾール（フラジール®）500～750 mg	1日3回	10日間
糞線虫症	1）イベルメクチン（ストロメクトール®）200 μg/kg/日	2週間間隔で 1日2回	
	2）アルベンダゾール（エスカゾール®）	1日2回	7日間
その他の蠕虫症	「寄生虫薬物治療の手引き」[5]を参照		
CD感染症	メトロニダゾール（フラジール®） 成人 500 mg	1日3回	10日間

を鑑別に挙げる．

☑ 感染を機に非感染性疾患（炎症性腸疾患，大腸がんなど）が顕在化することもあり注意する．

文　献

1）Conner B: Persistent Diarrhea in Returned Travelers. CDC Yellow Book, Travelers Health, Center for Disease Control and Prevention（CDC）. <https://wwwnc.cdc.gov/travel/yellowbook/2024/posttravel-evaluation/persistent-diarrhea-in-returned-travelers>（2024年7月22日閲覧）

2）Committee to Advise on Tropical Medicine and Travel（CATMAT）: Statement on persistent diarrhea in the returned traveller. An Advisory Committee Statement（ACS）. Can Commun Dis Rep **32**: 1-14, 2006

3）Duplessis CA, et al: Review: chronic and persistent diarrhea with a focus in the returning traveler. Trop Dis Travel Med Vaccines **3**: 9, 2017

4）Ross AG, et al: Enteropathogens and chronic illness in returning travelers. N Engl J Med **368**: 1817-1825, 2013

5）日本寄生虫学会（編）：寄生虫症薬物診療の手引き，改訂（2020版）第10.2版

6）Lalle M, et al: Treatment-refractory giardiasis: challenges and solution. Infect Drug Resist **11**: 1921-1933, 2018

4. 赤痢アメーバ

診断・治療のフローチャート

感染リスクに関する情報
- □ 渡航歴
  - ・アフリカ，中南米，インドなどで罹患率が高い
  - ・生食，屋台での食事など
- □ 性交渉歴
  - ・男性同性愛者で罹患率が高い

アメーバ赤痢の症状
- ・数週間持続する下痢
- ・粘血便
- ・発熱はないことも多い（＜40％）

アメーバ性肝膿瘍の症状
- ・発熱
- ・右季肋部痛
- ・下痢は少ない（10〜35％）

検 査
- ・糞便塗沫検査
- ・便中抗原検査
- ・感染経路に応じて他のSTI（HIVなど）検査

検 査
- ・生化学：肝機能など
- ・糞便塗沫検査
- ・便中抗原検査
- ・腹部超音波またはCT
- ・血液培養：細菌性肝膿瘍の鑑別
- ・感染経路に応じて他のSTI（HIVなど）検査

診断がつく →

治 療
- ・メトロニダゾール（フラジール®）1,500 mg〜2,250 mg，分3，7〜10日間
- ・上記治療後，パロモマイシン（アメパロモ®）1,500 mg 分3，10日間

診断がつかない
- ・便検査を繰り返す
- ・大腸内視鏡検査を考慮
- ・専門家に相談

診断がつかない
- ・臨床情報から疑いが強ければ診断的治療を考慮
- ・治療反応が悪ければ生検も考慮

Introduction

　赤痢アメーバ（*Entamoeba histolytica*）は腸管寄生虫の一種であり，アメーバ赤痢，アメーバ性肝膿瘍などの原因微生物である．同じアメーバ種である *E. dispar*，*E. moshkovskii* は形態学的に同一であるが病原性がない．

疫　学

　E. histolytica は世界中に常在し，推定年間 3,400 万〜5,000 万例の発症がみられ，年間 10 万人以上が死亡している．とくに衛生環境の悪いアフリカ，メキシコ，中南米，インド亜大陸などで罹患率が高い．病原体保有率は *E. dispar*，*E. moshkovskiii* の約 10 分の 1 と推定されている．先進国では主に発展途上国からの帰国者，男性同性愛者，コマーシャルセックスワーカー，施設入所者などで感染がみられる[1-3]．日本では男性同性愛者間での国内感染例が多く，HIV 感染の合併例も多い．渡航者での正確な罹患率は不明であるが，渡航者下痢症の一般的な原因ではなく，流行地域に 1 ヵ月未満の滞在での感染はまれである．ある研究では発展途上国への旅行後に下痢を起こした 469 人の 10% が，アメーバ症と診断され，熱帯地方から帰国した 2,700 人のドイツ人渡航者の 0.3% が *E. histolytica* に感染していた[4,5]．

　しばしば現地医療機関で過剰診断される場合もあり，現地の診断が必ずしも正確なわけではないことに注意する．

病原体

　Entamoeba 属の多くがヒトに感染するが，病原性を有するのは *E. histolytica* のみである．ヒトへの感染は，シスト（嚢子）を含む糞便に汚染された食品や水の経口摂取，口腔・肛門性交によって起きる．胃を経て小腸に達したシストは栄養体に変化し，栄養体が大腸粘膜に侵入することで，大腸炎をきたす．さらに，大腸粘膜に侵入した栄養体が血行性に進展し，肝臓や脳などの腸管外に病変を形成する[1]．

臨床症状

　E. histolytica に感染してもほとんどの場合は無症候性キャリアとなり，症状を呈するのは約 20% とされている．しかし，キャリアのうち 4〜10% が 1 年以内に症状を呈するという報告がある[1]．

　もっとも一般的な病型はアメーバ赤痢である．主症状は下痢・腹痛で，数週間の経過で緩徐に発症することが多い．また，感染から数ヵ月を経て発症する場合もある．約 15〜33% で肉眼的な粘血便を伴い，便潜血はほとんどの場合で陽性である．発熱を呈することは比較的少ない．まれに肛門周囲膿瘍，腸管穿孔，腹膜炎，壊死性腸炎，中毒性巨大結腸症をきたすことがある．また，肉眼的に大腸癌に似たアメーバ肉芽腫（ameboma）を形成する場合がある．

　腸管外病変でもっとも多いのは肝膿瘍である．感染経路によらず男性に多いことが知られている．潜伏期間は数ヵ月から数年であり，渡航歴や性交渉歴に加え，発熱，右季肋部痛，肝叩打痛などの症状を認める．また，咳嗽や胸痛を伴う場合もある．下痢などの消化器症状の合併は少なく，10〜35% 程度である．血液検査所見では白血球上昇，貧血，AST，

ALT，ALP の上昇を示すことが多い．合併症としては，膿瘍の破裂による腹膜，胸腔，心腔などへの直接進展や，血行性に脳，肺，皮膚などに膿瘍を形成する場合がある[3]．

診 断

栄養体とシストの形態をとり，下痢症を引き起こすのは栄養体である．シストは外界でも生存可能であり，感染に寄与するが，加熱・冷却に弱い．栄養体は体外に排出されると数分しか生きることができない．そのため，栄養体の確認を行う際には，排便後，速やかに検鏡を行う．しかし，便の塗沫検体の精度は低く（25〜60％）[2]，病原性がない *E. dispar*, *E. moshkovskii* は形態学的に区別ができない．便中抗原検査が 2020 年に国内承認され，検査可能である．抗原検査は *E. histolytica* 表面抗原を検出し，*E. dispar*, *E. moshkovskii* と交差反応がないためこれらとの区別に有用である．ただし，シストに対する感度が低いため注意を要する．PCR 検査については一般的には実施されていない．

血清アメーバ抗体検査は約 7 割で陽性になり，補助診断に有用であるが，2017 年に国内での販売が終了しており，執筆時点（2023 年 1 月）では実施できない．

アメーバ性肝膿瘍は腹部超音波，CT で肝内占拠性病変を認める．多くの場合，単発，単胞性で 80％が右葉である．鑑別として細菌性肝膿瘍や肝細胞癌が挙げられるが，通常は渡航歴や性交渉歴などから臨床的に診断し，ときに生検を必要とする．便検査の感度は 10〜40％程度である[1-3]．

治 療

アメーバ赤痢，肝膿瘍ともにメトロニダゾール（フラジール®）1,500〜2,250 mg の分 3 内服を 7〜10 日間行う．経口剤の吸収率が良好のため，通常は経口投与で治療可能である．経口摂取が不能の場合は点滴製剤を用いる[1-3]．

アメーバ性肝膿瘍では，治療開始から解熱までは 3〜5 日程度を要する．穿刺ドレナージは通常不要であるが，5〜7 日間の治療に反応しない場合や破裂の危険性がある場合には考慮する[1-3]．

メトロニダゾールは活発に分裂する栄養体には有効であるが，休眠状態の栄養体やシストには無効であり，また腸管から吸収されてしまうため治療後 4〜6 割で原虫が残存し，無症候性キャリアとなる場合がある．無症候性キャリアは再発のリスクがあり，他者への感染源となりうる．メトロニダゾールによる治療後，パロモマイシン（アメパロモ®）1,500 mg の分 3 内服を 10 日間行う．副作用は主に消化器症状である[1-3]．消化管からの吸収が乏しく消化管内の薬剤濃度が高くなり，休眠状態の栄養体に対する効果もある．

その他

性交渉による感染が疑われる場合は，HIV 感染などの他の性感染症の合併を考慮する．また性交渉による感染は再感染の頻度が高く，セーファーセックスを指導することも再発防止には重要である．

ポイント

☑ 数週間持続する旅行者下痢症の鑑別として重要である.

☑ 持続する下痢や発熱に加え，潜伏期間，渡航歴，性交渉歴から本疾患を疑う.

文 献

1) Petri WA, et al: Entamoeba Species, Including Amebic Colitis and Liver Abscess. Mandell, Douglas, and Bennett's Principles and Practice of Infectious Diseases, 9th ed., Churchill Livingston, Philadelphia, p3273-3286, 2019

2) Haque R, et al: Current concepts: amebiasis. New Engl J Med **348**: 1565-1573, 2003

3) Stanley SL Jr.: Amoebiasis. Lancet **361**: 1025-1034, 2003

4) Jelinek T, et al: Evaluation of an antigencapture enzyme immunoassay for detection ofEntamoeba histolytica in stool samples. Eur J Clin Microbiol Infect Dis **15**: 752-755, 1996

5) Weinke T, et al: Prevalence and Clinical Importance of Entamoeba histolytica in Two High-Risk Groups: Travelers Returning from the Tropics and Male Homosexuals. J Infect Dis **161**: 1029-1031, 1990

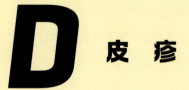

D 皮疹

1. 皮疹・発熱のある患者へのアプローチ

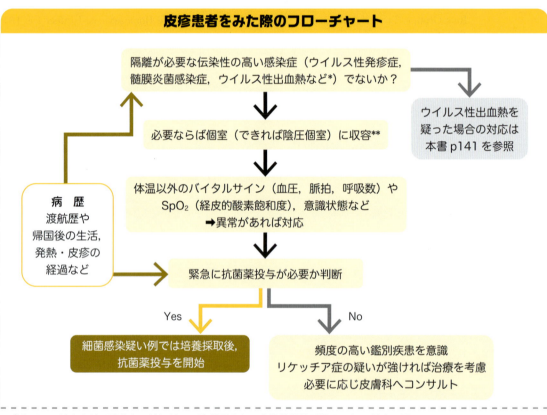

* ウイルス性出血熱は発熱**かつ**流行地への渡航歴または疫学的曝露が認められる場合に疑う．
** 感染性の判断に迷う場合，この段階で時間をかけすぎずに，まずは空気感染予防策＋接触感染予防策を施行し，診療に移る．

Introduction

　　　日常診療において皮疹・発熱のある患者の鑑別疾患は感染症・非感染性疾患と多彩であるが，帰国後の患者ではさらに渡航先での曝露歴や疫学情報を考慮して対応を行う必要がある．

1. 皮疹・発熱のある患者へのアプローチ

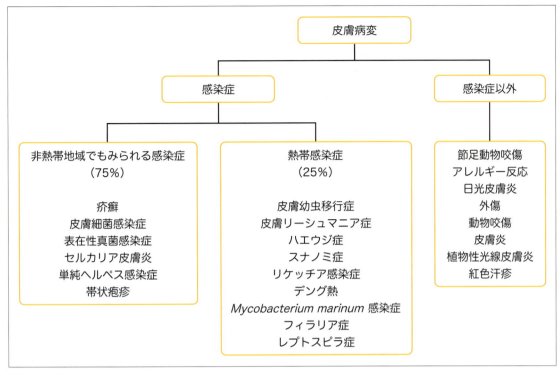

図1 渡航者の皮膚疾患の鑑別

[O'Brien BM: Travel Med Infect Dis **7**: 125-146, 2009 をもとに作成]

疫　学

　渡航者の皮膚疾患は，大きく2つのカテゴリーに分けられる（**図1**）[1]．1つは非感染性疾患（節足動物による咬傷，アレルギー，内因性皮膚疾患など），もう1つは感染症である．後者はさらに，古典的な熱帯感染症（例：皮膚幼虫移行症，ハエウジ症など）と熱帯地域でない都市部でもみられる感染症（例：膿皮症，疥癬など）に分けられる．

　GeoSentinel Surveillance という24カ国・53施設の渡航・熱帯医学データベースを利用した渡航者感染症の疫学に関するいくつかの報告をまとめる[2,3]．

・渡航後になんらかの理由で病院を受診した患者約4万人のうち，発熱は23.3%，皮膚病変は19.5%の患者でみられた．

・発熱疾患のうち皮疹を起こすことが多いデング熱とリケッチア症はそれぞれ6%と2%，それ以外の皮膚疾患は4%であった．

・もっとも頻繁に診断される10の疾患のうち70%を感染症が占め，前述の古典的な熱帯感染症は全体の24%を占めている（**表1**）．

　そして感染性・非感染性を問わず，渡航に関係せずに発症する疾患を鑑別に挙げることを忘れてはならない．

　筆者が経験した中南米から帰国後に発熱・皮疹・汎血球減少が出現した中年男性の例に挙げる．当初はマラリアなどの熱帯感染症を鑑別に挙げたが，よくよく病歴を聴取すると同居している娘が最近「リンゴ病」になったという情報が得られ，結果的にヒトパルボウイルスB19感染症と診断した．

表1 渡航者でもっとも頻繁に診断される10の皮膚疾患

・皮膚幼虫移行症	・表在性真菌感染症
・皮膚軟部組織細菌感染症	・外傷（動物咬傷を含む）
・節足動物咬傷	・疥癬
・アレルギー反応・蕁麻疹	・皮膚リーシュマニア症
・ハエウジ症	・スナノミ症

［Leder K, et al: Ann Intern Med **158**: 456-468, 2013 をもとに作成］

このように，「渡航者」という情報にとらわれすぎずに，鑑別疾患を考える必要がある．

また渡航による環境の変化で，もともとある皮膚疾患が増悪することもある（例：湿疹，高温多湿の環境で繁殖するブドウ球菌・連鎖球菌・真菌感染症）．

皮疹・発熱がある患者へのアプローチ

それぞれの疾患についての各論は本書の各項で述べられているのでそちらに譲る．本項では皮疹・発熱のある渡航者における診療のアプローチについて総論を述べる．

1) 隔離が必要な伝染性の高い感染症ではないか?

以下に挙げる感染症では，空気・接触感染を念頭に置いた対策が必要である．

・**ウイルス性出血熱**：流行地域への渡航歴があり，発熱や疫学的曝露が認められる場合には，「疑似症」としての対応が必要になる（p141参照）．

・**ウイルス性発疹症**：渡航先で麻疹・風疹・水痘といった感染症に罹患することも多いため，鑑別に挙げる必要がある．

・**侵襲性髄膜炎菌感染症**：髄膜炎のほか，敗血症例では皮膚症状として点状出血（眼球結膜・口腔粘膜・皮膚）や四肢・体幹の出血斑がみられることがある（電撃性紫斑病）．飛沫感染対策が必要になる．アフリカ中央部のいわゆる「髄膜炎ベルト」という地域で，とくに乾季（6〜12月）に流行がみられる．ほかの地域への渡航もリスクになるし，国内発症することもある．

・**結核**：これも忘れてはならない鑑別疾患である．とくにアジア・アフリカからの帰国者では気をつける必要がある．

2) 全身状態は保たれているか?

体温以外のバイタルサイン（とくに呼吸数）や意識レベルに問題があれば，細菌感染症を想定して，培養検体を採取したうえで鑑別疾患に基づいた適切な抗菌薬投与を検討する．

また，ウイルスなど他の微生物による感染症でも重症化する場合は多々あり（例：重症マラリア，重症デング熱など），適切な抗微生物薬投与・支持療法・全身管理が必要になる．

3) 診断について

渡航者感染症で重要な病歴（潜伏期間，渡航地域の詳細や曝露歴など）を聴取することが診断につながる．患者背景（既往歴，ワクチン接種歴など）も重要な情報である（**表2**）．

また，皮疹の種類からも鑑別診断を考えることができる[4]（**表3**）．

1. 皮疹・発熱のある患者へのアプローチ　　**73**

表2　皮疹・発熱のある患者で聴取すべき病歴のポイント

- 旅行内容，曝露歴の詳細を聴取（p5「発熱患者へのアプローチ」参照）
- 免疫不全の有無を確認する［基礎疾患（HIV感染症，糖尿病，肝・腎疾患），ステロイドなど免疫抑制薬の内服歴，化学療法歴，脾摘歴など］

ワクチン接種歴なし	麻疹，風疹，水痘などのウイルス性発疹症
淡水・海水曝露歴	レプトスピラ症（淡水），住血吸虫症（淡水，"片山熱"），ビブリオ・バルニフィカス（*Vibrio vulnificus*：海水，魚介類）
虫刺歴	蚊（デング熱，チクングニア熱，ウイルス性出血熱など），ダニ（リケッチア症，ライム病，ウイルス性出血熱など），ノミ（リケッチア症など），ツェツェバエ（トリパノソーマ症），サシガメ（Chagas病），サシチョウバエ（リーシュマニア症）
動物との接触歴	ウサギなどの野生動物（野兎病），家畜（Q熱）
性交渉歴	HIV感染症，単純ヘルペス感染症，梅毒，播種性淋菌感染症など
最近の発熱/皮疹のある患者との接触歴	髄膜炎菌菌血症，ウイルス性発疹症（麻疹，風疹，水痘，伝染性紅斑，エンテロウイルス感染症）など
生水，氷，生野菜曝露歴	腸チフス・パラチフス
土壌曝露歴	真菌症（p148「渡航者の真菌感染症」参照） 類鼻疽（糖尿病がリスク，皮膚膿瘍や皮膚潰瘍）
裸足での歩行歴	糞線虫症
薬物服用歴，薬剤アレルギー歴	薬剤アレルギー
弁膜症疾患，歯科治療歴，経皮的な処置歴（針や静脈ラインの刺入など）	心内膜炎

表3　皮疹の種類と考えられる渡航者感染症

斑状丘疹	アルボウイルス感染症（デング熱，チクングニア熱，ジカウイルス感染症），"Childhood viral illness"（風疹，麻疹，パルボウイルスB19感染症など），薬剤性過敏症，真菌感染症（ヒストプラズマ症，ペニシリン症），伝染性単核球症（EBV・CMV・HIV），Hansen病，リケッチア症（tick typhus），梅毒，ウイルス性出血熱（エボラ出血熱など）
水疱	HSV，播種性VZV（水痘，播種性帯状疱疹），エムポックス，リケッチア症
紅皮症	デング熱，チクングニア熱，ジカウイルス感染症，Staphylococcal or streptococcal toxin-related syndromes（毒素性ショック症候群，猩紅熱），日光皮膚炎，*Vibrio vulnificus*感染症
紫斑	デング熱，髄膜炎菌感染症，VZV血管症，ペスト，重症リケッチア症，敗血症±DIC，ウイルス性出血熱（ラッサ熱，エボラ出血熱，クリミア・コンゴ出血熱，リフトバレー熱）
膿疱	播種性HSV，VZV（水痘，播種性帯状疱疹），PVL陽性黄色ブドウ球菌
潰瘍	下疳：アフリカ・トリパノソーマ症，腺ペスト 痂皮：アフリカ紅斑熱，炭疽 性器潰瘍：梅毒，HSV 皮膚潰瘍：炭疽，ジフテリア，真菌感染症，表在性細菌性潰瘍，熱帯潰瘍，ブルーリ潰瘍

［Michael M, et al: Fever in the Returned Traveler. Hunter's Tropical Medicine and Emerging Infectious Diseases, 10th ed., Ryan ET, et al（eds.），Elsevier, p1077-1086, 2020 をもとに作成］

ポイント

- ☑ いわゆる古典的な熱帯感染症だけでなく，渡航と関係なく罹患する一般的な感染症，また感染症以外の疾患も鑑別に挙げる．
- ☑ 確定診断がすぐにつかない疾患も多いが，感染管理の観点や，緊急性・重症度に応じて対応する必要がある．

文 献

1) O'Brien BM: A practical approach to common skin problems in returning travellers. Travel Med Infect Dis **7**: 125-146, 2009
2) Leder K, et al: GeoSentinel surveillance of illness in returned travelers, 2007-2011. Ann Intern Med **158**: 456-468, 2013
3) Wilson ME, et al: Fever in returned travelers: results from the GeoSentinel Surveillance Network. Clin Infect Dis **44**: 1560-1568, 2007
4) Michael M, et al: Fever in the Returned Traveler. Hunter's Tropical Medicine and Emerging Infectious Diseases, 10th ed., Ryan ET, et al（eds.）, Elsevier, p1077-1086, 2020

2. エムポックス

診断のフローチャート

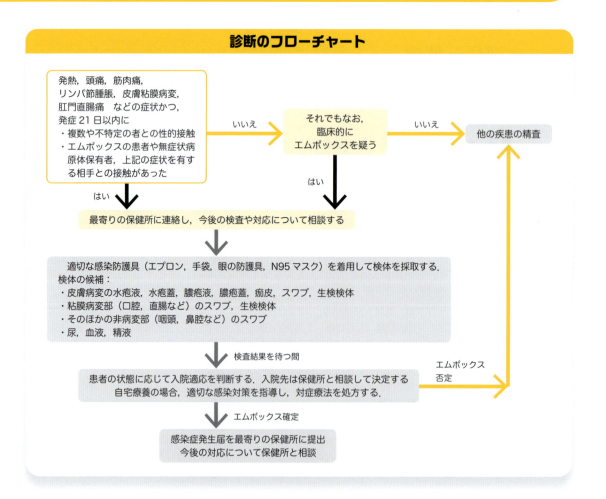

Introduction

　エムポックスは皮疹を特徴とする感染症であり，エムポックスウイルスが原因である．感染症法の四類感染症だが，この疾患を疑った段階で最寄りの保健所に相談することが望ましい．

疫　学

　非流行国であるヨーロッパや北米を中心に，2022年に世界各地で主に男性と性交渉をする男性（men who have sex with men：MSM）間での流行が報告された．日本でも2023年1月以降，海外と接点のない患者が多数報告されている．

病原体

　クレードⅠ（致死率10.6％）[1]とクレードⅡa（致死率4.6％）[1]，Ⅱb（致死率 約0.1％）[2]に分類され，2022年の流行はクレードⅡbによるものである．

臨床症状

　古典的には発熱，筋肉痛，リンパ節腫脹などの前駆症状に続き，時相の一致する皮疹が全身に出現するといわれていた[2]．しかし2022年の流行では皮疹だけを呈する症例や，皮疹の時相が一致しない症例も報告された．陰部や肛門周囲，直腸，口腔周囲に病変が限局している症例も多かった．

診　断

　皮膚病変などの検体からエムポックスウイルスの遺伝子を核酸増幅法で検出して診断する．

治　療

　一般的には対症療法で自然治癒が期待できる．天然痘の治療薬である数種類の抗ウイルス薬が有効とされ，日本でも特定臨床研究でtecovirimatが使用されている．

予　防

　国内では天然痘（痘そう）ワクチンがエムポックスの予防に承認された．

院内感染対策

　接触感染対策と飛沫感染対策が重要である．空気感染の症例は確認されていないが，十分な経験が共有されるまではN95マスクを使用したほうがよい．また，リネン類を介した感染を防ぐため，リネン類を扱うスタッフも同様の感染防護具が必要である．

ポイント

- ☑ 臨床所見のみで診断を確定したり，あるいは除外したりすることは非常にむずかしい．
- ☑ エムポックスを疑った段階で最寄りの保健所と連絡をとり，その後の対応について相談する．

I章. グローバル感染症診療の実践　D. 皮疹

文　献

1）Bunge EM, et al: The changing epidemiology of human monkeypox-A potential threat? A systematic review. PLoS Negl Trop Dis **16**: e0010141, 2022
2）Mitjà O, et al: Monkeypox. Lancet **401**: 60-74, 2023

3. 代表的な熱帯皮膚感染症

　渡航後の健康問題において，皮膚に関するトラブルは大きな割合を占める．7～8割は世界中で認められる皮膚疾患であるが，ときに特徴的な所見を示し，特殊な治療を必要とすることがある．感染症，非感染症を含めて症状と頻度により分類を行ったものを**表4**に示す．

3-1. 細菌感染症 [1] (bacterial skin infection)

1）疫学：渡航者の皮膚疾患で1～2割．高湿・高温下で頻度は増加し，アフリカや東南アジア渡航者に多い．虫刺症の29～63％に合併．

2）病原体：*Staphylococcus aureus*，*Streptococcus pyogenes* など

3）臨床症状：膿痂疹，膿皮症，蜂窩織炎，毛嚢炎，皮下膿瘍（**図2**）など

4）診断：臨床診断，細菌培養検査

5）治療：抗菌薬内服・外用，切開排膿などの処置

6）その他：寄生虫感染症などによる合併症として細菌感染を呈することもある．

3-2. 表在性皮膚真菌症 [1] (superficial fungal skin infection)

1）疫学：渡航後患者の皮膚疾患のうち1.9～6.0％．白癬，皮膚カンジダ症，癜風が大部分．

2）病原体：*Trichophyton rubrum*（足白癬，爪白癬，股部白癬），*Microsporum canis*，*T. tonsurans*（頭部白癬），カンジダ属（皮膚カンジダ症），*Malassezia furfur*（癜風）

3）臨床症状：小丘疹，小水疱，落屑，環状紅斑（体部白癬：**図3**），粃糠様の落屑を伴う褐色斑や不完全脱色斑（癜風：**図4**），脱毛，爪甲白濁・肥厚

4）診断：臨床診断，KOH直接鏡検，組織培養

5）治療：外用薬，抗真菌薬内服．テルビナフィンに対する耐性菌出現（東南アジア）の報告が出ており，難治例については精査を検討する．

3-3. 深在性皮膚真菌（放線菌）症 [1-3]
[deep fungal (actinomycetes) skin infection]

菌腫（mycetoma：図5）

1）疫学：中南米やインド，アフリカの郊外などの南緯15°から北緯30°までの"mycetoma belt"とよばれる地域で好発．

3. 代表的な熱帯皮膚感染症

表4 症候頻度別，渡航後の皮膚疾患

症状	潰瘍 ulcer	瘙痒性病変 pruritic lesions	丘疹 papules	結節/皮下腫脹 nodules/ subcutaneous swelling	水疱 vesicles & bullae	色素異常 Depigmentation	線状病変 linear lesions
疾患名*	膿皮症 リーシュマニア症 リケッチア症 HSV感染症 クモ咬傷 （Loxosceles) 非定型抗酸菌症 （ブルーリ潰瘍） 皮膚炭疽 皮膚アメーバ症 ジフテリア Hansen病 深在性皮膚真菌症 yaws	虫刺症 CLM アレルギー疾患 表在性皮膚真菌症 疥癬 皮膚炎 swimmer's itch seabather's eruption 植物性日光過敏症 水痘 シガテラ中毒 Löffler症候群 オンコセルカ症	虫刺症 毛嚢炎 アレルギー疾患 皮膚炎 汗疹 疥癬 皮膚真菌症 ハエウジ症 スナノミ症 セルカリア 皮膚炎 顎口虫症 オンコセルカ症 スポロトリコーシス	せつ・よう ハエウジ症 スナノミ症 Mycobacterium marinum 感染症 ロア糸状虫症 顎口虫症 cysticercosis オンコセルカ症	日光皮膚炎 虫刺症 皮膚炎 CLM 水疱性膿痂疹 HSV感染症 帯状疱疹 水痘 植物性光皮膚炎 ハンミョウによる皮膚炎	癜風 炎症後白斑 植物性光皮膚炎 皮膚真菌症 （Tinea nigra) Hansen病 pinta	植物性光皮膚炎 クラゲ刺傷 アオバアリガタハネカクシやハンミョウによる皮膚炎 CLM （Fascioliasis, Strongyloides stercoralis による)

＊文献を参照として頻度が高いと考えられるものを順に示す．
　HSV：herpes simplex virus，CLM：cutaneous larva migrans

［O'Brien BM: Travel MedInfect Dis **7**: 125-146, 2009 をもとに作成］

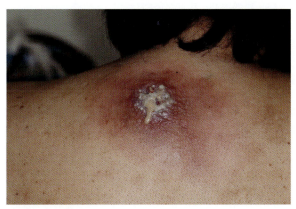

図2 皮下膿瘍

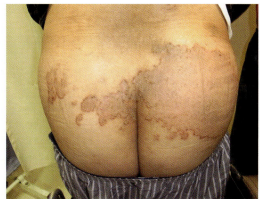

図3 体部白癬

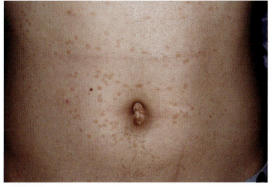

図4 癜風

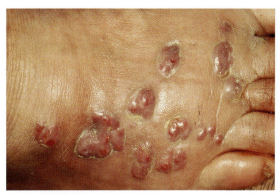

図5 菌腫（*N. asteroides*）

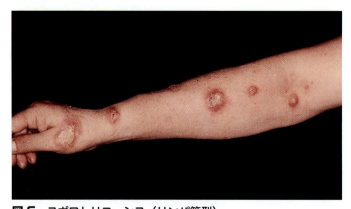

図6 スポロトリコーシス（リンパ管型）
[横浜市立大学名誉教授中嶋 弘先生より提供]

2）病原体：真菌性菌腫（eumycetoma）と放線菌性菌腫（actinomycetoma）があり，多数の菌が混在する．インド，アフリカでは *Madulla mycetomatis*, *Leptosphaeria senegalensis*, *Actinomadura pelletieri* が多く，中南米では *Nocardia brasiliensis* がもっとも多い．

3）臨床症状：外傷を機転として数ヵ月から数年かけて緩徐に進行する．下肢に多く，手や胸部，頭部にも生じる．tumefaction discharging grain が特徴的で，これらから原因菌を類推できる．

4）診断：皮膚病変のKOH直接鏡検，生検と組織培養，骨への浸潤について画像評価が必要．

5）治療：病変部のデブリードマン＋全身治療（病原体によって異なる）

- **eumycetomas**：抗真菌薬を用いるが奏効率は低い（奏効率40～70％）．

> ケトコナゾール200～400 mg/日やイトラコナゾール300～400 mg/日．ボリコナゾールやポサコナゾールも有効，アムホテリシンBやテルビナフィンは無効．

- **actinomycetomas**：ST合剤［トリメトプリル（TMP）160 mg/日，6～12ヵ月］＋aの併用抗菌薬治療（奏効率63～95％）

> - スーダン：ST合剤＋ストレプトマイシン14 mg/kg，1年
> - メキシコ：ストレプトマイシン＋アミカシン15 mg/kg，3週サイクルで最大4サイクル
> - インド：ST合剤＋ゲンタマイシン160 mg/日，4週＋ドキシサイクリン200 mg/日，6ヵ月

スポロトリコーシス（sporotorichosis：図6）

1）疫学：湿潤環境，熱帯温帯地域に多い．米国，アジア，アフリカ，オーストラリアなどで報告があり，北米ではミシシッピ川やミズーリ川流域に多い．ヨーロッパではきわめてまれである．30歳以下の若年成人，10歳以下の小児に多い．

2）病原体：*Sporothrix schenkii*

3）臨床症状：植物のトゲなどによる外傷による感染が多い．リンパ管型がもっとも多く，外傷から数週～数ヵ月ほどの潜伏期間を経て，侵入部位に淡紅色丘疹を生じ，その後，リンパ行性に飛石状に結節を次々と生ずる．結節は無痛性で，ときに潰瘍化する．まれに骨や筋

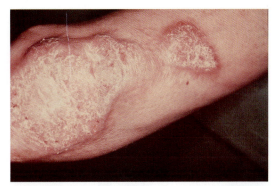

図7 黒色真菌症
[横浜市立大学名誉教授中嶋 弘先生より提供]

に感染する．既感染者ではリンパ行性の拡大を認めない限局性の皮膚病変を呈する．原発巣にとどまる浸潤の強い小結節・結節となり，自壊・潰瘍化する．HIV感染症やアルコール依存などの免疫不全者では播種性病変が生じる．

4）診断：病巣の組織培養，病理組織検査で類上皮細胞肉芽腫病変内の菌体の確認（PAS陽性），スポロトリキン反応陽性をもって診断をする．PCR検査もときに用いられる．

5）治療：皮膚病変のみであれば局所温熱療法も有効．

- **内服（奏効率90〜100%）**：イトラコナゾール100〜200 mg/日（小児5 mg/kg），フルコナゾール400 mg/日，その他，ヨウ化カリウムやテルビナフィン，アムホテリシンBなども有効．

黒色真菌症（chromoblastomycosis：図7）

1）疫学：アフリカ，アジア，南米などの熱帯亜熱帯地域に多く，農村部に多い．

2）病原体：*Fonsecaea pedrosoi*（最多），*Phialophora verrucosa*（2番目），*Fonsecaea compacta*，*Cladophialophora carrionii*（砂漠地域で最多）が多い．

3）臨床症状：軽微な外傷を機転として，下肢に紅色丘疹，局面で初発し，やがて環状，馬蹄型になり，"cauliflower-like masses" とよばれる腫瘤性病変を形成する．ときに多発病変や末梢側への進展を認める．二次性のリンパ浮腫や瘙痒を認めることがある．骨への浸潤はまれである．

4）診断：KOH直接顕鏡でsclerotic bodyまたはmuriform cell（厚壁・暗褐色・球形ないし多角形の大型細胞）の証明，組織培養，病理組織学的に病巣の菌体が確認されれば確定．

5）治療：経口内服薬での治療は困難，外科的切除が第一選択，*F. pedrosoi*では温熱療法が奏効．

- **内服**：テルビナフィン500 mg/日＋イトラコナゾール50〜100 mg/日．上記で経過不良なら，凍結療法併用やフルシトシン，アムホテリシンBが用いられる．

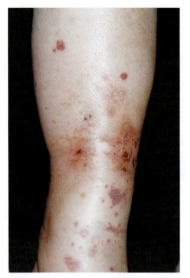 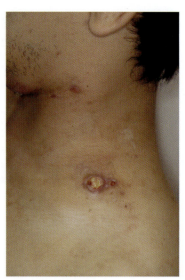

図8　Bazin 硬結性紅斑　　図9　皮膚腺病

3-4. 皮膚抗酸菌症[4] (cutaneous mycobacterial infection)

1) 疫学：渡航者の罹患は少ないが，途上国を中心として世界的には比較的多く認められる．皮膚結核がもっとも多く，Hansen 病がそれに次ぐ．Hansen 病は年間約22万人の新規発症の報告があり，インド，ブラジル，インドネシアにとくに多い．疫学調査がされている中で3番目に多いのはブルーリ潰瘍であり，とくにアフリカ西海岸に多い．南米，西太平洋地域などでも発生を認めている．北米やヨーロッパの渡航者における輸入例も報告されている．

皮膚結核 (cutaneous tuberculosis)

1) 病原体：*Myobacterium tuberculosis*
2) 臨床症状：皮膚結核は，皮膚病巣で結核菌が増殖する真性皮膚結核と，アレルギー反応として発症する結核疹（図8）に分類される．もっとも多いのは，真性皮膚結核の皮膚腺病（scrofuloderma：図9）であり，リンパ節炎や関節炎，骨髄炎からの二次的な感染波及により生じることが多い．頸部，下顎部に好発し，Bazin 硬結性紅斑は結核疹の一種である（図8）．時間経過とともに潰瘍化，瘻孔化することがある．
3) 診断：抗酸菌染色，組織培養，PCR 検査による診断．結核疹は菌体が検出されないため（ときに PCR 陽性），臨床症状や他の結核感染部位の診断と病理組織学的所見などを合わせて診断する．
4) 治療：イソニアジド，リファンピシン，エタンブトール，ピラジナミドを用いた多剤併用結核治療

Hansen 病 (Hansen's disease：図10, 11)

1) 病原体：*Mycobacterium leprae*
2) 臨床症状：*M. leprae* は主に皮膚，末梢神経を侵す．また，宿主個体の *M. leprae* に対する免疫能の強弱で症状が異なってくるため，感覚脱失を伴う低色素斑，環状紅斑，左右対

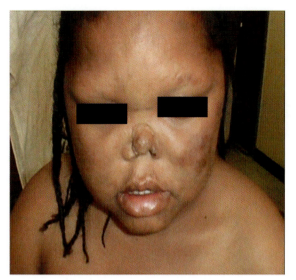

図10 Hansen病 lepromatous leprosy type（LL型）／multi-bacilli（MB）型（多菌型）

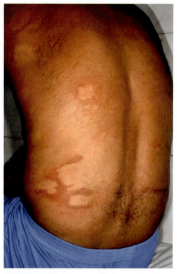

図11 Hansen病 borderline tuberculoid type（BT型）／multi-bacilli（MB）型（多菌型）

称性の結節など多彩な症状を呈する．潜伏期は数年〜数十年と長い．免疫能が正常な場合は通常自然治癒する．

3) 診断：3つの主要所見（知覚脱失を伴う皮疹，末梢神経肥厚，皮膚抗酸菌染色陽性）にあてはまるものがあれば同病を疑う．臨床像とあわせ，病理組織学的に Ziehl-Neelsen 染色（あるいは *M. leprae* に特化した Fite 染色）で菌体を検出できれば確定診断となるが，病型によっては検出できない（詳細は成書に譲る）．人工培地での培養は不可，PCR 検査が施行可能．

4) 治療：塗抹陽性あるいは病変が6個以上の場合を multi-bacilli（MB）型（多菌型），塗抹陰性かつ病変が5個以下の場合を pauci-bacilli（PB）型（少菌型）としてそれぞれ治療する．

- PB 型：ジアフェニルスルホン 100 mg/日 分2＋リファンピシン 600 mg/月（10〜14歳：ジアフェニルスルホン 50 mg/日 分1＋リファンピシン 450 mg/月），6ヵ月
- MB 型：上記＋クロファジミン 50 mg/日 分 1,300 mg 月1回 分3（10〜14歳：50 mg/日 分 1,150 mg 月1回 分3），1〜2年

ブルーリ潰瘍（Buruli ulcer：図12）

1) 病原体：*Mycobacterium ulcerans*

2) 臨床症状：無痛性の結節が生じ，徐々に拡大し潰瘍化する．全周性のポケット形成を伴うことを特徴とする．ときに骨髄炎に至る．発熱や所属リンパ節腫大などの全身症状はまれであるが，二次感染を伴った場合はその限りでない．

3) 診断：潰瘍底やポケット内のスワブあるいは皮膚生検・組織の抗酸菌染色と組織培養検

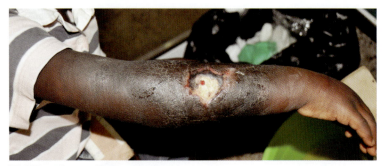

図12 ブルーリ潰瘍

査.培養検査では37℃と25℃(室温)と2通りの温度設定をする.培養には数ヵ月を要する.菌種同定のためには国立感染症研究所へのPCR検査依頼ができる.

4) 治療:大きな潰瘍には外科的切除と植皮術.WHOではリファンピシンとクラリスロマイシンの8週間投与を推奨[5].

- **日本**:リファンピシン450 mg/日,クラリスロマイシン800 mg/日,レボフロキサシン500 mg/日の2~3剤併用

3-5. 原虫感染症(protozoan infection)

皮膚/皮膚粘膜型リーシュマニア症 [1, 3, 6]
[cutaneous/mucocutaneous leishmaniasis:図13]

1) 疫学:流行地は,地中海沿岸と中東からアフリカ北部(old world),ペルー,ボリビア,コスタリカ,ブラジルなどの南米地域(new world)に大別される.皮膚型は年間100~150万人罹患するとされ,90%はアフガニスタン,イラン,サウジアラビア,アルジェリア,シリア,ブラジル,ペルーの7ヵ国で生じ,皮膚粘膜型の90%はブラジル,ボリビア,ペルーで生じている.渡航後の皮膚疾患の3.0~3.8%を占める.

2) 病原体:old worldでは*Leishmania major*, *L. tropica*, *L. aetropica*, new worldでは*L. brasiliensis*, *L. mexicana*が主な病原体であり,*L. brasiliensis*による感染者がもっとも

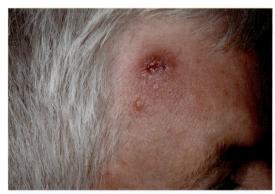

図13 皮膚リーシュマニア症

多い．いずれも内臓リーシュマニア症（visceral leishmaniasis）を生じるもの（*L. donovani*, *L. infantum*, *L. chagasi*）とは異なる．メスのサシチョウバエ（sandfly）により媒介される．

3）臨床症状：潜伏期は数日から数ヵ月，サシチョウバエの刺傷部に続発的に結節・潰瘍を形成する．多くは萎縮性瘢痕となり自然治癒する．リンパ行性に病変が拡大することもある．粘膜型は浮腫のみのことから鼻中隔や口蓋の穿孔を生じることまである．

4）診断：病変部の顕鏡（ギムザ染色）で無鞭毛型病原体を証明する．Montenegro test（リーシュマニア抗原皮内テスト），Novy-McNeal-Nicolle 培地での組織培養，血清抗体，フローサイトメトリー，PCR 検査を行う．

5）治療：基本的には 1 年以内に自然治癒することが多く，old world の症例は治療を要さず，new world の症例では粘膜病変の合併症を危惧して治療されることが多い．整容が問題となる箇所，自然治癒しない症例，関節をまたぎ拘縮が危惧される病変，リンパ行性の拡大，多発病変，4 cm 以上の病変，免疫不全では治療適応とされる．

> ・**第一選択薬**：アンチモン酸メグルミン 20 mg/kg/日，14〜21 日，静注もしくは筋注（静注用は熱帯病治療薬研究班所有）．皮膚型の場合は局注（0.1 mL/1 cm^2）も行われている．
> ・**第二選択薬**：ペンタミジン 2〜4 mg/kg/日，15〜30 日（内臓型，粘膜型），4〜7 日（皮膚型）．
> ※アンチモン酸メグルミンは日本未承認の薬剤であり，使用に際して，個人輸入が必要である．

その他，アムホテリシン B 0.5〜1 mg/kg/日を総量 7〜20 mg/kg までの投与，リポソーム製剤はまだ検討が少ないが，2〜5 mg/kg/日を総量 5〜40 mg/kg までの投与が推奨（内臓型には日本でも保険適用あり）される．

その他にケトコナゾール，イトラコナゾール，フルコナゾール，ミルテフォシンやジアフェニルスルホンも有効と報告されている．パロモマイシン外用や焼灼術，凍結・温熱療法，切除，光線療法も有効．

6）その他：スポロトリコーシスとの鑑別が問題になる．

3-6．寄生虫による皮膚疾患

幼虫皮膚移行症 [3]（cutaneous larva migrans：図 14）

1）疫学：渡航後の皮膚疾患の 4.8〜25.0％と多い．熱帯，亜熱帯地域に多い．

2）病原体：基本的にはヒトを宿主としないイヌ科あるいはネコ科の鉤虫で生じ，*Ancylostoma brazilience*, *A. caninum* が最多であり，裸足などで歩いている際に汚染土壌から皮膚を貫通し皮下に迷入する．淡水魚や爬虫類の生食などにより顎口虫（*Gnathostoma* spp.），家禽肉などの生食でマンソン孤虫（*Spirometra mansoni*），ホタルイカなどの生食で旋尾線虫（Spiruria type X）の感染を生じる．

3）臨床症状：潜伏期は 2〜3 日からまれに 1 年にも及ぶ．瘙痒を伴う線状・蛇行状の皮疹を形成する．爬行疹の先に虫体が存在する．下肢（>50％）や殿部が多い．ときに肺迷入，高好酸球血症，浮腫（6〜17％），全身性反応（4〜40％）の原因にもなる．顎口虫症では線状皮疹よりは移動性の皮下腫瘤を形成することが多い．

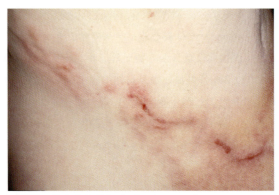

図 14　幼虫皮膚移行症（ホタルイカ）
[国際聖路加病院中野敏明先生より提供]

4) 診断：もっとも重要なのは病歴と身体所見であり，病理組織で虫体が証明できれば確定診断．顎口虫やマンソン孤虫は Dot-ELISA 法による寄生虫 IgG スクリーニング検査での推定が可能．

5) 治療：2〜8 週で自然軽快，合併症を危惧して治療がなされることが多い．

- アルベンダゾール 400〜800 mg もしくは 10〜15 mg/kg，3〜5 日
- イベルメクチン 12 mg もしくは 150 μg/kg，1 日

単回投与ではイベルメクチン＞アルベンダゾール．

3-7. 虫による皮膚疾患

疥癬 [1, 6]（scabies：図 15）

1) 疫学：渡航後の皮膚疾患として 2.2〜10.0％．

2) 病原体：ヒゼンダニ（*Sarcoptes scabiei* var. *hominis*）

3) 臨床症状：最初の虫体の侵入から 3〜6 週間以内に症状を発症する．夜間に増悪する全身性の強い瘙痒感を生じる．5〜10 mm の疥癬トンネルを指間，手関節や肘の屈側，腋窩，

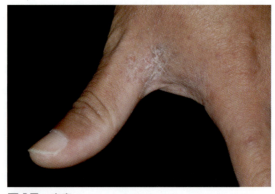

図 15　疥癬

乳房，会陰部，殿部に認め，ときに痒疹が全身に拡大する（頭部・顔面を除く）．免疫不全者においては，重症型の角化型疥癬に進展する．

4) 診断：落屑の中の虫体や虫卵を証明．他は接触歴や全身症状で診断．

5) 治療

> イベルメクチン 200 μg/kg，2 回投与（0，1～2 週間後），スミスリン® ローション 5% 全身塗布，12 時間後洗浄，2 回投与（0，1～2 週間後）が日本の保険適用の治療．5% permethrin 外用（日本では未承認），1% lindane（日本では未承認．妊婦，小児では使用不可）なども用いられる．治療後も瘙痒は数週持続する．

6) その他：衣服やシーツは再使用の前に洗濯する．濃厚接触者には治療が推奨される．

蠅蛆（ようそ，はえうじ）症[1, 3, 6, 7]（myiasis：図 16）

1) 疫学：全渡航者で 3% 前後，熱帯地域で 7.0～9.3%．ベリーズ，ボリビア，コスタリカなどで好発．アフリカでは雨季に多い．

2) 病原体：せつ様蠅蛆症が最多の病型であり，南米では *Dermatobia hominis*（human botfly），サハラ以南アフリカでは *Cordylobia anthropophaga*（tumbu fly）によるものが多い．

3) 臨床症状：皮膚で卵が孵化し，幼虫が皮膚内に侵入する．1～2 日で 1～3 cm の丘疹となり，中心が潰瘍化し，ときに移動感や疼痛を感じる．human botfly myiasis は蚊などの腹に卵をつけてヒトの皮膚に到達するため露出部に多く，孤発性の病変をつくりやすい．潜伏期が 14～45 日と長く，比較的深めの場所に移行するため症状も 6～12 週と続く．一方，tumbu fly myiasis は洋服などに卵を産みつけるため，非露出部に多発病変を形成することが多い．潜伏期は 7～10 日と短く，比較的浅い箇所にしか移行しないためか，持続期間も 9 日と短い．爬行型では，せつ様病変形成の後に数十 cm ほどの瘙痒を伴う爬行性皮疹が生じる．

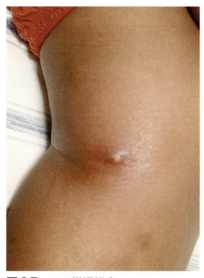 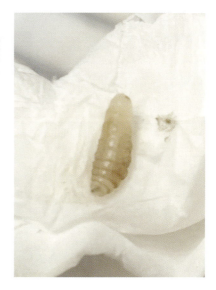

図 16 せつ様蠅蛆症

[Yamamoto K: Furunchular Myiasis in a Returnee from Sub-Saharan Africa. Intern Med **63**: 141-142, 2024 より]

4）**診断**：幼虫の証明．

5）**治療**：閉塞による幼虫の窒息；ワセリン，除光液，動物性油脂，蜜蝋，パラフィン，整髪料，精製油により24時間患部を覆うことで這い出てきた幼虫を物理的に除去する．Tumbu fly myiasis は窒息させなくても圧出で摘出できることが多い．推奨として高くはないが，外科的摘出を考えることもある．閉塞や外科的治療に失敗したときには，イベルメクチン（200 ng/kg）の単回内服を考慮するが，一般には推奨されない．ただし，眼病変や口腔内病変を形成する Cuterebra spp. による病変では第一選択となることもある．

6）**その他**：虫体自体が抗菌活性物質を産生するため細菌感染合併が少ないとされるが，虫体摘出後や死滅した後に二次感染を生じることが比較的多いとされる．

スナノミ症[1, 3, 6, 8]（tungiasis：図17）

1）**疫学**：砂浜や熱帯雨林などで好発．南部アルゼンチンからメキシコにかけて広く分布し，サハラ以南やインド西海岸までのアジア地区に流行地域が存在する．渡航後の皮膚疾患の4.0〜6.3％を占め，流行地域からの帰国者に限れば50％近い．

2）**病原体**：スナノミ（Tunga penetrans），排卵期のメス

3）**臨床症状**：裸足で土壌や砂浜を歩くことで虫体が角層内に侵入する．侵入には気づかないことも多く，1〜2週経って病変に気づくことが一般的である．黒色〜紫色がかった点状斑から5〜8 mmの炎症を伴うイボ状の乳白色の結節に進展する．2〜3週経過して排卵されると，異物に対する反応として痛みやかゆみを生じる．病変は足に限局することが多い．

4）**診断**：診断は病歴と臨床症状，ダーモスコピーも診断の一助となる．

5）**治療**：虫体摘出，摘出困難な場合は外科的切除，抗生物質外用．ココナッツオイルベースのローション（Zanzarin®）やアタマジラミ駆虫薬の dimeticones（NYDA®）が有効とされるも外用治療として確立はしておらず，同剤の入手は不可．必要に応じて破傷風トキソイドの接種も考慮される．

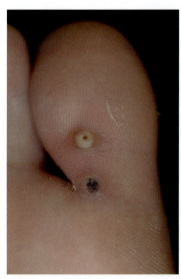

図17　スナノミ症

シラミ症/トコジラミ刺症（pediculosis／cimicosis）

1）疫学：アタマジラミなどはその国の衛生環境に依存するものではないため，日本国内でも散見される．ただし，衛生環境に依存するようなコロモジラミは途上国に多いとされる．実際に海外渡航後の症例も少なくはないが，渡航に関わる疫学データは不明である．

2）病原体：ヒトに寄生するシラミはアタマジラミ（*Pediculus humanus capitis*），ケジラミ（*Phthirus pubis*），コロモジラミ（*Pediculus humanus corporis*）の3つである．トコジラミ［*Cimex lectularius*（bed bug）］はシラミ目の昆虫ではなく，カメムシ目の昆虫である．機械的な刺激よりはむしろ唾液や糞便に対してのアレルギー反応が原因となり，症状を呈する．

3）臨床症状

・**アタマジラミ**：毛髪への寄生後1週間ほどで頭部の瘙痒として自覚する．

・**ケジラミ**：性感染症としての病型が多い．腋毛や胸毛などにも寄生し，小児が二次的に感染した場合には眉毛や睫毛，頭髪にも感染する．

・**コロモジラミ**：衣服に付着し，主にシラミの寄生した衣服を着用した接触面に発疹，発赤，瘙痒を伴う．

・**トコジラミ**：夜間に吸血行動を開始し，露出した肌に多発性の発疹などの病変部を生じる．

4）診断：アタマジラミ，ケジラミについては毛髪における虫体と虫卵の形状で鑑別が可能．コロモジラミについてはアタマジラミと形状は似るが，寄生場所は衣服である．トコジラミについてはその分布などから臨床的に診断をされる．宿泊先の部屋での調査も有効．

5）治療：抗アレルギー薬やステロイド外用薬が主な治療となる．ケジラミ，アタマジラミについては宿主に付いた虫体を殺虫する必要がある．スミスリン®製品による洗髪を行い，虫体を駆除する．3日に1回，3〜4回繰り返し，虫卵はクシにより物理的に除去する．無症状であっても家族内で虫卵・虫体を保有している可能性が高く，同時に駆除をすることを勧める．コロモジラミは衣服と身体の洗浄，トコジラミは室内の殺虫が必要である．

文　献

1）O'Brien BM: A practical approach to common skin problems in returning travelers. Travel Med Infect Dis **7**: 125-146, 2009

2）Lupi O, et al: Tropical dermatology: fungal tropical diseases. J Am Acad Dermatol **53**: 931-951, 2005

3）Patel S, et al: Imported tropical diseases. Dermatol Ther **22**: 538-549, 2009

4）Lupi O, et al: Tropical dermatology: bacterial tropical diseases. J Am Acad Dermatol **54**: 559-578, 2006

5）Nienhuis WA, et al: Antimicrobial treatment for early, limited Mycobacterium ulcerans infection: a randomised controlled trial. Lancet **375**: 664-722, 2010

6）Hochedez P, et al: Common skin infections in travelers. J Travel Med **15**: 252-262, 2008

7）Francesconi F, et al: Myiasis. Clin Microbiol Rev **25**: 79-105, 2012

8）Abrha S, , et al: Clinical interventions for tungiasis（sand flea disease）: a systematic review. Lancet Infect Dis **21**: e234-e245, 2021

E 呼吸器症状

1. 呼吸器症状へのアプローチ

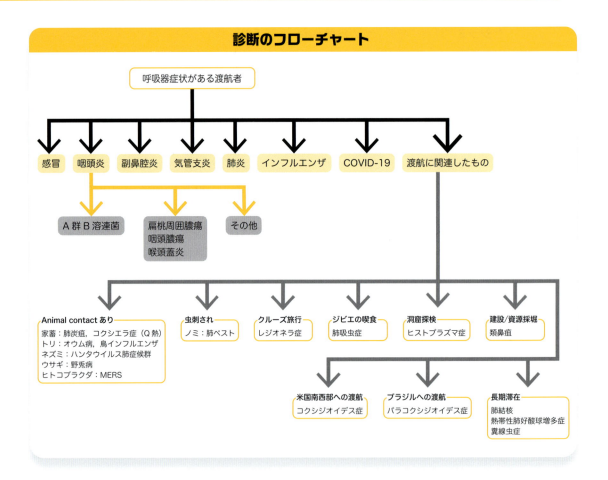

Introduction

　呼吸器症状を主訴に医療機関を受診する渡航者は多い．大部分はインフルエンザなどの一般的な呼吸器感染症で，渡航に関連したものはまれである[1,2]．まず一般的な急性気道感染症を鑑別する[3]．次に渡航に関連した感染症について検討する．中東呼吸症候群（Middle east respiratory syndrome：MERS）や鳥インフルエンザなどの公衆衛生的に重要な疾患は渡航先の発生状況，曝露，潜伏期間などが合致し，渡航者の呼吸器症状を説明しうる他の適

表1 気道感染症の原因微生物

ウイルス	細菌	真菌	寄生虫
ライノウイルス	S. pyogenes	H. capsulatum	糞線虫
インフルエンザウイルス	C. diphtheriae	C. immitis	肺吸虫
パラインフルエンザウイルス	B. pertussis	Aspergillus sp.	バンクロフト糸状虫
RS ウイルス	S. pneumoniae	C. neoformans	
エンテロウイルス	H. influenzae	P. brasiliensis	
ヒトメタニューモウイルス	B. catarrhalis		
アデノウイルス	K. pneumoniae		
コロナウイルス	P. aeruginosa		
MERS コロナウイルス	口腔内嫌気性菌		
SARS コロナウイルス	L. pneumophila		
SARS コロナウイルス 2	M. pneumoniae		
ハンタウイルス	C. pneumoniae		
EB ウイルス	C. psittaci		
	M. tuberculosis		
	C. burnettii		
	Y. pestis		
	F. tularensis		
	B. pseudomallei		
	B. anthracis		

切な診断がつかない場合は鑑別診断に挙げ，保健所と連携して対応する必要がある．

疫　学

　渡航者における気道感染症は腸管感染症，発熱，皮膚疾患についで多く，渡航者の 11％が罹患していると報告されている[4]．しかし感冒の患者は医療機関を受診しないことも多く，実際にはより多くの渡航者が気道感染症に罹患していると考えられる．

病原体（表 1，2）

　ウイルスが原因となることが多く，細菌はそれよりも少ない．インフルエンザの流行は北半球では 12 月から 2 月，南半球では 6 月から 8 月である．熱帯地域では 1 年を通してインフルエンザが発生する．クルーズ船，ツアーグループでインフルエンザ，レジオネラ症，ヒストプラズマ症のアウトブレイクが発生することがある．

　渡航に関連した感染症については CDC の traveler's health（https://wwwnc.cdc.gov/travel）などで確認する．

臨床症状 [5]

1）ハンタウイルス肺症候群

　北米，中南米で発生し，米国では毎年 20～50 人の患者が確認されている．宿主（ネズミ）が糞尿中に排出するウイルスをヒトが吸入し感染する（空気感染）．臨床像によりハンタウイルス肺症候群（hantavirus pulmonary syndrome：HPS）と腎症候性出血熱（hemorrhagic fever with renal syndrome：HFRS）に分類される．HPS の潜伏期間は約 2 週間で，発熱，

表2 曝露と気道感染症

呼吸器感染症	原因微生物	曝露
MERS	MERS コロナウイルス	中東への渡航，ヒトコブラクダとの接触，MERS 罹患者との接触
SARS	SARS コロナウイルス	中国南部への渡航，コウモリとの接触，SARS 罹患者との接触
鳥インフルエンザ	鳥インフルエンザウイルス	鳥インフルエンザウイルスに感染したヒト，家禽，野鳥が報告されている地域への渡航，生鳥市場への訪問，病鳥との接触
ハンタウイルス肺症候群	ハンタウイルス	アメリカ大陸への歩行，齧歯類との接触
類鼻疽	*B. pseudomallei*	タイ北東部，オーストラリア北部への渡航，汚染された土や水との接触
肺結核	*M. tuberculosis*	東ヨーロッパ，ロシア，アフリカ南部への渡航
肺ペスト	*Y. pestis*	流行地への渡航，ノミ刺咬
肺炭疽	*B. anthracis*	動物の皮，獣毛との接触
野兎病	*F. tularensis*	野生動物との接触
オウム病	*C. psittaci*	鳥との接触
コクシエラ症（Q熱）	*C. burnetii*	感染した動物との接触
レジオネラ症	*Legionella* sp.	船旅，流行地への渡航
ジフテリア	*C. diphtheriae*	流行地への渡航
コクシジオイデス症	*C. immitis*	米国，中央-南米，乾燥した流行地への渡航，汚染された土との接触
パラコクシジオイデス症	*P. brasiliensis*	中央-南米への渡航，アルマジロ，汚染された土との接触
ヒストプラズマ症	*H. capsulatum*	鳥，コウモリ，汚染された土との接触，洞窟探検
糞線虫症	糞線虫	熱帯-亜熱帯への渡航
肺吸虫症	肺吸虫	カニ，イノシシ，シカの摂取

悪寒，頭痛，筋肉痛，悪心，嘔吐，下痢に引き続いて呼吸不全，ショックへ進行する．アルゼンチンにおいて院内感染，家庭内感染が報告されているが，原則，ヒト-ヒト感染はしないと考えられている．診断は血清抗体測定，PCR 検査による．

2）中東呼吸器症候群（MERS）

p99「中東呼吸器症候群（MERS）」を参照．

3）重症急性呼吸器症候群（SARS）

2002 年に中国で発生し 33 ヵ国に拡大したが，2003 年 7 月に WHO によって終息宣言が出された．潜伏期間は 2〜14 日間（平均 5 日間）で接触/飛沫感染し，ヒト-ヒト感染も起こりうる．発熱，咳，呼吸困難が出現し，診断は PCR 法による．

4）COVID-19

p95「新型コロナウイルス症候群（COVID-19）」を参照．

5）鳥インフルエンザ（H5N1，H7N9）

2020 年から 2022 年 3 月にかけて高病原性鳥インフルエンザを起こす A（H5N1）ウイル

スが世界各地の家禽や野鳥に蔓延し，ヒトへの感染も報告された．A（H7N9）は継続的に
ヒト-ヒト感染を起こすような能力は獲得していないが，Influenza risk assessment tool
（IRAT）の対象となっている鳥インフルエンザウイルスの中ではもっとも高い，中-高レベ
ルのリスクに分類されている．渡航者はトリやヒトの鳥インフルエンザA（H7N9）の発生
が確認されている地域へ渡航する際には生鳥市場への訪問や病鳥との接触を控える必要があ
る．

6）ジフテリア

アジア，南太平洋，中東，東ヨーロッパなどワクチン接種が進んでいない地域で流行する
ことがある．潜伏期間は2〜5日で，飛沫感染する．倦怠感，咽頭痛，鼻，扁桃，咽頭，喉
頭の白色〜灰白色の偽膜，微熱，頸部リンパ節腫脹が出現し，診断は咽頭粘液から毒素産生
Corynebacterium diphtheriae の分離による．

7）レジオネラ症

南極大陸を除いて世界各地で発生する．*Legionella* sp. は自然界の土壌や淡水に生息する．
冷却塔，加湿器，ジャグジーなどで *Legionella* sp. が増殖した水がエアロゾルとなり，ヒト
に感染する（飛沫・空気感染）．ヒト-ヒト感染はない．潜伏期間は5〜6日間である．症状
は発熱，咳，痰，呼吸困難，頭痛，意識障害で，尿中抗原を検出し診断することが多い．

8）類鼻疽（メリオイドーシス）

p48「鼻疽および類鼻疽」を参照．

9）肺炭疽

炭疽症はウシやヒツジなどの草食動物を中心にした感染症で，ヒトにも感染する人畜共通
感染症である．サブサハラアフリカ，アジア，中央・南米，南・東ヨーロッパで発生するこ
とが多い．感染経路により皮膚に水疱や痂皮ができる皮膚炭疽，発熱，嘔吐，腹痛，血便な
どが出現する腸炭疽，発熱，咳，呼吸困難が出現する肺炭疽がある．肺炭疽の潜伏期間は1
〜43日間で，芽胞を吸入することにより空気感染する．診断は臨床検体から *Bacillus anthracis*
分離による．

10）コクシエラ症（Q熱）

p45「Q熱・バルトネラ症・ブルセラ症」を参照．

11）肺ペスト

アフリカの山岳地帯，ヒマラヤ山脈周辺などは *Yersinia pestis* が常在する地域で，*Y.
pestis* を保有するノミによる吸血により感染する．臨床像により腺ペスト，敗血症型ペスト，
肺ペストに分けられる．肺ペストの潜伏期間は2〜3日で，敗血症型ペストの経過中に肺に *Y.
pestis* が侵入し発病する．発熱，呼吸困難，血痰，頭痛，嘔吐が出現し，24時間以内に死亡
するとされている．飛沫感染によりヒト-ヒト感染が広がる．診断は臨床検体から *Y. pestis*
の分離による．

12）野兎病

北緯30度以北の北半球に広く発生している．保菌動物（ウサギが多い）の剥皮作業や肉
の調理の際に経皮感染する．潜伏期間は3〜5日間で，臨床像より皮膚粘膜病変とリンパ節
腫脹を伴う潰瘍リンパ節型と，発熱，肝脾腫，比較的徐脈を呈するチフス型に分けられる．
空気感染や血行性感染による肺炎を合併することがある．ヒト-ヒト感染はない．診断は血

清抗体価あるいは分離培養，PCR 検査による．

13）コクシジオイデス症

米国南西部（カリフォルニア，アリゾナ，テキサス，ネバダ，ユタ）などの土壌に生息する *Coccidiodes immitis* を吸入し感染する．潜伏期間は 1〜4 週間で，飛沫感染する．症状は感冒症状で，多くの場合は自然治癒する．診断は臨床検体から *C. immitis* の分離などによる．

14）ヒストプラズマ症

Histoplasma capsulatum は世界各地に分布し，吸入により感染する．潜伏期間は 3〜17日間で，コウモリやヒバリの糞に好んで発育し，洞窟探検や鶏小屋掃除は感染のリスクとなる．発熱，悪寒，頭痛，筋肉痛，胸痛が出現するが多くの場合は自然治癒する．臨床検体から *H. capsulatum* を分離などによる．

15）パラコクシジオイデス症

ブラジルに多発する真菌症で，ヒトは経気道的に感染する．潜伏期間は 1 ヵ月から数年と幅があり，口腔粘膜の潰瘍性病変や著しい頸部リンパ節腫脹が出現する．診断は病原体の分離による．ヒト-ヒト感染は起きない．

16）肺吸虫症

世界各地で発生する．宿主であるカニやイノシシ，シカを摂取し感染する．潜伏期間は 7〜2 週間で，発熱，倦怠感，咳，血痰，胸痛，労作時呼吸困難が出現する．診断は喀痰や便から有蓋卵を同定することによる．

17）糞線虫症

熱帯，亜熱帯地域で発生がある．汚染された土壌より経皮感染し，血管やリンパ管に入り，肺に達し，気管をさかのぼり嚥下される．肺や咽頭を通過する際に咳や咽頭痛が出現することがあるが気がつかないことも多い．少数寄生の場合は無症状で経過するが，免疫不全者においては過剰感染をきたし，消化器症状が出現する．さらに腸管内の細菌が虫体ともに血中に移行し，敗血症，肺炎，髄膜炎をきたすことがある（播種性糞線虫症）．診断は臨床検体の直接塗抹法により虫体を確認する．経皮感染してから便に虫体が出現するまで 2〜4 週間である．ヒト-ヒト感染は起こる可能性がある．

18）熱帯性肺好酸球増多症

熱帯性肺好酸球増多症は喘息性症状，胸部 X 線でびまん性粒状影，著明な好酸球，IgE増加など糸状虫に対するアレルギー反応である．蚊によって媒介され，潜伏期間は 3〜6 ヵ月である．症状は夜間の喘息発作，慢性間質性肺炎，繰り返す微熱などがあり，診断は血液のギムザ染色でフィラリアを捉えることである．

19）肺結核

アフリカ南部，東ヨーロッパ，アジアへの渡航者，長期滞在/渡航者（≧6 ヵ月間），医療機関で働く人たちは感染のリスクがある．

診断（表3）

渡航者の全身状態が良好な場合は必ずしも原因微生物を同定する必要はない．特殊な培地が必要となる，あるいは検査担当者が曝露するリスクがある場合は検査担当者に臨床情報を伝える必要がある．ヒストプラズマ，コクシジオイデス，パラコクシジオイデスはバイオハ

表3 検査方法

	検査方法	材料
ハンタウイルス肺症候群	抗体検査 PCR 検査	血清 血液，肺組織材料
ジフテリア	培養検査	感染部位からの材料
レジオネラ症	抗原検査 PCR 検査 培養検査（BCYE 培地）	尿 喀痰，胸水，血液，肺組織，尿 喀痰，胸水，血液，肺組織
マイコプラズマ肺炎	抗体検査 PCR 検査	血清 気道から採取した検体
クラミドフィラ肺炎	抗体検査 PCR 検査	血清 気道から採取した検体
コクシエラ症	抗体検査 PCR 検査	血清 血液
肺ペスト	PCR 検査 培養検査	喀痰，血液，リンパ節，組織 喀痰，血液，リンパ節，組織
野兎病	抗体検査 PCR 検査	血清 感染部位ぬぐい液，リンパ節，咽頭ぬぐい液
類鼻疽	PCR 検査 培養検査	喀痰，咽頭ぬぐい液，膿，血液 喀痰，咽頭ぬぐい液，膿，血液
肺炭疽	PCR 検査 培養検査	血液，胸水 血液，胸水
ヒストプラズマ症	抗体検査 培養検査	血清 喀痰
コクシジオイデス症	培養検査	喀痰
パラコクシジオイデス症	培養検査	喀痰
肺クリプトコッカス症	抗原検査 培養検査	血清 喀痰
糞線虫症	塗抹検査	喀痰，便
肺吸虫症	塗抹検査	喀痰，便
バンクロフト糸状虫症	塗抹検査	血液

ザードレベル3であり，病院内では培養してはならないことになっている．これらの真菌感染症を疑った場合は千葉大学真菌医学研究センターなどの研究機関に相談する．

治療（表4）

渡航者の気道感染症は非渡航者の気道感染症と同様に扱え，肺炎は市中肺炎として治療できることが多い．病状が悪化する場合は渡航歴に基づいて評価し治療を追加する．

予防

渡航者は手指衛生を行い，病人と至近距離で長時間，接触するのは避ける．ルーチンのワ

表4 治療

ハンタウイルス肺症候群	対症療法
ジフテリア	乾燥ジフテリアウマ抗毒素（保管場所：http://idsc.bug.go.jp/disease/diphtheria/IMG/ref002.gif） エリスロマイシン 40 mg/kg/日（最大 2 g/日，経口または静注，14 日間） ベンジルペニシリンカリウム 60 万単位/日（筋注，14 日間）
レジオネラ症	レボフロキサシン 500 mg 24 時間ごと（10〜14 日間）
マイコプラズマ肺炎	アジスロマイシン 500 mg 24 時間ごと（3 日間）
クラミドフィラ肺炎	アジスロマイシン 500 mg 24 時間ごと（3 日間）
コクシエラ症	ドキシサイクリン 100 mg 12 時間ごと（2〜3 週間）
肺ペスト	ストレプトマイシン 1 g 12 時間ごと（7 日間）
野兎病	ストレプトマイシン 15 mg/kg 12 時間ごと（10 日間）
類鼻疽	セフタジジム 50 mg/kg 6 時間ごと（10〜14 日間） メロペネム 25 mg/kg 8 時間ごと（10〜14 日間）
肺炭疽	シプロフロキサシン 400 mg 12 時間ごと* ＋リファンピシン，バンコマイシン，ペニシリン G，アンピシリン，イミペネム，クリンダマイシン，クラリスロマイシンの中から 1〜2 剤
ヒストプラズマ症	イトラコナゾール* リポゾーマルアムホテリシン B
コクシジオイデス症	イトラコナゾール リポゾーマルアムホテリシン B
パラコクシジオイデス症	イトラコナゾール リポゾーマルアムホテリシン B
肺クリプトコッカス症	フルコナゾール
糞線虫症	イベルメクチン 0.2 mg/kg/日 分 1（2 週間ごとに 2〜4 回） 播種性糞線虫症には腸内細菌をカバーする抗菌薬を併用する．
肺吸虫症	プラジカンテル 75 mg/kg/日 分 3（3 日間）
バンクロフト糸状虫症	ジエチルカルバマジン 6 mg/kg/日 分 3（12 日間）

*本邦の保険適用量を超えているもの．

クチンは最新の状態にしておく．

院内感染対策

呼吸器感染症の原因微生物の多くは飛沫感染するが，例外的に麻疹ウイルス，結核菌（*M. tuberculosis*）は空気感染する．呼吸器症状のある渡航者の診察にあたる医療従事者は必要に応じて標準予防策に加えて飛沫および空気感染対策をする必要がある．

その他

記載すべきことはとくになし．

ポイント

- ☑ 渡航後に呼吸器症状がある患者の多くは一般的な呼吸器感染症に罹患し，渡航関連の感染症に罹患していることはまれである．
- ☑ 公衆衛生的に重要な感染症に罹患していることがあるので渡航歴，基礎疾患，臨床経過，曝露などについて丁寧に問診する．

文献

1）Keystone JS, et al: Travel Medicine, 3rd ed., Saunders, p561-572, 2013
2）Brunette GW, et al: CDC Health Information for International Travel 2020: the yellow book, Oxford University Press, 2019
3）厚生労働省　抗微生物薬適正使用の手引き第三版，2023
4）Duong TN, et al: Importance of a Travel History in Evaluation of Respiratory Infections. Curr Emerg Hosp Med Rep **4**: 141-152, 2016
5）Heymann DL, et al: Control of communicable diseases manual, 21st ed., APHA Press, 2022

2. 新型コロナウイルス感染症（COVID-19）

診断・治療のフローチャート

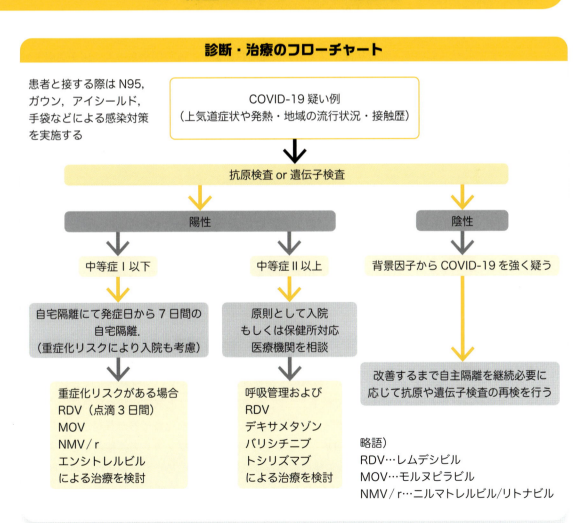

Introduction

新型コロナウイルス感染症（COVID-19）は 2019 年末に中国武漢で最初に報告された SARS-CoV-2 による感染症である．当初よりその感染力の高さとグローバル化に伴い，急激な速度で世界中に拡大し続け，急速な変異能力により重症度や感染力，ワクチンや治療に対する回避能力などが日進月歩で変化するため，その対応に地球規模で苦慮しているため，21 世紀最大の感染症パンデミックとして現在も多数の感染者と死者を出している疾患である．

疫　学

2019 年末に中国武漢における海鮮市場で 27 例の重症肺炎として報告され，瞬く間に世界中に拡大したため，世界保健機関により 2020 年 1 月 27 日に史上 6 例目の「国際的に懸念される公衆衛生上の緊急事態（PHEIC）」宣言がなされ，同年 3 月 11 日，パンデミック宣言がされた．その後も指数関数的に増加し，2021 年 7 月には累計 1 億人にのぼり，2023 年 1 月現在で 6 億人以上の感染者が報告されている．死亡率は年齢や時期で大きく異なっており，2020 年時点では 80 歳以上の高齢者では 10〜15%，全体で 2% 前後とされていたが，現在のオミクロン株の出現と，治療やワクチンの普及により，全体で 0.1% 前後にまで徐々に低下してきている．日本国内では 2023 年初頭までに 8 回の大きな波を経験し，2,500 万人が感染し 6 万人以上が死亡している．

国際渡航においても流行状況やワクチン接種回数により，流行国からの入出国が制限されることや入国時のウイルス学的検査，入国後の隔離が必要とされることも多い．飛行機内は数分で機内の全換気が行われるように設計されているが，海外の報告では飛行機による移動後は 7 日間で最大 2% が COVID-19 を発症するともいわれ [1]，空港や機内などの狭い空間に長時間にわたり集団で滞在することによる感染リスクは否定できない．

病原体

コロナウイルス科ベータコロナウイルス属の一種である SARS-CoV-2 が病原体となる．感染経路は接触，飛沫，マイクロ飛沫（エアロゾル）感染が主であり，ヒトからヒトへ感染を起こす．潜伏期は 1〜7 日程度であり，他者への感染力がある期間は免疫正常者においてはおおむね発症の 2 日前から発症後 10 日程度までであると考えられている [2]．

臨床症状

多くの場合，発熱および上気道症状より発症する．主な症状としては咽頭痛（65%），咳（62%），倦怠感（53%），鼻水（51%），悪寒（33%），発熱（32%），下痢（8%）などであり，無症状者も 12% 前後あるとされ，初期に 3 割程度に認められていた嗅覚味覚障害は，オミクロン株になると 6% 前後にまで低下した [3]．最初の数日間は上気道症状や発熱によるものであり，一般的には 7 日前後で徐々に改善していくが，過剰な免疫応答が惹起され重症呼吸不全，急性呼吸窮迫症候群（ARDS）にまで至る例があり，ワクチン未接種者などで主に報告される．また，感染者の 6.2% 前後に罹患後症状（後遺症）として 3 ヵ月以上続く咳や倦怠感，抑うつ，味覚障害などが残存するとされ，12 ヵ月以上遷延した例も報告があるが，ほとんどは自然軽快する．

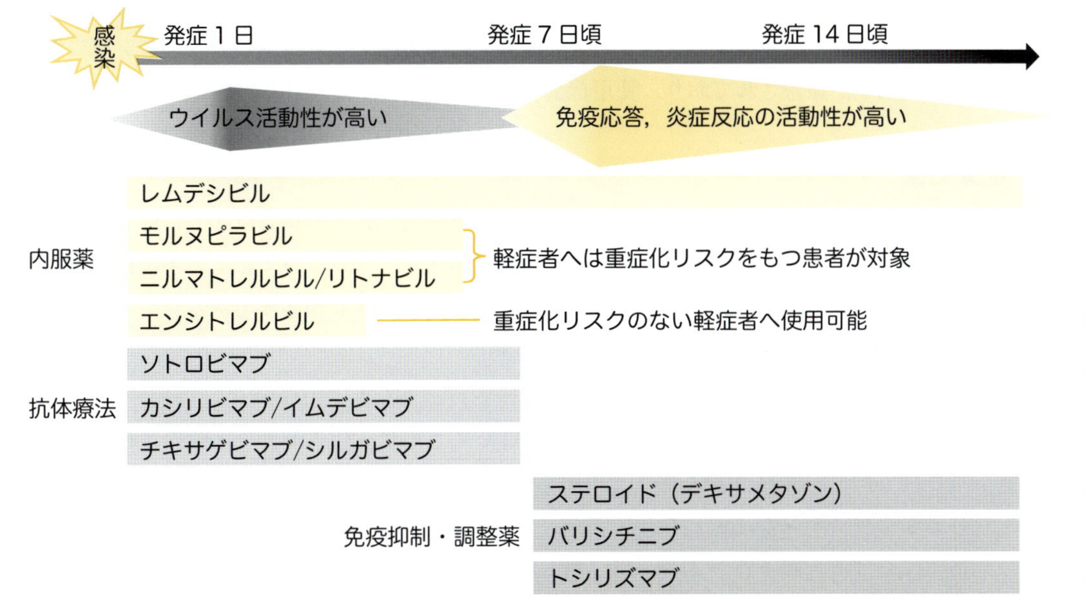

2. 新型コロナウイルス感染症（COVID-19）　**97**

図1 COVID-19 に対する治療と臨床経過

	ウイルス期	免疫応答期
レムデシビル（5days）	○（軽症者は 3days）	○（呼吸不全例）
ステロイド（7-10days）	△（呼吸不全例）	◎
バリシチニブ（14days 経口 or 経腸）	△（呼吸不全例）	△（ステロイド併用下）
トシリズマブ（単回点滴）	×	△（重症例）
モルヌピラビル（5days）	○（妊婦に禁忌）	×
ニルマトレルビル/リトナビル（5days）	○（併用禁忌薬多い）	×
エンシトレルビル（5days）	○（発症 3 日以内）	×

診　断

　鼻咽頭ぬぐい液，鼻腔，唾液などを用いた抗原検査，もしくは PCR（polymerase chain reaction）などの遺伝子検査により行われる．抗原検査は迅速性が高いものの感度が若干低く，PCR 検査は感度が高いものの迅速性が低く高価である．一般の薬局にも厚生労働省の認可した検査キットが市販されており，自身での検査も推奨されている．

治　療

　上述のとおり，COVID-19 は感染早期におけるウイルス期と，数日後から始まる免疫応答期の 2 つの phase が存在する．ウイルスが多い時期は抗ウイルス薬としてレムデシビル，モルヌピラビル，ニルマトレルビル/リトナビル，エンシトレルビルが本邦で承認されているが，投与できる患者に制限があるため注意が必要である．

　免疫応答期による呼吸不全が考えられる患者に対してはレムデシビルに加え，過剰な免疫を抑制する目的でのデキサメタゾン，バリシチニブ，トシリズマブの使用が推奨されている．ADL が低下した高齢者などでは COVID-19 を契機とした誤嚥性肺炎の併発も認められるため，その場合は一般抗菌薬の併用も検討される（**図1**）．

98　Ⅰ章. グローバル感染症診療の実践　E. 呼吸器症状

また，予防や重症化の抑制を目的とした抗体療法として，カシリビマブ／イムデビマブ，ソトロビマブ，チキサゲビマブ／シルガビマブも承認されているが，オミクロン株における有効性低下が報告されており，使用機会も限定される[4].

予防・感染対策

接触および飛沫感染対策が有効であるため，感染者と接する場合は必要に応じて手袋，ガウン，N95 マスク，アイシールドを着用して対応する．アルコールによる手指衛生も有効である．発症後の隔離期間は，渡航国によって異なるため注意が必要である．

その他

ワクチンは本邦では mRNA ワクチンとしてファイザー社，モデルナ社の 2 種類が主に使用されており，2024 年から第一三共社のものも使用可能になった．現在はオミクロン株に対応したワクチンが主流となっており，感染予防効果は低下しているものの，65 歳以上の集団における入院予防が 81％減少，死亡は 86％減少と高い有効性がある[5].　また，2023 年秋からは XBB 株に対応した 1 価ワクチンの使用も開始された．

海外渡航に関しては，その病原性の頻回な変化から渡航タイミングによって大きく制限が起こりうる．マスク着用やワクチン接種，感染拡大状況などにより渡航制限の是非が大きく変化しうるため，常に渡航先の最新の情報を領事館のホームページなどから確認するとよい．

ポイント

- ☑ COVID-19 は重症度こそ低下しつつあるが，いまだ高い感染力を有する．
- ☑ 感染者は速やかな隔離を必要とするが多くは自然軽快する．しかし高度な免疫不全者やワクチン未接種者では時折重症化しうる．
- ☑ リアルタイムで制限や感染状況が変化する疾患である．とくに感染対策や隔離を含めた各種制限に関して，常に最新の情報にアップデートされたい．

文　献

1）Freedman DO: Air travel and SARS-CoV-2: many remaining knowledge gaps. J Travel Med **29**: taac123, 2022
2）厚生労働省：新型コロナウイルス感染症（COVID-19）診療の手引き，第 10.1 版，<https://www.mhlw.go.jp/content/001248424.pdf>（2024 年 6 月閲覧）
3）Laracy JC, et al: Comparison of coronavirus disease 2019（COVID-19）symptoms at diagnosis among healthcare personnel before and after the emergence of the omicron variant. Infect Control Hosp Epidemiol **44**: 1-3, 2022
4）COVID-19 Household Transmission Team: Comparison of Home Antigen Testing With RT-PCR and Viral Culture During the Course of SARS-CoV-2 Infection. JAMA Intern Med **182**: 701-709, 2022
5）Imai M, et al: Efficacy of Antiviral Agents against Omicron Subvariants BQ.1.1 and XBB. N Engl J Med **388**: 89-91, 2023

3. 中東呼吸器症候群（MERS）

診断のフローチャート

定義1：
38度以上の発熱，咳嗽，肺炎像をすべて認める
かつ，
発症14日以内に以下のいずれかを満たす
・流行国でMERS確定患者との接触歴がある
・ヒトコブラクダとの濃厚接触（顔を舐められる，生のミルクや非加熱の肉の摂取）がある

定義2：
発熱または急性呼吸器症状（軽症を含む）を認め，
かつ
発症14日以内に以下のいずれかを満たす
・MERS確定患者を診察，看護，介護していた
・MERS確定患者と同居（あるいは同室に滞在）していた
・MERS確定患者の気道分泌物や体液などに直接触れた

そのほかの定義：
MERSに矛盾しない臨床症状がある，かつ
独自のPCR検査でMERSコロナウイルス陽性

いずれかに該当する → 最寄りの保健所に連絡し，今後の検査や対応について相談する

いずれにも該当しない → 他の疾患の精査

（MERSの国内発生時の対応について（平成29年（2017年）7月7日付事務連絡）を参照して作成．事務連絡が更新されることがあるため，最新の定義を把握しておくことが重要である．

Introduction

　2012年に確認されたウイルス性呼吸器感染症であり，現在も中東で新規の症例が報告されている．ヒトコブラクダの体液との直接的な接触（くしゃみを浴びる，顔を舐められる，など）や，ヒトコブラクダの生のミルクや非加熱の肉などを摂取することが感染のリスクになる[1]．感染症法の二類感染症に分類されており，MERSを疑う場合には，その段階から最寄りの保健所との連携が不可欠である．

疫 学

　2019年7月以降ではサウジアラビア，アラブ首長国連邦，カタール，オマーンの4ヵ国で合計148名の患者が確認された．その致死率は35％に達している[2]．

病原体

MERS コロナウイルスが原因である．ウイルスの起源は不明ながら，ヒトコブラクダがウイルスを保有していることは確認されている．ヒトコブラクダから，あるいは感染者からの感染が主要な感染経路である．

臨床症状

ヒト-ヒト感染の潜伏期間は2〜14日（中央値5.2日）である[1]．発熱，頭痛，乾性咳嗽，咽頭痛，筋肉痛などで発症した後，肺炎を起こして呼吸困難が進行する．初期症状は他の呼吸器感染症と類似しており，臨床症状から区別することはむずかしい．嘔吐，下痢，腹痛などの消化器症状を呈することもある．高齢者や併存疾患（糖尿病や慢性腎不全など）のある患者ではとくに重症化のリスクが高い．

診　断

咽頭ぬぐい液や喀痰などの検体からウイルスの遺伝子を検出することで診断する．MERSを疑った時点で最寄りの保健所に連絡し，地方衛生研究所などに検査を依頼する．

治　療

対症療法，支持療法を行う．多臓器不全により人工呼吸器や腎代替療法を含めた集中治療が必要となることも多い．平時からそのような管理に長けた診療科との連携が不可欠である．確立された特異的な治療はないが，ロピナビル・リトナビルとインターフェロンβ-1b製剤の効果が報告されている[3]．リバビリンとインターフェロン製剤の有効性は報告により様々である[4]．副腎皮質ステロイドは観察研究で有効性が示されていない[5]．

予　防

利用可能なワクチンはなく，曝露前後に使用できる薬剤もない．予防のためには中東での感染リスクとなる行動を避けるしかない．

院内感染対策

陰圧個室を使用し，眼の防護具を含む飛沫感染対策および接触感染対策を講じる．エアロゾルの発生に備えてN95マスクも着用する．リネン類は，通常の感染性リネン類の取り扱いに準じる．

その他

症例の半数近くが医療関連感染である[1]．発端者の診断が遅れ，無防備な状態で気管挿管などを実施したために感染が広がった事例が報告されている[6]．この患者と院内で接触した別の患者が別の病院を受診し，さらに感染が拡大した．同様の事態を防ぐためには，海外渡航歴を日常的に聴取し，いかに迅速に診断できるかにかかっている．

ポイント

- ☑ 中東地域でのヒトコブラクダとの接触，あるいはMERS患者との接触がリスクとなる．
- ☑ 特異的な治療薬はなく，致死率も高い．中東渡航前の注意喚起が重要である．
- ☑ 院内感染対策を徹底しつつ，集中治療に長けた診療科と連携する必要がある．

文　献

1）Memish ZA, et al: Middle East respiratory syndrome. Lancet **395**: 1063-1077, 2020

2）Middle East respiratory syndrome: global summary and assessment of risk-16 November 2022. <https://www.who.int/publications-detail-redirect/WHO-MERS-RA-2022.1> （2023 年 1 月 12 日閲覧）

3）Arabi YM, et al: Interferon Beta-1b and Lopinavir-Ritonavir for Middle East Respiratory Syndrome. N Engl J Med **383**: 1645-1656, 2020

4）Momattin H, et al: A Systematic Review of therapeutic agents for the treatment of the Middle East Respiratory Syndrome Coronavirus（MERS-CoV）. Travel Med Infect Dis **30**: 9-18, 2019

5）Arabi YM, et al: Corticosteroid Therapy for Critically Ill Patients with Middle East Respiratory Syndrome. Am J Respir Crit Care Med. **197**: 757-767, 2018

6）Alanazi KH, et al: Scope and extent of healthcare-associated Middle East respiratory syndrome coronavirus transmission during two contemporaneous outbreaks in Riyadh, Saudi Arabia, 2017. Infect Control Hosp Epidemiol **40**: 79-88, 2019

F 好酸球増多症

1. 好酸球増多症へのアプローチ

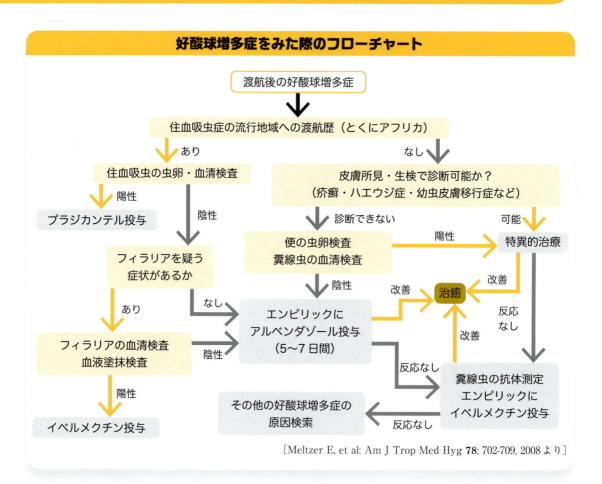

[Meltzer E, et al: Am J Trop Med Hyg **78**: 702-709, 2008 より]

Introduction

　好酸球増多症とは末梢血中の好酸球数が $500/mm^3$ を超えるものと定義される[1,2]. 好酸球増多症の原因にはアレルギー性疾患, 膠原病, 悪性疾患などがあるが, 渡航後の好酸球増多症では寄生虫感染症, とくに蠕虫感染症が問題となることが多い[2-5].

　これらは, 自然軽快する場合もあるが, 本人, およびその接触者に後遺症をもたらす場合もある. 本項では主に渡航後の寄生虫感染症を疑った際の実際的な好酸球増多症のアプロー

1. 好酸球増多症へのアプローチ　　103

表1　好酸球増多症を呈する疾患

感染症	アレルギー疾患	薬剤性	悪性疾患	膠原病類縁疾患	その他
寄生虫 ・蠕虫 ・外部寄生虫（疥癬，ハエウジ） ・原生生物 （イソスポーラ，ザルコシティス） 細菌性 真菌性 ・コクシジオイデス ・アレルギー性肺アスペルギルス症 ウイルス性 ・HIV	気管支喘息 アトピー性皮膚炎 アレルギー性鼻炎 花粉症 蕁麻疹 好酸球性蜂窩織炎	抗菌薬（ペニシリン系，セファロスポリン系，キノロン系，マクロライド系，テトラサイクリン系，キニーネ） NSAIDs アスピリン カルバマゼピン コルヒチン ダプソン	Hodgkin リンパ腫 非 Hodgkin リンパ腫リンパ腫 慢性好酸球性白血病 全身性肥満細胞症 慢性骨髄単球性白血病 急性骨髄性白血病 慢性骨髄性白血病 骨髄異形成症候群 腸・肺・卵巣などの固形臓器の腺癌	関節リウマチ サルコイドーシス 炎症性腸疾患 好酸球性多発血管炎性肉芽腫症 結節性多発動脈炎 多発血管炎性肉芽腫症 好酸球性筋膜炎 IgG4 関連疾患 高 IgE 症候群	副腎不全 放射線曝露 コレステロール塞栓症 家族性好酸球症候群 重金属中毒 好酸球性胃腸炎 慢性膵炎 好酸球性胆管炎

〔Amy D: Klion. Eosinophilia. Travel Medicine, 4th ed., Keystone JS, et al（eds.）, Saunders, Philadelphia, p1250-1267（E-Book）, 2018;

Checkley AM, et al: Eosinophilia in migrants and returned travelers: a practical approach. Hunter's Tropical Medicine and Emerging Infectious Diseases, 10th ed., Magill AJ , et al（eds.）, Saunders, Philadelphia, p1108-1114, 2020 より〕

チについて述べる．

疫　学

　渡航後に体調不良を訴えて受診する患者のうち，どの程度が好酸球増多症を呈しているかは国や地域によって異なるが，帰国後に受診した患者のうち4.8〜8.6％が好酸球増多症を呈していたと報告されている[6,7]．

　好酸球増多症の原因となる疾患を**表1**にまとめた．このように好酸球増多症を呈する疾患は，薬剤性，アレルギー疾患，悪性疾患，膠原病などの非感染性疾患と寄生虫感染症に代表される感染性疾患に大別される[4]．

　渡航後診療で問題となる寄生虫疾患は好酸球増多症の原因の一部に過ぎないが，最近の報告でも渡航後，あるいは移住後の好酸球増多症の所見がみられた患者の約半数は寄生虫疾患（とくに蠕虫感染症）と診断されている[3,4]．

病原体・原因疾患

　上述のように，感染症（とくに寄生虫感染症）だけでなく様々な原因によって好酸球増多症を呈する（**表1**）．

臨床症状

　渡航後の約3分の1の症例が好酸球増多症を呈していても無症状であるとされる．無症候にもかかわらず治療可能となる原因として蠕虫感染症，とくに住血吸虫症，フィラリア症，糞線虫症，鉤虫症が知られている．症状を有す場合には発熱，皮疹，消化器，呼吸器，神経

104　Ⅰ章.　グローバル感染症診療の実践　F. 好酸球増多症

症状を伴う好酸球増多症が知られており，以下の診断の項に記載する.

診　断

　前述のように渡航後の好酸球増多症は寄生虫感染症が原因であることが多くまずは寄生虫感染症の診断にフォーカスしたほうが効率がよい.

　渡航後の好酸球増多症のアプローチをフローチャートに示した. 血液検査，便の虫体・虫卵検査，尿検査などはルーチンで行ってよい. 下記1）～6）の病歴や所見などから病原微生物を想定し，それぞれの特異的検査を行うことで診断する. 診断がつかない場合については自覚症状や好酸球増多症の程度から総合的に判断し経験的な治療を検討する[3-5,7].

1) 曝露歴

　表1に示すように好酸球増多症の原因には多くの鑑別疾患がある. それらを鑑別するために必要な診断検査は広範囲に及ぶため，病歴聴取と身体検査が不可欠となる. 渡航先については，渡航国のみでなく都市部あるいは田舎の農村部なのかなどを，また曝露歴としては行った活動は何か，その他，渡航した時期なども詳細に聴取しておく必要がある. たとえば，アフリカの土や砂を裸足で歩行したことや淡水曝露などあれば糞線虫症や住血吸虫症などが，摂取した食物（未調理の魚介類や生肉など）によってはそれに関連した寄生虫疾患も想起される. これら，好酸球増多症を呈する寄生虫疾患と原因となりうる曝露歴について**表2**にまとめた. 曝露歴について本人はそのことをリスクとして認知しておらず，過小報告されうることもあるため，積極的に聴取する必要がある点は注意しておきたい. また，本人のみでなく渡航同伴者の病歴は共通の汚染源にさらされた結果として共通の感染症を発症することがあるため，こちらについても確認できれば有用であろう.

　加えて，渡航後の好酸球増多症の原因は，上述のとおり曝露歴また下記に示す症状から鑑別を絞り込むことができるが，好酸球増多症の特異的な特徴も有用である. たとえば，間欠的な好酸球増多は，エキノコックス症および嚢虫症に特徴的であり，嚢胞内容物の漏出に対する炎症反応を反映していると言われている. また，渡航前の好酸球数があれば，好酸球が渡航と関連しているのか，それとも喘息やアトピー性疾患など既存の問題と関連しているのかを判断するのに有用である[4,5].

2) 発熱

　発熱に好酸球増多症を伴う場合，寄生虫疾患であれば住血吸虫症，内臓幼虫移行症，肝蛭症，顎口虫症などを曝露歴も踏まえて鑑別に挙げ，また，すべての症例で薬物過敏症の可能性を評価する[4,5].

3) 皮膚症状

　皮疹は好酸球増多症を呈する渡航後患者でもっとも遭遇する頻度の高い問題である.

　フランスの観察研究では皮膚幼虫移行症やハエ幼虫症，フィラリア症，疥癬などが含まれるが，それ以外にもアトピー性皮膚炎，乾癬など既存の皮膚疾患は熱帯気候などによって悪化することがあり，渡航後の皮膚疾患の鑑別に含める必要がある. 皮膚症状を伴い好酸球増多症を呈する疾患については**表3**にまとめた[5].

4) 消化器症状

　消化器症状は渡航後もっとも多い主訴の1つで，好酸球増多症を伴っている場合は蠕虫感

1. 好酸球増多症へのアプローチ **105**

表2 好酸球増多症を呈する寄生虫感染症とその原因

	寄生虫	原因
線虫	イヌ回虫	イヌの糞便との接触
	ブタ回虫	ウシのレバー，ニワトリの生食
	鞭虫	生野菜の摂食
	イヌ糸状虫	蚊を介する経皮感染
	アニサキス	サバ，アジ，イワシ，ニシンなどの生食
	旋毛虫	ブタ，イノシシ，クマの生食
	旋尾線虫 type X	ホタルイカの生食
	広東住血線虫	アフリカマイマイ，ナメクジの経口摂取
	ドロレス顎口虫	ヤマメ，マムシ，イノシシなどの生食
	ブラジル鉤虫	経皮感染
	糞線虫	経皮感染
条虫	有鉤条虫	豚肉の摂食
	無鉤条虫	牛肉の摂食
	マンソン孤虫	カエル，ヘビ，トリなどの摂食
	エキノコックス	イヌ，オオカミ，キツネとの接触
	ロア糸状虫	アブ刺咬
	オンコセルカ	ブヨによる吸血
吸虫	宮崎肺吸虫	サワガニの摂食
	ウエステルマン肺吸虫	サワガニ，モズグガニ，イノシシ，クマなどの生食
	肝蛭	生野菜の摂食
	住血吸虫	経皮感染

染症が疑われる．住血吸虫症，肺吸虫症，鉤虫症など，多くの蠕虫族感染症の初期には，吐き気，下痢，嘔吐，腹痛などの一過性の胃腸症状が現れる．これらの詳細については F-2～4 を参考にされたい[5]．

5) 呼吸器症状

Löffler 症候群は発熱，蕁麻疹，喘鳴，乾性咳嗽など症状を呈する比較的まれな，蠕虫の幼虫が肺を移動することにより，好酸球増多や移動性肺浸潤を引き起こす症候群である．もっとも一般的な原因は，世界中に分布する回虫の感染であり，汚染した食品などから経口的に虫卵摂取すると 1～2 週間後に，咳嗽と胸骨部の灼熱感が出現する．5～10 日以内に症状は消失するが，胸部 X 線検査での異常や好酸球増多症が数週間持続することがある．しかし診断は，虫卵が数ヵ月間の長期にわたり便中に現れないことがあり，長期の経過で好酸球増多が一般的に改善しているためむずかしい．逆に，好酸球増多症を呈している渡航後患者の便から回虫の虫卵を検出した場合には，好酸球増多症の他の原因を探す必要がある．呼吸器症状を伴い好酸球増多症を呈する疾患については**表4**にまとめた[5]．

表3　皮膚病変を伴う好酸球増多症の原因

皮膚病変	一般的な原因疾患	検査
蕁麻疹	蟯虫症	便の虫体・虫卵検査，抗体検査
	薬剤過敏症	
	特発性	
慢性瘙痒性皮膚炎	オンコセルカ症	抗体検査
	疥癬	ダーモスコピー
	薬剤過敏症	
皮下結節	オンコセルカ症	皮膚生検，抗体検査
	ハエウジ症	目視所見
遊走性血管浮腫	ロア糸状虫症	抗体検査，日中の末梢血塗沫検査
	顎口虫症	抗体検査，寄生虫の摘出
蛇行性病変	幼虫皮膚移行症	目視所見
	糞線虫症	抗体検査，便検査で幼虫を検出

〔Amy D: Klion. Eosinophilia. Travel Medicine, 4th ed., Keystone JS, et al (eds.), Saunders, Philadelphia, p1250-1267（E-Book），2018 より〕

表4　呼吸器症状を伴う好酸球増多症の原因

	疾患
一過性の浸潤影	回虫症，鉤虫症，糞線虫症，薬剤過敏症，急性好酸球性肺炎
慢性の浸潤影	熱帯性肺好酸球増多症，糞線虫症，薬剤過敏症，好酸球増多症候群，慢性好酸球性肺炎，好酸球性多発血管炎性肉芽腫症
好酸球性胸水	蟯虫症（トキソカラ症，フィラリア症，肺吸虫症，アニサキス症，エキノコックス症，糞線虫症） その他の感染症（コクシジオイデス症，結核） その他（悪性腫瘍，血胸，薬剤性，肺梗塞，気胸）
空洞形成しうる実質性病変	肺吸虫症，結核，アレルギー性気管支肺アスペルギルス症，エキノコックス症（まれ）

〔Amy D: Klion. Eosinophilia. Travel Medicine, 4th ed., Keystone JS, et al (eds.), Saunders, Philadelphia, p1250-1267（E-Book），2018 より〕

6）神経学的症状

　好酸球増多症に伴う神経症状は比較的まれではあるが，好酸球性髄膜炎，痙攣，横断性脊髄炎，末梢神経障害などがこれに含まれる（**表5**）．好酸球性髄膜炎のもっとも一般的な原因は，広東住血線虫症でカリブ海，ハワイ，東南アジアで発生している．加熱不十分なカタツムリ，エビ，カニ，カエルに含まれる幼虫を摂取することで発症するとされる[4,5]．

7）検査

　好酸球増多症を呈する寄生虫感染症の多くは抗体検査による．商業ベースでは SRL（エスアールエル）社が行っている．これ以外の寄生虫検査や上記のスクリーニング検査では診断がつかない場合は，研究機関へ依頼せざるを得ない．なお，検査を依頼する際には，検体を郵送する前に必ず事前連絡し，検査の許可を得る必要がある．

1. 好酸球増多症へのアプローチ

表5 神経学的症状を伴う好酸球増多症の原因

症状	一般的な原因疾患	検査
頭痛・髄膜刺激症状	広東住血線虫症，顎口虫症，コクシジオイデス症，薬剤過敏症，Hodgkin リンパ腫などの悪性腫瘍	腰椎穿刺，血清診断
頭痛・痙攣	有鉤嚢虫症，エキノコックス症，住血吸虫症，肺吸虫症，肝蛭症，旋毛虫症，トキソカラ症，マンソン孤虫症	CT，MRI，血清診断
横断性脊髄炎	住血吸虫症	脊髄 MRI，血清・髄液の抗体検査，便または尿の虫卵検出，直腸生検
末梢神経障害	ロア糸状虫症	抗体検査，日中の末梢血塗抹標本

〔Amy D: Klion. Eosinophilia. Travel Medicine, 4th ed., Keystone JS, et al（eds.）, Saunders, Philadelphia, p1250-1267（E-Book）, 2018 より〕

- **SRL（エスアールエル）社**：ウエステルマン肺吸虫症，宮崎肺吸虫症，肝蛭症，肝吸虫症，マンソン孤虫症，有鉤嚢虫症，イヌ糸状虫症，イヌ回虫症，ブタ回虫症，アニサキス症，顎口虫症，糞線虫症
- **宮崎大学医学部寄生虫学講座**：肺吸虫症，肝蛭症，肝吸虫症，マンソン孤虫症，有鉤嚢虫症，イヌ糸状虫症，イヌ回虫症，ブタ回虫症，アニサキス症，顎口虫症，糞線虫症，日本住血吸虫症，広東住血線虫症など

その他検査についてはⅢ章を参考にされたい．

ポイント

- ☑ 渡航後の好酸球増多症を呈する患者の大部分は寄生虫感染症（とくに蠕虫感染症）である．
- ☑ 渡航地，曝露歴，臨床症状や身体所見から鑑別を絞り込み，特異的検査を行う．
- ☑ 診断がつかない場合については経験的治療も検討する．

文献

1）O'Connell EM, et al: Eosinophilia in Infectious Diseases. Immunol Allergy Clin North Am **35**: 493-522, 2015

2）Roufosse F, et al: Practical approach to the patient with hypereosinophilia. J Allergy Clin Immunol **126**: 39-44, 2010

3）Barrett J, et al: The changing aetiology of eosinophilia in migrants and returning travellers in the hosipital for tropical diseases, London 2002-2015: An obsevational study. J Infect **75**: 301-308, 2017

4）Checkley AM, et al: Eosinophilia in migrants and returned travelers: a practical approach. Hunter's Tropical Medicine and Emerging Infectious Diseases, 10th ed., Ryan ET, et al（eds.）, Saunders, p1108-1114, 2020

5）Amy D: Klion: Eosinophilia. Travel Medicine, 4th ed., Keystone JS, et al（eds.）, Saunders, p1250-1267（E-Book）, 2018

6）Schulte C, et al: Diagnostic significance of blood eosinophilia in retrurning travelers. Clin Infect Dis **34**: 407-411, 2002

7）Meltzer E, et al: Eosinophilia among returning travelers: apractical approach. Am J Trop Med Hyg **78**: 702-709, 2008

2. 住血吸虫症

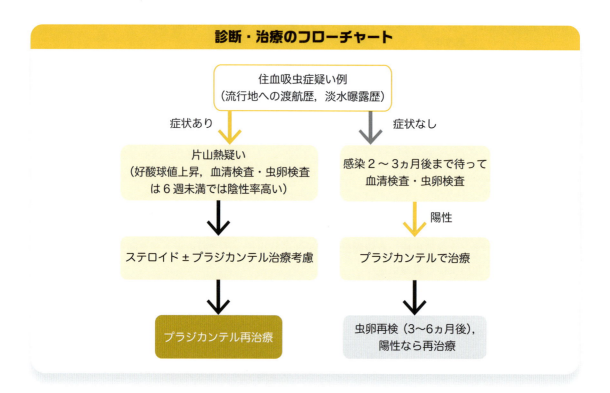

Introduction

　住血吸虫症は，淡水曝露（湖，河，沼）により感染する寄生虫感染症で，地域により異なる種類が流行している．日本の一部の地域も流行域であったが，1977年以降，国内感染症例は発生していない[1]．感染者数の多さと，高い死亡率や合併症率のため，公衆衛生学的に重要な疾患である[2-5]．現在でも渡航者，日本への移民，まれに国内で撲滅前に罹患した患者などの間で認められることがある．

疫　学

　住血吸虫症の感染者数は世界で2億3,000万人以上に及び，毎年20万人以上が住血吸虫により死亡している[2,3,5]．

病原体

　住血吸虫症は，感染動物（ヒトや他哺乳類，げっ歯類など）が尿や便中に排泄した虫卵が，水中で中間宿主である淡水産貝に侵入し，成長したセルカリアが淡水に曝露したヒトの皮膚を貫通し感染する．7種の住血吸虫がヒトに感染する可能性がある[3,5]．主な種は，*Schistosoma mansoni*, *Schistosoma haematobium*, *Schistosoma japonicum* の3種である．また，マイナーな種として *Schistosoma mekongi*, *Schistosoma malayensis*, *Schistosoma intercalatum*, *Schistosoma guineensis* がある．流行地域[2,4]や寄生する淡水産貝も異なる[2-5]．一般的に人

2. 住血吸虫症

表6 住血吸虫の種類と特徴

住血吸虫の種類	流行地域	代表的症状
マンソン住血吸虫 (*Schistosoma mansoni*)	南米，サブサハラ-アフリカ，カリブ海，中東	腸管・肝住血吸虫症，横断性脊髄炎，中枢神経住血吸虫症（脳）
日本住血吸虫 (*Schistosoma japonicum*)	中国，フィリピン，インドネシア	腸管・肝住血吸虫症，中枢神経住血吸虫症（脳）
メコン住血吸虫とその近縁種 (*Schistosoma mekongi, S. malayensis*)	カンボジア，ラオス *S. malayensis*は半島マレーシア	腸管・肝住血吸虫症
インターカラーツム住血吸虫とその近縁種 (*Schistosoma intercalatum, Schistosoma guineensis*)	中央および西アフリカ	腸管・肝住血吸虫症
ビルハルツ住血吸虫 (*Schistosoma haematobium*)	アフリカ，中東，コルシカ島（フランス）	尿路生殖系住血吸虫症，横断性脊髄炎，腸管・肝住血吸虫症

体内での住血吸虫の生存期間は約5〜7年程度であるが，まれに30年近い報告もある[3].

臨床症状

住血吸虫の種類により異なり（**表6**）[3,5]，急性感染と慢性感染の症状に分けられる．ほとんどの症例は感染後も無症状である．渡航者では感染への免疫がなく，急性症状を生じやすい．慢性感染は感染寄生虫量の多い流行地での居住者に多い[3-5].

a 急性感染

1）セルカリア皮膚炎（swimmer's itch）

セルカリアが皮膚から侵入する際は無症状のこともあるが，淡水曝露後1日以内にセルカリア皮膚炎とよばれるかゆみを伴う丘疹や蕁麻疹様の皮疹を伴うこともあり，下肢に多い．日本住血吸虫に多く，ビルハルツ住血吸虫ではまれである．ヒトに感染する住血吸虫以外のセルカリア（鳥の住血吸虫など）が原因で起こることもあり，その場合は人体内で成虫に生育することはない．

2）片山熱

淡水曝露後2〜8週間後に住血吸虫抗原に対する免疫反応の結果起こる発熱，悪寒，筋痛や関節痛，咳嗽，下痢，頭痛などの急性期症状．マンソン住血吸虫や日本住血吸虫感染に多くみられる．通常は2〜3週のうちに自然軽快する．まれに死亡例の報告もある．好酸球増多症，胸部X線浸潤影，肝脾腫やリンパ節腫大などを認めうる．片山熱の時期には尿や便からの虫卵の検出はほとんどみられず，抗体価も陰性であることが多いため，診断は病歴や好酸球値上昇，臨床症状を手がかりに行う．

b 慢性感染

症状の重症度は組織中の虫卵量やその部位，感染期間による．無症状のことも多いが，治療をしなければ進行することが多い．臨床症状は住血吸虫種によって異なる[3-5].

1）腸管住血吸虫症

慢性・間欠性の腹痛，食欲不振，下痢，ときに下血や鉄欠乏性貧血などの症状を呈する．

2) 肝住血吸虫症

流行地では炎症性肝住血吸虫症は青少年の肝脾腫大の主な原因となる．慢性肝住血吸虫症は寄生虫感染量の多い成人に起こり，門脈周囲の線維化が進み，脾腫や門脈圧亢進症を生じる．

3) 尿路生殖系住血吸虫症

ビルハルツ住血吸虫感染により生じ，無症状のこともあるが，血尿，排尿時痛，頻尿などの症状を呈することもある．進行すると膀胱や尿管の線維化や石灰化が起こり，水腎症や水尿管症が生じうる．慢性炎症により膀胱扁平上皮癌のリスクが上昇する．不妊の原因となる生殖器への浸潤も起こりうる．

4) 神経学的合併症

虫卵による塞栓により肉芽腫が生じたり，成虫が神経組織に入りこんだりすることによる．寄生虫感染量が少ない人にも起こりうるため，この神経学的合併症を防ぐことが，無症状の渡航者でも治療が必要な理由である．

- **横断性脊髄炎**：マンソン住血吸虫，ビルハルツ住血吸虫感染による．曝露から発症までは約1ヵ月から数年以上に及ぶ．下肢痛，下肢の筋力低下，直腸障害を呈しうる．
- **中枢神経住血吸虫症**：日本住血吸虫に多く，通常脳に病変を形成する．曝露から数年以上後に発症しうる．頭蓋内圧亢進，痙攣や局所の神経症状などが起こりうる．

5) 肺合併症

肝住血吸虫症の寄生虫量が多い症例で，門脈圧亢進により生じた側副血行路から虫卵が肺動脈塞栓を起こし，肺高血圧症が生じる．また，住血吸虫症の治療により成虫による肺塞栓が生じ肺浸潤影や喘鳴を生じることがあるが，通常，住血吸虫症の治療を中断する必要はなく自然改善する．

6) 腎合併症

いずれの住血吸虫種の感染であっても，免疫複合体の糸球体への沈着による，タンパク尿やネフローゼ症候群が生じることがある．

診　断

非特異的な所見として，好酸球数上昇（30〜60％程度，発症早期に多い）やビルハルツ住血吸虫症感染の際の尿検査での血尿（虫卵の排泄があれば78％程度）などがあるが，確定診断の根拠とはなりえない[3,4,6]．

1) 顕微鏡的所見

尿（ビルハルツ住血吸虫）や便中の虫卵を確認することで住血吸虫種も含め診断できるが，感度が低い．ビルハルツ住血吸虫症では午前10時から午後2時の間の採尿や尿の沈澱，濾過で感度が上がる．その他の住血吸虫は便虫卵の確認直接塗抹あるいは遠心沈殿集卵法を行うが，虫卵量が多くないと感度が低い．

2) 血清反応

ELISA，補体結合反応などがあるが，検査法の標準化がされておらず，値の解釈が容易でない場合がある，既感染と急性感染の区別ができない，種間での交差反応があるなどの問題もある．渡航者では初感染者が多く，虫卵量が少なく顕微鏡的検出がむずかしいなどの点

で血清検査が有用であり，通常，感染後6～12週で抗体値は陽転する．治療後も数ヵ月から数年陽性が続く場合があり，治療効果判定には用いにくい．

3）生検

膀胱壁，腸管などの生検検体から虫卵が検出されることもある．

4）超音波検査

慢性感染における肝臓や尿路の評価に有用である．

5）その他

まだ汎用されていないがPCR検査も開発されている．

治療

治療により，急性または初期の慢性感染の回復，慢性感染による合併症の予防，神経学的合併症を予防することが可能であり，無症状であっても感染が診断された例では全例治療を行う．ただし，進行した慢性感染による肝や尿路の線維化の回復や門脈圧亢進症の回復は望めない．治療の第一選択はプラジカンテルであるが，十分に成熟していない幼虫や虫卵には効果がないため，感染から2～3ヵ月後の加療が望ましい[1,4,7,8]．

セルカリア皮膚炎に対しては適宜対症療法を行う．

- **ビルハルツ住血吸虫症，マンソン住血吸虫症，インターカラーツム住血吸虫**：プラジカンテル40 mg/kg/日，分2，1～2日間（保険適用外）
- **日本住血吸虫，メコン住血吸虫**：60 mg/kg，分2～3，1日間（保険適用外）

1）片山熱

症状が強ければステロイド［プレドニゾロン1～2 mg/kg/日，症状改善後48時間程度まで（3～10日間程度）］を考慮する．住血吸虫が十分成熟しておらず，プラジカンテル治療による治療効果が十分でないこと，殺寄生虫作用による症状の増悪，ステロイドによるプラジカンテルの血中濃度低下のおそれもあるため，プランカンテルの使用に関しては議論がある．上記の初回のステロイド投与6～12週後にステロイド（プレドニゾロン1 mg/kg，1～3日間）に併用してプラジカンテル（40 mg/kg）を投与し，さらに4～6週間後にプラジカンテル（40 mg/kg）にて再治療する方法などがある[1,4,7,8]．

2）中枢神経住血吸虫症

治療する際は，炎症による増悪を防ぐためステロイドの併用が望ましい．

3）治療後のフォロー

尿や便に虫卵が認められた例，もしくは急性感染（片山熱）の症状があった例では，それぞれ3～6ヵ月後に虫卵検査を行い，陽性であればプラジカンテルの再投与を考慮する．

4）副作用

3割くらいの患者にめまい，頭痛，嘔吐，腹痛，下痢，瘙痒感などの副作用が起こりうるが，薬剤による場合と，住血吸虫への免疫反応による場合がある．

5）効果

65～90％程度で治癒が見込まれ，残存感染例の8割は再治療で治癒する．流行域では，治癒に至らずとも寄生虫量を減らすことで合併症を防ぐ効果がある．

予　防

　　感染予防のためのワクチンや確立された薬剤はない［抗マラリア薬（アルテミシニン系薬剤など）］には住血吸虫の治療，予防に有効なものがあるが，まだ臨床的に実用化されていない[1,2,4,8]．予防策としては，流行地での水遊びなど淡水との接触を避ける．

院内感染対策

　　ヒトからヒトへの直接の感染伝播はないため，標準予防策のみで対応可能である．

ポイント

- ☑ 住血吸虫症の感染は短期の渡航者でも起こりうる．とくにアフリカへの渡航と淡水曝露（ビクトリア湖など）はリスクであるため，曝露歴を注意深く聴取する．
- ☑ 神経合併症を含む合併症の予防のため，感染例では無症候でも治療が推奨される．
- ☑ 感染早期では確定診断がむずかしく，治療効果も不十分であることに留意する．

文　献

1）熱帯病治療薬研究班：住血吸虫症．寄生虫症薬物治療の手引き（2020）．日本寄生虫学会ホームページ <https://jsparasitol.org/wp-content/uploads/2022/01/tebiki_2020ver10.2.pdf>（2023年2月閲覧）

2）Schistosomiasis. CDC Health Information for International Travel 2020: the yellow book, Brunette GW, et al（eds.）, Oxford University Press, 2019

3）UpToDate 2023: Schistosomiasis: Epidemiology and clinical manifestations. <https://www.uptodate.com/contents/schistosomiasis-epidemiology-and-clinical-manifestations?search=schistosomiasis&source=search_result&selectedTitle=1~88&usage_type=default&display_rank=1>（2023年2月閲覧）

4）Gryseels B: Schistosomiasis. Infect Dis Clin North Am **26**: 383-397, 2012

5）Chapter 288: Trematodes（Schistosomes and Liver, Intestinal, and Lung Flukes）: Mandell, Douglas, and Bennett's Principles and Practice of Infectious Diseases, 9th ed., Benett JE, et al（eds.）, Elsevier, 2019

6）UpToDate 2023: Schistosomiasis: Diagnosis. <https://www.uptodate.com/contents/schistosomiasis-diagnosis?search=schistosomiasis&source=search_result&selectedTitle=3~88&usage_type=default&display_rank=3>（2023年2月閲覧）

7）UpToDate 2023: Schistosomiasis: Treatment and prevention. <https://www.uptodate.com/contents/schistosomiasis-treatment-and-prevention?search=schistosomiasis&source=search_result&selectedTitle=2~88&usage_type=default&display_rank=2>（2023年2月閲覧）

8）Gray DJ, et al: Diagnosis and management of schistosomiasis. BMJ **342**: d2651, 2011

3. その他の主な寄生虫感染症①（吸虫・線虫）

　　寄生虫は原虫（protozoa）と蠕虫（helminth）に分類される．好酸球増多を呈する寄生虫感染症の多くは蠕虫症である．蠕虫症はさらに線虫症（回虫症，鉤虫症，蟯虫症，鞭虫症，糸状虫症，糞線虫症，広東住血線虫症など），吸虫症，条虫症に細分類される．

3．その他の主な寄生虫感染症①（吸虫・線虫）　**113**

回虫症（Ascariasis）

1）病原微生物：*Ascaris lumbricoides*

2）疫学：全世界で8億～12億人が感染していると推測されている．アジア，サハラ以南アフリカ，南米などの熱帯，亜熱帯地域を中心に全世界に分布している．

3）生活史：土壌中の虫卵内で幼虫が成熟し，幼虫を含む虫卵の経口摂取（土壌，生野菜など）によりヒトに感染する．小腸に達すると孵化し，幼虫が小腸粘膜から血中に侵入する．その後門脈を経由して肝臓，心臓，肺へと移動し，肺で10～14日間かけて発育する．肺胞壁を貫通して気管支から咽頭へ上行し，嚥下によって再度腸管内に入る．小腸に達すると成虫になり，メスの成虫が産卵し糞便中に虫卵が排出される．感染性のある虫卵の摂取から産卵までに2～3ヵ月を要する．

4）臨床症状：多くは無症状である．有症状でも腹部不快感といった軽度の腹部症状であることが多い．感染した虫の量が多い場合，腹痛，腸閉塞，腸管穿孔といった腹部症状に加え，小児では発育不良が生じることがある．成虫の迷入による胆管炎，虫垂炎，膵炎などを起こすこともある．幼虫の肺への移行による肺炎と末梢血好酸球増多でLöffler症候群として発症することもある．

5）診断：便中の虫卵を検出する．ときに便中あるいは口・鼻から排出された成虫の鑑定で診断することもある．

6）治療：世界的にはメベンダゾール（1回100 mg，1日2回，3日間）やアルベンダゾール（1回400 mg，単回投与）が標準とされるが，国内では保険適用外である．したがって，保険適用のあるピランテル（コンバントリン®，1回10 mg/kg，単回投与）が第一選択となっている[1,2]．

7）予防：汚染した土壌の経口摂取を回避することが重要である．すなわち，食品に触れる前や土壌に触れた後には石鹸で手を洗うこと，生野菜や果物はよく洗い皮をむき，火を通すこと．

8）院内感染対策：標準予防策．

トキソカラ症（Toxocariasis）

1）病原微生物：*Toxocara canis*，*Toxocara cati*

2）疫学：熱帯，亜熱帯地域を中心として世界に広く分布する．イヌを飼育している人や屋外で遊ぶことの多い子どもがとくに感染リスクが高い．

3）生活史：*T. canis*はイヌ，オオカミ，コヨーテなど，*T. cati*はネコ，ライオン，ヒョウなどを固有宿主とする回虫である．固有宿主内での振る舞いはヒト体内におけるヒト回虫のそれと同様である．ヒトへの感染は，①環境中の幼虫包蔵卵の経口摂取（ペットとの接触，野菜の摂取など），②待機宿主内の幼虫の経口摂取（生肉，生レバーの摂取など）のいずれかにより成立する．幼虫は小腸から血流に乗り，様々な臓器に遊走し幼虫移行症として発症する．

4）臨床症状：内臓型，眼型，神経型，潜在型に大別される．内臓型では肺，肝に移動性の結節性病変をつくることが多いが症状は乏しいことが多い．眼型は眼内炎，網膜炎による片側の視力障害で発症することが多く，ときに網膜芽腫と間違われる．神経型は髄膜炎，脳炎，

脊髄炎として発症する．まれに消化管病変や心筋炎を引き起こす．血中好酸球および IgE の増多は内臓型では多くみられるが，眼型や神経型ではその頻度は高くない点には注意が必要である．

5）診断：病理検査等により虫体を証明することで確定診断が可能だが，実際は幼虫そのものの検出は困難であることが多い．したがって，ELISA 法やウエスタンブロット法などによる抗トキソカラ抗体の検出により診断することが一般的である．*Toxocara* はヒト体内では成虫にならないため便中の虫卵検査は診断の役に立たない．

6）治療：アルベンダゾールを用いる（保険適用外）．治療期間は海外では 5 日間が標準とされているが，再発もしばしば経験するため『寄生虫症薬物治療の手引き』ではアルベンダゾール 10～15 mg／kg／日，分 2～3，4 週間の投与が推奨されている[2]．

7）予防：回虫症と同様．また，感染源となりうる生肉，生レバーの摂取を控える．

8）院内感染対策：標準予防策．

糞線虫症（Strongyloidiasis）

1）病原微生物：糞線虫（*Strongyloides stercoralis*，*Strongyloides fuelleborni*）

2）疫学：主に熱帯，亜熱帯地域でみられるが，温帯地域でも夏季であれば感染の報告がある．全世界で 3,000 万人から 1 億人程度が糞線虫に感染していると推測される．日本でも沖縄，奄美地域の高齢者を中心に保虫者がみられる．

3）生活史：*S. stercoralis* はラブジチス型（R 型）幼虫が環境中で成虫となり，虫卵を生む．虫卵から R 型幼虫が孵化し，フィラリア型（F 型）幼虫へと成長する．これに汚染された土壌からヒトに経皮感染する．血行性，リンパ行性に肺へ到達し，気管を上行した後に嚥下により腸管に達する．小腸で成虫となり産卵し，R 型幼虫が糞便中に排泄される．糞線虫は自家感染（autoinfection）が特徴的である．すなわち，腸管内の R 型幼虫が大腸で F 型幼虫となり，腸管粘膜や肛門周囲の皮膚から再度血中へ達し，再感染が成立することで長期的な保虫者となる（**図 1**）．*S. fuelleborni* の生活環もおおむね *S. stercoralis* と同様だが，虫卵が宿主内で孵化しないため糞便中に排泄されるのが R 型幼虫ではなく虫卵であること，理論上自家感染が起こらないことが相違点である．

4）臨床症状：経皮感染した部位の皮膚に発赤や瘙痒感，その後，咽頭違和感，咳などの呼吸器症状が出現することがあるが軽微で気づかないことも多い．その後はおおむね無症状で経過するが，自家感染により虫の量が増え過剰感染（hyperinfection）状態になると腹痛，下痢，悪心，食思不振といった消化器症状が出現する．さらに，HTLV-1 共感染やステロイドなどの免疫抑制薬の使用による高度の過剰感染状態では，腸管内の細菌が幼虫とともに血中へ移行し菌血症，細菌性肺炎，細菌性髄膜炎などを併発する（播種性糞線虫症）．好酸球増多症を伴うことが多いが，過剰感染状態ではみられにくい点に注意が必要である．

5）診断：糞便中の R 型幼虫を証明する．普通寒天平板培地法の感度が高く推奨される．虫の量が多い場合は喀痰や胃液，胸腹水からも検出されるようになり，また直接塗抹法でも幼虫が確認できるようになる．

6）治療：イベルメクチン 0.2 mg／kg／日 1 日 1 回，朝食 1 時間前に単回服用．2 週間後に再度同量を服用する．通常は自家感染を考慮し 2 回投与を原則とする[2]．過剰感染状態など

3. その他の主な寄生虫感染症①（吸虫・線虫）

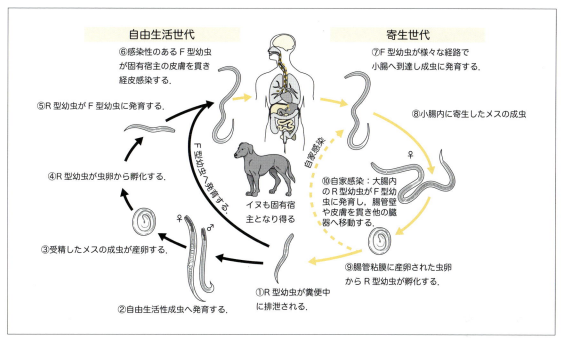

図1　糞線虫の生活史
[CDCホームページ，<https://www.cdc.gov/parasites/index.html>（2023年1月1日閲覧）をもとに作成]

では1〜2週間隔で4回以上の投与，播種性糞線虫症例では7〜14日間連続投与を行うこともある[1,2]．

7) **予防**：屋外では靴を履いて生活すること．糞便や下水に触れないようにすること．

8) **院内感染対策**：標準予防策．

糸状虫症（フィラリア症，Filariasis）

1) **病原微生物**：リンパ系フィラリア症の原因として，バンクロフト糸状虫（*Wuchereria bancrofti*），マレー糸状虫（*Brugia malayi*），チモール糸状虫（*Brugia timori*）．オンコセルカ症の原因として *Onchocerca volvulus*．ロア糸状虫症の原因として *Loa loa*．常在糸状虫症の原因として *Mansonella perstans*．

2) **疫学**：リンパ系フィラリア症は熱帯，亜熱帯地域を中心に1.2億人が感染しているとされ，そのほとんどがバンクロフト糸状虫によるものである．バンクロフト糸状虫はサハラ以南アフリカ，マダガスカル，西太平洋の島国，カリブ諸国に広く分布している．

3) **生活史**：リンパ系フィラリアは蚊の吸血時にその幼虫が皮膚に侵入することで経皮感染する．成虫となりリンパ節，リンパ管に定着し，ミクロフィラリアを産生する．ミクロフィラリアはリンパ液，血液中を循環し，蚊の吸血時に再度蚊に感染し，蚊の体内で幼虫まで成長する．

4) **臨床症状**：リンパ系フィラリア症患者のほとんどは無症状だが，一部の患者でリンパ浮腫を呈する．リンパ浮腫は下肢や陰嚢に生じることが多いが，上肢や胸部でみられることもある．また二次性に蜂窩織炎を発症し皮膚の肥厚，効果が生じ象皮症に至ることがある．

5) **診断**：末梢血中のミクロフィラリアを同定して診断する．ミクロフィラリアの末梢血中

への出現は，リンパ系フィラリア症では夜間，ロア糸状虫症では昼間が主体であるため採血時間に注意する．

6）治療：リンパ系フィラリア症ではジエチルカルバマジン，オンコセルカ症ではイベルメクチンが第一選択である．基本的には専門家への相談が望ましい．

7）予防：防蚊対策，防ブユ・アブ対策．

8）院内感染対策：標準予防策．

肝蛭症（Fascioliasis）

1）病原微生物：肝蛭（*Fasciola hepatica*，*Fasciola gigantica*）

2）疫学：*F. hepatica* は南米，ヨーロッパ，オーストラリアに，*F. gigantica* はアジア，アフリカに主に生息する．全世界で200万人以上が感染しているとされる．日本国内での発生も年間数例程度報告されている．

3）生活史：ヒト，ウシ，ヒツジなどの便中に排出された虫卵は水中でミラシジウムに成長し，巻貝の中でセルカリアまで成熟した後に付近の水生植物（セリ，クレソン，ミョウガなど）に付着しメタセルカリアとなる．メタセルカリアの付着した水生植物の経口摂取によりヒトに感染する．まれに，寄生されたウシ・ヒツジのレバーの生食によっても感染する．経口摂取したメタセルカリアは十二指腸で脱嚢し，腸管壁を穿孔して腹腔内へ達する．その後肝表面から肝実質内へ移行し，胆管に達した後に成虫に発育する．その後，虫卵が便中に排出される．

4）臨床症状：感染後4ヵ月以内の急性期（hepatic phase）は，肝表面から幼虫が肝内に侵入し生じた炎症が主病態で，発熱，悪心・嘔吐，腹痛などが生じる．感染後4ヵ月以降の慢性期（biliary phase）は，胆管内に虫体が寄生したことによる胆道の炎症・閉塞が主病態で，やはり腹痛などが生じうる．皮膚，肺，心臓，脳，筋肉，尿路，眼など肝胆道系以外への異所寄生による症状が出ることもある．

5）診断：急性期は免疫学的検査，慢性期はこれに加えて便中，胆汁中の虫卵検査．

6）治療：吸虫に分類されるが，プラジカンテルは無効であることが多い．トリクラベンダゾール（国内未承認）10 mg/kg 食直後に単回服用する[3]．

7）予防：流行地域での水生植物を生で摂取しないようにする．

8）院内感染対策：標準予防策．

文　献

1）CDC ホームページ，<https://www.cdc.gov/parasites/index.html>（2023年1月1日閲覧）

2）日本医療研究開発機構 新興・再興感染症に対する革新的医薬品等開発推進研究事業「わが国における熱帯病・寄生虫症の最適な診断治療予防体制の構築」：寄生虫感染症治療の手引き，2020．<https://jsparasitol.org/wp-content/uploads/2022/01/tebiki_2020ver10.2.pdf>2023年1月1日閲覧）

3）日本医療研究開発機構 新興・再興感染症に対する革新的医薬品等開発推進研究事業「わが国における熱帯病・寄生虫症の最適な診断治療予防体制の構築」：肝蛭症-診療・治療の手引き，2022

4. その他の主な寄生虫感染症②（条虫）

本項では臨床的に重要な条虫症について概説する.

日本海裂頭条虫症

1）病原微生物：*Dibothriocephalus nihonkaiense*

2）疫学：太平洋北部の固有種であり，サケ科の生魚料理が盛んな東アジアの国々で患者が多い．日本の臨床現場で頻度が高い寄生虫症である．しかし，貿易のグローバル化やサケの取引量増加により，北太平洋沿岸だけでなくヨーロッパやニュージーランドなどの地域でも感染が報告されている[1]．日本での発生数は年間推定52例と報告があるが，実際はもっと多い可能性も示唆されている[2]．

3）生活史：終宿主はヒグマ，イヌ，ヒトである．①汽水域にいるケンミジンコが第一中間宿主で，その体内でプロセルコイドが発育する→②これが第二中間宿主であるサクラマス，シロザケ，カラフトマスに捕食され，プレロセルコイドに発育し，筋組織に移動する→③加熱不十分な魚を食べた終宿主の小腸で成虫になる→④虫卵が糞便中に排出される．

4）臨床症状：腹部膨満感，腹痛，下痢などの消化管症状を自覚することもあるが，無症状のことも多い．片節が排便時に排出されて受診する症例が多い．

5）検査，診断：便と一緒に排泄される片節の確認で診断する．種の同定には遺伝子解析を用いることもある．虫卵の顕微鏡検査では種の同定は困難である．

6）治療

以下に治療の一例を示す．脱水に留意し，飲水を励行し，各薬剤の使用については添付文書も参照する．外来でも施行は可能であるが，高齢者など患者の状態に応じて入院での駆虫を行う場合もある．条虫症の治療時にプラジカンテルを用いる際は，吸収を低下させるため空腹時のプラジカンテル内服が推奨される[3]．

＜前日＞
①夕食は低残渣食で21時までに済ませる．飲水は可能
　　センノシド12 mg 2錠　就眠前に内服
＜当日＞
②朝から絶食（飲水可能）にし，経口腸管洗浄剤（例：ニフレック®配合内用剤）を2Lの水に溶かし，少なくとも1Lは内服し，2Lを上限に可能な限り飲むか，便が透明になれば終了（経口腸管洗浄液は用いなくてもよい[4]）．
③プラジカンテル600 mg内服
④の2時間後にクエン酸マグネシウムシロップ（例：マグコロール®P 50 g）を水約300 mLに溶かして内服
⑤排便し，虫体排出を行う

教科書的には再発予防のために頭節の排泄を確認するとされているが，実際には頭節の確認が容易でない場合も多い．国際感染症センターでの知見では治療後の頭節の排出は日本海裂頭条虫の場合40％（15例中6例）しか認めなかったものの，臨床的な再発は1人も認め

られなかった[5].

7) 予防：もっとも重要な予防法は，加熱不十分な太平洋産サケの摂取を避けることである．マイナス20℃で24時間冷凍することも有効である[6].

8) 院内感染対策：標準予防策．日本海裂頭条虫は中間宿主が必要なので，ヒト-ヒト感染は起こらない．

有鉤条虫症

1) 原因微生物：*Taenia solium*

2) 疫学：ラテンアメリカの大部分，サハラ以南のアフリカ，東南アジア，インド，中国の一部など，世界の広い地域で流行している．豚肉を食べる習慣のない地域での発生は少ない．流行地域では，神経有鉤囊虫症がてんかん患者の約3分の1を占めている[7].

3) 生活史：ヒトは有鉤条虫の終宿主であり，中間宿主でもある．①虫卵または受胎片節は糞便とともに排出される→②ブタが虫卵または幼虫で汚染された植物を摂取する→③腸内で孵化した六鉤幼虫が腸壁に侵入し，筋組織に移動して有鉤囊虫に成長する．囊虫は動物の体内で数年間生存することができる→④感染した生肉や加熱不十分な肉を摂取することでヒトに感染し，ヒトの腸内で2～3ヵ月かけて成虫（有鉤条虫）に成長し，数年間生存することができる．成虫の体長は通常2～7mである．ヒトは中間宿主にもなり，腸管内で六鉤幼虫が孵化し，血流によって身体の各組織に運ばれることで人体有鉤囊虫症を起こす[8]．なお，ヒトの腸管に寄生している有鉤条虫より生まれた虫卵が上記と同様の機序で有鉤囊虫症を起こす場合もある（自家感染)[4].

4) 臨床症状：有鉤条虫症ではほとんど無症状か，軽度の腹痛，下痢などの消化器症状のみである．有鉤囊虫症では，囊虫の感染した部位や数によって症状が異なる．皮下や筋肉に寄生した場合は無痛性の腫瘤を触れる．眼の場合は視力障害，神経系の場合はてんかんや局所神経障害などをきたす．採血検査では好酸球上昇を認めることがある．

5) 検査，診断：糞便虫の虫卵や排泄された片節を確認することで診断する．排泄された片節は無鉤条虫と比較して運動性に乏しい．虫卵の形態から無鉤条虫との鑑別は不可能である．感染後約3ヵ月間は成虫になる前であるため，虫卵や片節は排泄されない．有鉤囊虫症は画像検査に加えて血清抗体検査とあわせて診断する．

6) 治療

- **有鉤条虫症**：破壊された条虫より虫卵が腸管内に出て前述の自家感染を起こすという仮説があるが，それを支持する証拠もないとされる[9]．下剤を併用してプラジカンテルを用いる方法などがある[4]．とくに蔓延地域で感染した有鉤条虫症例では神経有鉤囊虫症を合併している可能性があり，その場合，プラジカンテルによる神経症状の誘発の可能性があり，注意が必要である[9].

- **有鉤囊虫症**：とくに治療に注意が必要な神経有鉤囊虫症にはWHOや米国感染症学会・米国熱帯医学会のガイドラインがあり[10,11]，詳細については参考にされたい．
囊虫症の病期には，初期（生存期），変性期（増強期），非生存期（石灰化期）があるが，異なる病期が混在することもある．抗寄生虫薬は主にアルベンダゾールを用いるが[4]，未治療の水頭症，有鉤囊虫性脳炎，石灰化病変のみの患者には通常適応されない．囊虫が破壊さ

れると炎症反応を起こして神経症状を悪化させる可能性があるためステロイドが併用される場合もあるが，抗寄生虫薬と，ステロイドの投与は，画像上の囊胞の数と特徴によって判断する．

7）予防：豚肉を十分に加熱し，もしくはマイナス20度以下で7日間，マイナス35℃以下で24時間冷凍する[12]．感染者の糞便の虫卵を経口摂取すると感染するため，食事や食べ物を扱う前，トイレの後，動物を触った後の手洗いが推奨されている．

8）院内感染対策：標準予防策の徹底．糞便の取り扱いや手洗いには注意をする．

無鉤条虫症

1）原因微生物：*Taenia saginata*

2）疫学：牛肉食文化の，ある地域に広く分布している．とくに，東ヨーロッパ，ロシア，アフリカ，ラテンアメリカで多い

3）生活史：有鉤条虫症に類似するが，中間宿主はウシ，スイギュウである．無鉤条虫はヒトに囊虫症を引き起こさない点で異なる．

4）臨床症状：ほとんど無症状か，軽度の腹痛，下痢などの消化器症状のみである．採血検査では好酸球上昇を認めることがある．

5）検査，診断：糞便虫の虫卵や排泄された片節を確認することで診断する．排泄された片節は運動性がある[4,8,9,12]．

6）治療：日本海裂頭条虫の項を参照．

7）予防：牛肉の十分な加熱，もしくは冷凍（有鉤条虫の項を参照）．

8）院内感染対策：標準予防策．無鉤条虫は中間宿主が必要なので，ヒト-ヒト感染は起こらない．

エキノコックス症

1）原因微生物：*Echinococcus granulosus*，*Echinococcus multilocularis*

2）疫学：単包虫（*Echinococcus granulosus*）は世界各地に分布し，とくにアフリカ，南米，中央アジアに多い[13]．単包虫症は日本での感染例はなく，輸入感染症である．多包虫（*Echinococcus multilocularis*）は北半球の高緯度地域に分布している．日本でも年間20例前後の患者が報告されており，ほとんどが北海道からで，本州では青森県からの報告が多い[14]．

3）生活史：単包虫の終宿主はイヌ科の動物であり，中間宿主はヒツジやヤギである．終宿主の腸管内で成虫となり，糞便中に虫卵を排泄する．虫卵を摂取した中間宿主の肝臓に定着し，それが終宿主に捕食される．多包虫の終宿主はキツネやイヌ科の動物であり，北海道ではキツネとノネズミの間で生活環が成立している．キツネのフンの中に排泄された虫卵をネズミが摂取し体内で幼虫になり，それをキツネが捕食する．ヒトやブタは中間宿主であり，虫卵の経口摂取で感染する．ヒトが虫卵を口から摂取すると幼虫が虫卵から出て腸壁に侵入し，血流あるいはリンパ系に乗って身体各所に運ばれて定着・増殖する．ヒトからヒトへの感染はなく，多包虫が寄生したブタ肉を食べてヒトに感染することもない．

4）臨床症状：症状は進行するまで無症状で，病変が大きくなるとその部位に応じた症状を呈し，腹痛や，胆道を閉塞して黄疸を認めることがある．

5）検査，診断：画像検査と血清診断を行う．単包虫症に対する血清診断は行われていない．多包虫症に対しては，スクリーニング検査を ELISA 法で行い（感度，特異度ともに 90％以上），さらにウエスタンブロット法で確認検査を行う．北海道立衛生研究所が一般依頼検査（有料）で血清検査を実施しており，ELISA 法，ウエスタンブロット法のどちらも依頼可能である．

6）治療，予防：単包虫症は WHO Informal Working Group on Echinococcosis（WHO-IWGE）の超音波分類，多包虫症は WHO-IWGE の病期分類と，病変の活動性をあわせて評価して治療方針を決定する．単包虫症は根治的な外科的切除が第一選択となる．多包虫症では病期によっては手術による根治的切除が望めない．残存病変がある場合や手術適応がない場合は長期間のアルベンダゾールの内服を行う[13]．アルベンダゾールは 600 mg／日（分 3）28 日間連続投与し，14 日間休薬するサイクルが推奨されているが[4]，400 mg／日に減量して連続投与する方法などが取られる場合もある[15]．肝機能や血算などのモニターが必要となる．

8）院内感染対策：標準予防策．

文　献

1）Robert-Gangneux F, et al: Dibothriocephalus nihonkaiensis: an emerging concern in western countries? Expert Rev Anti Infect Ther **17**: 677-679, 2019

2）Ikuno H, et al: Epidemiology of Diphyllobothrium nihonkaiense Diphyllobothriasis, Japan, 2001-2016. Emerg Infect Dis **24**: 1428-1434, 2018

3）Pan American Health Organization. Guideline for Preventive Chemotherapy for the Control of Taenia solium Taeniasis. <https://www.paho.org/en/documents/guideline-preventive-chemotherapy-control-taenia-solium-taeniasis>（2023 年 2 月閲覧）

4）日本医療研究開発機構 新興・再興感染症に対する革新的医薬品等開発推進研究事業「わが国における熱帯病・寄生虫症の最適な診断治療予防体制の構築」：寄生虫症薬物治療の手引き（2020）改訂 10.2 版，2020

5）Tsuboi M, et al: Clinical characteristics and epidemiology of intestinal tapeworm infections over the last decade in Tokyo, Japan: A retrospective review. PLoS Negl Trop Disc **12**: e0006297, 2018

6）東京都福祉保健局ホームページ．<https://www.fukushihoken.metro.tokyo.lg.jp/shokuhin/musi/index.html>（2023 年 1 月閲覧）

7）Garcia HH, et al: Taenia solium Cysticercosis and Its Impact in Neurological Disease. Clin Microbiol Rev **33**: e00085-19, 2020

8）CDC ホームページ．<https://www.cdc.gov/dpdx/taeniasis/index.html>（2023 年 1 月閲覧）

9）Chapter 57: Other Cestode Infections: Intestinal Cestodes, Cysticercosis, Other Larval Cestode Infections. Manson's Tropical Diseases, 23rd ed., Farrar J, et al（eds.）, Saunders, 2023

10）World Health Organization. WHO guidelines on management of Taenia solium neurocysticercosis. <https://www.who.int/publications/i/item/9789240032231>（2023 年 2 月閲覧）

11）White AC Jr, et al: Diagnosis and Treatment of Neurocysticercosis: 2017 Clinical Practice Guidelines by the Infectious Diseases Society of America（IDSA）and the American Society of Tropical Medicine and Hygiene（ASTMH）. Clin Infect Dis **66**: e49-e75, 2018

12）UpToDate, Tapeworm infections. <https://www.uptodate.com/contents/tapeworm-infections>（2023 年 2 月閲覧）

13）Wen H, et al: Echinococcosis: Advances in the 21st Century. Clin Microbiol Rev **32**: e00075-18,

2019

14) IASR：青森県のと畜場に搬入された豚から検出されたエキノコックス（多包虫）について.
<http://idsc.nih.go.jp/iasr/30/355/kj3553.html>（2023 年 2 月閲覧）

15) 山田　玄ほか：アルベンダゾールの血中濃度測定を行った多包性エキノコックス症の 1 例. 感染症誌 **98**：301-305，2024

G 性感染症（STI）

診断・治療のフローチャート

①性交渉歴（ラポールを形成した後，下記のうち必要な範囲で聴取する）
- パートナーの有無，パートナー以外（不特定多数，性風俗産業従事者（CSW）を含む）との性交渉があったか，性交渉を行った相手の性別
- 最後に性交渉を行った日時（潜伏期間の特定に必要），行った性行為（口腔性交，肛門性交など），コンドーム使用の有無

②過去のSTI罹患歴
③STIの予防有無（HIV感染症/その他の細菌感染症に対する曝露前予防内服（PrEP））

※高齢者，既婚者だからという理由のみで，STIを否定してはいけない
※症状，所見などからSTIの可能性を想起した場合には，性交渉歴，外陰部の診察など必要な情報を追加で収集し，感染リスクに応じて検査・治療を検討する．

症状・所見によるアプローチ

尿道炎/子宮頸管炎
- 症状は尿道・腟分泌物や排尿痛，陰部不快感など
- 淋菌性尿道炎は排尿時の灼熱感と膿性分泌物が特徴的
- クラミジア尿道炎では症状は軽度のことが多い
- 女性の多くは無症状

性器潰瘍
- 梅毒は無痛性または軽度の疼痛
- 性器ヘルペスは有痛性の潰瘍や水疱形成が典型的
- 鼠径リンパ節腫脹を呈することも多い

検　査
- 尿沈査白血球
- 分泌物の塗抹・培養検査
- 尿，分泌物，頸管スワブなどの淋菌・クラミジア核酸増幅検査
- 淋菌・クラミジア検査が陰性かつ症状が続く場合，マイコプラズマ・ジェニタリウム核酸増幅検査を検討
- 女性ではトリコモナス腟炎，カンジダ腟炎も考慮

検　査
- 梅毒：RPR/TP検査
- 性器ヘルペス：擦過検体による抗原検査，血清抗体検査

途上国でみられる比較的まれなSTI
- 鼠径リンパ肉芽腫，軟性下疳，Donovan症

淋菌性尿道炎/子宮頸管炎
- セフトリアキソン1g静注，単回投与

クラミジア尿道炎/子宮頸管炎/咽頭炎
- ドキシサイクリン（あるいはミノサイクリン）200 mg内服，分2，7日間
- アジスロマイシン1g内服，単回投与

クラミジア直腸炎
- ドキシサイクリン（あるいはミノサイクリン）200 mg内服，分2，7日間

マイコプラズマ・ジェニタリウム尿道炎/子宮頸管炎
- ドキシサイクリン（あるいはミノサイクリン）200 mg内服，分2，7日間投与後，引き続いてシタフロキサシン200 mg内服，分2，7日間
- 難治性の場合，専門機関に相談

トリコモナス腟炎
- メトロニダゾール500 mg内服，分2，10日間
- 難治性の場合，チニダゾール2,000 mg内服，単回投与あるいは専門機関に相談

早期梅毒
ベンジルペニシリンベンザチン水和物240万単位筋注，単回投与
- アモキシシリン1.5〜3.0g，分3
  ＋プロベネシド1,000 mg，分2，14日間
※ペニシリンアレルギーの場合：
- ドキシサイクリン200 mg，分2，14日間

性器ヘルペス
a. アシクロビル1,200 mg，分3
　（または1,000 mg，分5），5〜10日間
b. バラシクロビル2,000 mg，分2，5〜10日間

◆同時に他のSTI合併の評価を行うこと：HIV感染症，B型肝炎，梅毒，淋菌感染症，クラミジア感染症など
RPR：非トレポネーマ脂質抗体　TP：梅毒トレポネーマ抗体

Introduction

性感染症（sexual transmitted infections：STI）は非常に頻度の高い感染症で，治療可能なSTI（クラミジア感染症，淋菌感染症，腟トリコモナス感染症，梅毒）は全世界で毎日約100万人の新規感染者が出現していると推測されている[1]．渡航者はSTIに罹患するリスクが高く，STIの多くは無症状であることから，本人が気づかないまま感染源となりうるため，公衆衛生学的にも重要な疾患である．加えて，淋菌やマイコプラズマ ジェニタリウム（*M. genitalium*）など薬剤耐性菌が問題となるSTIもあり，注意が必要である．

疫 学

世界中で年間約3億7,000万人以上がSTIに感染していると推定されている[1]．米国の2018年の報告では，全国民の5人に1人（約6,800万人）が何らかのSTIに罹患しており，その内訳はヒトパピローマウイルス（HPV）（4,250万人），単純ヘルペスウイルス2型（HSV-2）（1,860万人），腟トリコモナス感染症（260万人），クラミジア（240万人），淋菌（20.9万人），HIV（98.4万人），B型肝炎（10.3万人），梅毒（15.6万人）であった[2]．また，性風俗産業従事者（CSW）のSTI罹患リスクが高く，中東，北アフリカのCSWを対象とした系統的レビューにおいて，有病率は梅毒12.7%，クラミジア14.4%，淋菌5.7%，腟トリコモナス7.1%と推定されている[3]．HIV感染症の有病率はサハラ以南アフリカでとくに高く，15〜49歳の成人の15%以上がHIVに罹患していると推定されている国もある[4]．

渡航者は"sex tourism"といわれるCSWとの性交渉を目的に渡航する場合や，そうでなくとも行きずりの性交渉を行う機会が多く，STIに罹患するリスクが高い．帰国後にトラベルクリニックを受診した患者の検討では，頻度の高いSTIは非淋菌性尿道炎，急性HIV感染症，梅毒であった[5]．日本国内ではまれなSTIとしては，クラミジア血清型L1-3による鼠径リンパ肉芽腫症や*Haemophilus ducreyi*による軟性下疳（アフリカ，アジア，カリブ海の一部地域で流行），*Klebsiella granulomatis*によるDonovan症（アフリカ南部，インド，パプアニューギニア，オーストラリアで流行）などが存在する[1]．

病原体

感染経路は性的接触（腟，肛門，口腔性交など）であり，淋菌，クラミジアは尿道，腟，咽頭，直腸のいずれにも感染しうる．近年尿道炎の起因菌として注目されている*M. genitalium*は子宮頸管炎の起因菌とも考えられている[6]．また，*M. genitalium*だけでなく，*Mycoplasma hominis*，*Ureaplasma parvum*，*Ureaplasma urealyticum*なども，性器，咽頭，直腸から検出されることがあるが，検査/治療の対象とすべき病原体と考えるかどうかについては議論がある[7]．HIV，B型肝炎，C型肝炎，梅毒は性的接触以外に血液曝露によっても感染する．また，赤痢アメーバ，ランブル鞭毛虫，A型肝炎，細菌性赤痢などは口腔-肛門性交によりSTIとして感染しうる．

薬剤耐性については淋菌，*M. genitalium*でとくに問題となっている．淋菌についてはニューキノロン系薬剤への耐性株が過半数を占め，第3世代セファロスポリン経口薬についても耐性化が進んでいる．さらに現在の標準治療薬であるセフトリアキソンに対しても高度耐性株が2011年に日本で初めて検出され，その後，ヨーロッパ，オーストラリアからもセ

フトリアキソン高度耐性淋菌が報告されている[8]．今後の耐性淋菌の拡散に注意が必要である．*M. genitalium* についてはアジスロマイシン耐性株が急速に増加しており，ヨーロッパ，オーストラリアでは 44〜90％，日本では 72％の株にマクロライド耐性関連変異を認めたという報告がある[8,9]．また，ニューキノロン系抗菌薬に対する耐性株が増加傾向にあることも報告されており，これらの株の多くはマクロライドにも耐性で多剤耐性株となっている[8]．

臨床症状

多くの STI が無症状であることから，感染リスクが高い場合はスクリーニング検査を行うことが重要である．とくに，梅毒，HIV，B 型肝炎，C 型肝炎，クラミジア，淋菌感染症は無症状のことが多く（ただし，男性の淋菌性尿道炎では排尿時痛や尿道分泌物を伴うことが多い），無症状の患者がこれらの STI を複数合併している場合もある．

有症状の STI の症状は原因微生物や感染部位などにより異なるが，局所の感染では排尿時痛，陰部不快感，尿道/腟/肛門分泌物，性器のびらん/潰瘍などを呈する．臨床的には尿道炎，子宮頸管炎，咽頭炎，直腸炎など，性行為によって病原体に曝露した部位に感染を起こすことが多い．したがって性行為の内容（口腔性交，肛門性交などを含む）を聴取することがときに感染部位の診断に有用である．前述したようにクラミジア，淋菌感染症は尿道炎，子宮頸管炎，咽頭炎，直腸炎のいずれの原因ともなりうるうえ，頻度が高い．*M. genitalium* は尿道炎，子宮頸管炎の原因菌となりうる．*M. hominis, U. parvum, U. urealyticum* については，前述のように感染症を引き起こすかどうか議論がある．*U. parvum* などは病原性が乏しいとする報告[10]や，*U. urealyticum* は菌量が多くならない限りは感染症を引き起こさないとする報告[7]があり，これらの菌の病原性などについてはさらなるデータの蓄積が望まれる．腟トリコモナス，カンジダ腟炎，細菌性腟症は女性の腟分泌物（帯下）の増加，外陰部瘙痒感，悪臭を引き起こすことがある．

性器のびらん/潰瘍の原因としては性器ヘルペス，1 期梅毒の頻度が高い．2024 年より頻度は減少しているもののエムポックスも国内患者の発生が報告されている．渡航地域によっては軟性下疳，鼠径リンパ肉芽腫症も原因疾患となる．性器ヘルペス，軟性下疳は有痛性，梅毒は無痛性が典型といわれるが，梅毒はしばしば有痛性潰瘍も引き起こすため，痛みの有無のみで梅毒を否定すべきではない．また，性器ヘルペス，1 期梅毒，エムポックス，軟性下疳，鼠径リンパ肉芽腫症では鼠径リンパ節腫脹を認めることも多い．

全身症状については，原因不明の紅斑や全身性リンパ節腫脹では常に梅毒や急性 HIV 感染症を鑑別に考慮すべきである．発熱は急性ウイルス性肝炎，急性 HIV 感染症，2 期梅毒，単純ヘルペスウイルス初感染などでみられる．一方，クラミジア，淋菌，*M. genitalium*，トリコモナス感染症など局所感染を起こしやすい微生物では発熱，皮疹など全身症状を伴う頻度が低い．

診　断

通常は渡航者みずから性交渉歴について述べないため，医療者側からラポールを形成した後に積極的に問診することが重要である．無症状者のスクリーニングについては決まった方法はないが，ハイリスクな性交渉があれば，淋菌感染症，クラミジア感染症，梅毒，B 型肝

炎，C型肝炎，HIV感染症の評価を検討する．淋菌感染症，クラミジア感染症に対しては尿，咽頭うがい液，頸管・直腸ぬぐい液などのうち，性的接触状況に応じて検体を選んで核酸増幅検査を行う．梅毒，B型肝炎，C型肝炎，HIV感染症に対しては採血検査を行う．梅毒については後述するRPR/TPの抗体検査を行う．B型肝炎についてはHBs抗原検査，C型肝炎についてはHCV抗体検査でスクリーニング検査を行う．C型肝炎は（自然）治癒後もHCV抗体陽性が持続しうるため，HCV抗体陽性の場合はHCV-RNA陽性を確認し確定診断となる．HIV感染症に対しては第4世代スクリーニング検査としてHIV抗原・抗体同時検査を行い，陽性であれば確認検査（HIV-1/2抗体確認検査法や核酸増幅検査）に進む[11]．ただし抗体検査にはwindow periodがあるため，感染初期には偽陰性となりうることに留意が必要である．

　尿道炎や子宮頸管炎，咽頭炎，直腸炎などを疑う症状がある場合，頻度の高い淋菌・クラミジア感染症の検査をまず行う．症状がある部位の検体でそれぞれの核酸増幅検査を行うが，男性の尿道炎で黄色の排膿がある場合には，グラム染色検査で典型的なグラム陰性球菌を認めれば，核酸増幅検査を提出せずとも淋菌感染症と診断可能である．この場合でも淋菌の薬剤感受性検査を行うために培養検査の提出を検討し，グラム染色では同定できないクラミジア感染症の合併を考慮して尿のクラミジア核酸増幅検査の提出も検討する．尿道炎，子宮頸管炎を呈する患者でクラミジア，淋菌ともに核酸増幅検査が陰性の場合には，腟トリコモナス（尿道炎は国内ではまれ）の検鏡・核酸増幅検査，*M. genitalium*の核酸増幅検査を検討する（マイコプラズマもしくはウレアプラズマに対して，本稿執筆時点で保険収載されている検査は，腟トリコモナスと*M. genitalium*を同時に検査するPCR法のみである）．

　性器のびらん/潰瘍がみられる場合には梅毒，性器ヘルペスをまず鑑別に挙げ，流行状況に応じてエムポックスの可能性についても検討する．梅毒の診断のために非トレポネーマ脂質抗体（RPR）検査，梅毒トレポネーマ抗体（TP）検査を提出する．RPR/TP検査の解釈には少しコツが必要だが，ともに陽性の場合は真の梅毒感染である可能性が高い．一方，既感染者では再感染がなくともRPR/TPがともに陽性となりうるため，RPR定量検査による力価の上昇を確認することが診断に必要となる．さらに感染初期（2ヵ月以内）ではRPR/TPがともに陰性，あるいはどちらか一方のみ陽性の場合があるため，1ヵ月後など日時をあけての再検査や病歴・身体所見から梅毒の疑いが強い症例ではエンピリックに治療を行うことを考慮する．ちなみに2期梅毒におけるRPR検査の感度は100%といわれており，皮疹や全身リンパ節腫脹などの全身症状がある患者のRPRが陰性であれば，その症状は2期梅毒によるものとは考えにくい．性器ヘルペスの診断には病変の擦過検体による抗原検査や血清抗体検査が可能であるが，しばしば臨床的に診断して治療を行う．渡航地によっては軟性下疳，鼠径リンパ肉芽腫症やDonovan症も鑑別に含める．また，いずれのSTIにおいても常にHIV感染症をはじめとした他のSTIの合併有無を評価することがきわめて重要である．

治　療

　主なSTIの治療について述べる[8,12]．

1）淋菌感染症

淋菌性尿道炎/子宮頸管炎/咽頭炎/直腸炎
セフトリアキソン 1 g 静注，単回投与

注）以前の CDC ガイドラインでは，淋菌の耐性化とクラミジア感染の合併を考慮し，アジスロマイシンを併用することが推奨されていたが，有効性に関する明確なエビデンスがないことと，アジスロマイシンの濫用による耐性菌出現が懸念されることから，クラミジア感染合併が疑われない症例ではセフトリアキソン単剤での加療が推奨される[8]．

2）クラミジア感染症

クラミジア尿道炎/子宮頸管炎/咽頭炎
ドキシサイクリン（あるいはミノサイクリン）200 mg 内服，分 2，7 日間
または
アジスロマイシン 1 g 内服，単回投与
クラミジア直腸炎
ドキシサイクリン（あるいはミノサイクリン）200 mg 内服，分 2，7 日間

注）以前の CDC ガイドラインでは，アジスロマイシンがクラミジア感染症の第一選択薬とされていたが，直腸炎に対しては 2 つの MSM（男性間性交渉者）を対象としたランダム化比較試験でドキシサイクリンがアジスロマイシンよりも治療 4 週間後の微生物学的治癒率が有意に高かった（96.9% vs. 76.4%[13]，100% vs. 74%[14]）こと，尿道炎に対しても複数のメタアナリシスでドキシサイクリンがアジスロマイシンよりも治癒率が高かった[15]ことを受け，2021 年の CDC ガイドライン[8]ではドキシサイクリンのみが第一選択薬となっている．

3）梅毒（神経梅毒や妊娠合併梅毒，先天梅毒の治療については他書[16]などを参照）

早期梅毒（1 期梅毒，2 期梅毒，感染後 1 年以内の早期潜伏梅毒）
ベンジルペニシリンベンザチン水和物 240 万単位筋注，単回投与
または
アモキシシリン 1.5〜3.0 g，分 3（＋プロベネシド 750 mg，分 3）14 日間
※ペニシリンアレルギーの場合
ドキシサイクリン（あるいはミノサイクリン）200 mg，分 2，14 日間
晩期梅毒（感染後 1 年以上経過した晩期潜伏梅毒，感染時期不明の梅毒）
ベンジルペニシリンベンザチン水和物 240 万単位筋注，1 週間おきに計 3 回投与
または
アモキシシリン 1.5〜3.0 g，分 3（＋プロベネシド 750 mg，分 3）28 日間
※ペニシリンアレルギーの場合
ドキシサイクリン（あるいはミノサイクリン）200 mg，分 2，28 日間

注）国内の HIV 患者を対象としたランダム化比較試験において，アモキシシリン 1.5 g 分 3 による治療はアモキシシリン 3.0 g 分 3＋プロベネシド併用による治療と比較して非劣性を示せなかったが，良好な医療成績を示した（治療 1 年後の血清学的治癒率 90.6% vs. 94.4%）[17]．

4）*M. genitalium* 尿道炎/子宮頸管炎

> ドキシサイクリン（あるいはミノサイクリン）200 mg 内服，分 2，7 日間投与後，引き続いてシタフロキサシン 200 mg 内服，分 2，7 日間
> 難治性の場合，専門機関に相談

　2024 年 7 月現在では，国内においてマクロライド耐性関連遺伝子変異検査を商業ベースで行うことが不可能であるが，同検査などで薬剤耐性が確認できれば抗菌薬選択の参考となる．前述のように国内ではマクロライド耐性 *M. genitalium* の頻度が高く，上記の推奨とした．

　CDC ガイドライン[8]ではシタフロキサシンではなく，モキシフロキサシンが推奨となっているが，国内ではモキシフロキサシンは尿道炎に対する保険適用がないこと，シタフロキサシンの有効性が複数の研究[18,19]で示されていることから国内ではシタフロキサシンを用いた治療が推奨される．またドキシサイクリンとシタフロキサシンを併用する，あるいはシタフロキサシンを単剤で用いるという意見もあるが，現時点で有効性の比較試験はない．

5）性器ヘルペス（初感染）

> バラシクロビル 2,000 mg 分 2，5〜10 日間
> アシクロビル 1,200 mg 分 3（または 1,000 mg 分 5），5〜10 日間

6）トリコモナス腟炎

> メトロニダゾール 500 mg 内服，分 2，10 日間
> 難治性の場合，チニダゾール 2,000 mg 内服，単回投与あるいは専門機関に相談
> （メトロニダゾール 2,000 mg 内服単回投与は国内では保険適用なし）

その他

　STI の診断・治療を行った際には，患者のパートナーなど性交渉があった人の検査・治療についても推奨する．

　A 型肝炎，B 型肝炎，ヒトパピローマウイルス感染症はワクチンで予防可能であり，受診の機会に接種を推奨する．

ポイント

- ☑ STI は common な感染症であるが，渡航者においてはとくに頻度が高く，多くは無症状のため，感染リスクとなる病歴の聴取とスクリーニング検査が重要である．
- ☑ STI を 1 つ診断したら，他の STI の合併有無を評価する．
- ☑ STI においても薬剤耐性が問題となっている（とくに淋菌，*M. genitalium* 感染症）．

文　献

1 ）CDC: CDC Yellow Book <https://wwwnc.cdc.gov/travel/page/yellowbook-home>（2024 年 7 月閲覧）
2 ）Centers for Disease Control and Prevention. NCHHSTP Newsroom. <https://www.cdc.gov/

nchhstp-newsroom/factsheets/incidence-prevalence-cost-stis-in-us.html> （2024 年 7 月閲覧）

3 ） Chemaitelly H, et al: Epidemiology of Treponemal pallidum, Chlamydia trachomatis, Neisseria gonorrhoeae, Trichomonas vaginalis, and herpes simplex virus type 2 among female sex workers in the Middle East and North Africa: systematic review and meta-analytics. J Glob Health **9**: 020408, 2019

4 ） World Health Organization. The Global Health Observatory. <https://www.who.int/data/gho/data/indicators/indicator-details/GHO/prevalence-of-hiv-among-adults-aged-15-to-49-(-)> （2024 年 7 月閲覧）

5 ） Matteelli A, et al: Travel-associated sexually transmitted infections: an observational cross-sectional study of the GeoSentinel surveillance database. Lancet Infect Dis **13**: 205-213, 2013

6 ） Cohen CR, et al: Detection of Mycoplasma genitalium in women with laparoscopically diagnosed acute salpingitis. Sex Transm Infect **81**: 463-466, 2005

7 ） Horner P, et al: Should we be testing for urogenital Mycoplasma hominis, Ureaplasma parvum and Ureaplasma urealyticum in men and women? -a position statement from the European STI Guidelines Editorial Board. J Eur Acad Dermatol Venereol **32**: 1845-1851, 2018

8 ） Workowski KA, et al: Sexually transmitted infections treatment guidelines, 2021. MMWR Recomm Rep **70**: 1-187, 2021

9 ） Hamasuna R, et al: Mutations in ParC and GyrA of moxifloxacin-resistant and susceptible Mycoplasma genitalium strains. PLoS One **13**: e0198355, 2018

10） Leli C, et al: Prevalence of cervical colonization by Ureaplasma parvum, Ureaplasma urealyticum, Mycoplasma hominis and Mycoplasma genitalium in childbearing age women by a commercially available multiplex real-time PCR: An Italian observational multicentre study. J Microbiol Immunol Infect **51**: 220-225, 2018

11） 日本エイズ学会・日本臨床検査医学会：診療における HIV-1 / 2 感染症の診断ガイドライン 2020 版

12） 日本性感染症学会：性感染症診断・治療ガイドライン 2020，診断と治療社，2020

13） Lau A, et al: Azithromycin or Doxycycline for Asymptomatic Rectal Chlamydia trachomatis. N Engl J Med **384**: 2418-2427, 2021

14） Dombrowski JC, et al: Doxycycline versus azithromycin for the treatment of rectal chlamydia in men who have sex with men: A randomized controlled trial. Clin Infect Dis **73**: 824-831, 2021

15） Páez-Canro C, et al: Antibiotics for treating urogenital Chlamydia trachomatis infection in men and non-pregnant woman. Cochrane Database Syst Rev **1**: CD010871, 2019

16） Radolf JD, et al: Syphilis (Treponema pallidum). Mandell, Douglas, and Bennett's Principles and Practice of Infectious Diseases, 9th ed., Bennett JE, et al (eds.), Elsevier, 2019

17） Ando N, et al: Combination of Amoxicillin 3000 mg and Probenecid Versus 1500 mg Amoxicillin Monotherapy for Treating Syphilis in Patients With Human Immunodeficiency Virus (HIV): An Open-Label, Randomized, Controlled, Non-Inferiority Trial. Clin Infect Dis **77**: 779-787, 2023

18） Read TRH, et al: Outcomes of Resistance-guided Sequential Treatment of Mycoplasma genitalium Infections: A Prospective Evaluation. Clin Infect Dis **68**: 554-560, 2019

19） Durukan D, et al: Doxycycline and Sitafloxacin Combination Therapy for Treating Highly Resistant Mycoplasma genitalium. Emerg Infect Dis **26**: 1870-1874, 2020

H 動物咬傷

1. 動物咬傷のマネージメント

Introduction

渡航者における動物咬傷はまれではなく、とくにアジアで多い。咬傷では、創部の二次感染や狂犬病・破傷風などの罹患リスクがあるため、受傷後の適切なマネージメントが重要である。

疫　学

渡航者での動物咬傷の発生率は地域や旅行形態などによって様々であるが、1ヵ月間の滞在で約0.4％の渡航者が動物咬傷を経験すると推定されている[1]。動物の種類としては、過去の研究ではイヌが大部分を占め、次いでサル、ネコによるものが多いが、地域によっても異なり、東南アジアとくにバリへの渡航者ではサルによる受傷が多かったという報告もある。また、まれなものではブタやクマなどその他の哺乳類や、ヘビなどの爬虫類、ワニやサメなどの水棲動物による咬傷からの感染例も報告されている[2]。また、動物咬傷のリスクとしては、インド、東南アジア、北アフリカなどへの旅行、若年者、観光旅行などが考えられている。

病原体

動物咬傷による創部感染では、その動物の口腔内常在菌が主な原因となる。よって多菌種による感染をきたしやすく、主要な病原体はパスツレラ属（*Pasteurella multocida* など）、ストレプトコッカス属、*Staphylococcus aureus*、嫌気性菌などである[3]。また、*Capnocytophaga canimorsus* はときに脾摘後や肝疾患を有する患者で、敗血症、心内膜炎、髄膜炎などをきたす[4]。サル咬傷の場合はヒト咬傷と似た病原体が関与し、ストレプトコッカス属、エンテロコッカス属、スタフィロコッカス属、*Eikenella corrodens*、ナイセリア属、腸内細菌群、嫌気性菌（フゾバクテリウム属）などが関与する[3]。その他の感染症として、狂犬病ウイルス、破傷風菌に感染する可能性がある。また、ネコ咬傷ではバルトネラ症や野兎病をきたすこともある。ワニなど水棲動物による咬傷では *Aeromonas hydrophila* や *Vibrio vulnificus* などの起因菌も考慮する。アジア、北アフリカに分布するマカク属のサルはBウイルスを有し、咬傷などからヒトに感染して脳炎を呈する場合がある[3]。

フローチャート

問診および創部の評価
- 動物の種類および狂犬病ワクチン接種の有無，咬傷時の状況，受傷者の基礎疾患やワクチン接種歴（狂犬病，破傷風）など
- 受傷部位・深さ，感染徴候・浮腫・挫滅創や壊死組織の有無，神経・腱・血管・関節・骨の損傷の有無，異物混入の有無

創処置
- 十分な洗浄，デブリードマン
- 一時閉鎖は通常推奨されない
- 異物混入，骨折が疑われる場合はX線検査などで評価

曝露後予防
- 狂犬病および破傷風予防の適応を検討（別項参照）
- サルによる受傷ではBウイルスの予防についても検討（本文参照）

感染徴候なし 　　　感染徴候あり

抗菌薬予防内服の適応
- 中等度～重度の咬傷でとくに既存の浮腫や重い挫滅創を伴うもの
- 手，顔，陰部の受傷
- 骨や関節に到達する貫通創
- 人工関節近傍の受傷
- 免疫不全者（ステロイドの長期投与，糖尿病，進行した肝疾患，無脾症など）

細菌学的検査
- 創部グラム染色
- 創部培養：好気・嫌気培養
- 血液培養：発熱など全身感染を疑う症状があるとき

入院適応
- 発熱，敗血症を示唆する徴候
- 重度の蜂窩織炎
- 病変の急速な拡大
- 骨・関節・腱・神経などへの進展
- 免疫不全者

適応なし　　　適応あり　　　　　　　適応なし 　　　適応あり

外来経過観察

予防投与
アモキシシリン・グラブラン酸カリウム配合 250/125 mg 1日4回, 3～5日

内服治療[a]
アモキシシリン・グラブラン酸カリウム配合 250/125 mg 1日4回, 10～14日[b]

点滴治療
アンピシリンナトリウム・スルバクタムナトリウム配合3g 6時間ごと, 10～14日[b]

a. 初回に経静脈的抗菌薬投与を行う場合もある
b. 骨髄炎，関節炎などではこれらの治療期間に準じて適宜延長する

臨床症状

　　イヌ咬傷の約5%，ネコ咬傷の約30%が二次感染を呈し，貫通創では感染率は上昇する．また，受傷後8時間以上経過してから受診した患者では感染が成立していることが多い．

　　受傷直後は通常症状を呈さないが，口腔内や皮膚の常在菌の侵入により感染は速やかに成立し，24～72時間で症状が出現する．症状は腫脹，発赤，疼痛，膿性滲出液などで，発熱

やリンパ節腫脹は10％以下でみられる[3,4]．

　骨や関節に近い部位では関節炎，骨髄炎，腱鞘炎，膿瘍などを合併しやすく，とくにネコ咬傷では鋭利な歯が骨や関節に到達し，骨髄炎や関節炎を合併しやすい．よって，関節の疼痛や可動障害ではこれらの合併症に注意する．また，まれに動物咬傷後に，敗血症，心内膜炎，髄膜炎や脳膿瘍を起こすこともある[3-5]．

診 断

　咬まれた動物の種類および狂犬病ワクチン接種の有無，咬傷時の状況，患者の基礎疾患やワクチン接種歴（狂犬病，破傷風）などを確認する．また，創部の評価として，受傷部位とその深さ，感染徴候・浮腫・挫滅創や壊死組織の有無，神経・腱・血管・関節・骨の損傷の有無などを確認する．骨折や異物混入が疑われる場合はX線撮影を行う．

　感染徴候があれば創部の滲出液や壊死組織のグラム染色，好気・嫌気培養を提出する．発熱など全身感染を疑う徴候があれば血液培養を2セット提出する[3,4]．

治 療

a　局所処置

　生理食塩水で十分に洗浄し，貫通創では留置針などを用いて洗浄する．壊死組織や異物を十分に除去する[4]．顔面の新鮮かつ感染がない咬傷以外では，創部の一時閉鎖は通常は推奨されない．

b　抗菌薬投与

1）予防投与

　動物咬傷は基本的に汚染されているため，二次感染を合併するリスクが高いことからとくに以下の状況では予防投与を検討する[3-5]．
・中等度～重度の咬傷でとくに既存の浮腫や重い挫滅創を伴うもの
・手，顔，陰部の受傷
・骨や関節に到達する貫通創
・人工関節近傍の受傷
・免疫不全者（ステロイドの長期投与，糖尿病，進行した肝疾患，無脾症など）
　抗菌薬は前述の口腔内細菌叢を考慮し選択する．

> アモキシシリン・クラブラン酸カリウム配合250/125 mg，1日4回，3～5日間内服
> 重度の咬傷，関節や骨に到達している可能性のある傷ではより長期の投与も検討されうる．

2）治療的投与

・**外来治療**：受傷早期で軽度から中等度の感染．

> アモキシシリン・クラブラン酸カリウム配合250/125 mg，1日4回，10～14日間内服
> 速やかに血中濃度を上昇させるため，初回に経静脈投与を行う場合もある．

・**入院適応**：発熱，敗血症を示唆する徴候，重度の蜂窩織炎，病変部位の急速な拡大，骨，関節，腱，神経などへの進展，免疫不全者など[4,5]．

アンピシリンナトリウム・スルバクタムナトリウム配合3 g，6時間ごと，10～14日間点滴
骨髄炎や関節炎を合併する場合はこれらの治療期間に準じて長期投与を行う．
淡水曝露がある場合，第3世代セファロスポリンやフルオノキノロンなどで，*Aeromonas*
や*Vibrio*属菌のエンピリックなカバーも検討する．

3）その他の感染症の予防

　狂犬病・破傷風ワクチンの接種適応を検討する（p221「破傷風トキソイド（ジフテリア，百日咳を含む）」，p236「狂犬病ワクチン」を参照．

　Bウイルス感染は現在までの世界での報告例が50例程度とまれであるため，曝露後予防は通常は推奨されていない．CDCガイドラインでは，深い貫通層や頸，頭部，体幹部などへの受傷，傷の洗浄が不十分，粘膜面への曝露などの場合に，バラシクロビル内服（静注であればアシクロビル）による曝露後予防が推奨されている[6]．

ポイント

- ☑ 動物咬傷は創部の二次感染をきたすリスクが高いことから，創部の所見や患者背景などを考慮し，抗菌薬予防内服を検討する．
- ☑ 創部の二次感染を起こしている場合は，抗菌薬治療を行う．
- ☑ 狂犬病，破傷風予防の必要性についても評価を行う．

文　献

1）Gautret P, et al: Rabies vaccinantion infectious travelers. Vaccine **30**: 126-133, 2012
2）Abrahamian FM, et al: Microbiology of Animal Bite Wound Infections. Clin Microbiol Rev **24**: 231-246, 2011
3）Brook I: Management of human and animal bite wound infection: an overview. Curr Infect Dis Rep **11**: 389-395, 2009
4）Goldestein EJ: Bites. Mandell, Douglas, and Bennett's Principles and Practice of Infectious Deisease, 9th ed., Mandell Gl, et al（eds.），Churchill Livingston, 2019
5）Goldstein EJ: Bite wounds and infection. Clin Infect Dis **14**: 633-638, 1992
6）Cohen JI, et al: Recommendations for prevention of and therapy for exposure to B virus（Corcopithecine Herpesvirus 1）. Clin Infect Dis **35**: 1191-1203, 2002

2. 破傷風

Introduction

　破傷風は，嫌気性グラム陽性有芽胞桿菌である破傷風菌（*Clostridium tetani*）が産生する神経毒素（破傷風毒素）により強直性痙攣を引き起こす感染症である．破傷風菌は芽胞の形で土壌中に広く常在し，創傷部位から体内に侵入する．ヒトを含む動物の口腔内からも検出されており，咬傷を含むすべての創傷では破傷風免疫を考慮する必要がある．侵入した芽胞は感染部位で発芽・増殖して破傷風毒素を産生する．潜伏期間（3～21日）の後に局所（痙笑，開口障害，嚥下障害など）から始まり，全身（呼吸困難や後弓反張など）に移行する．

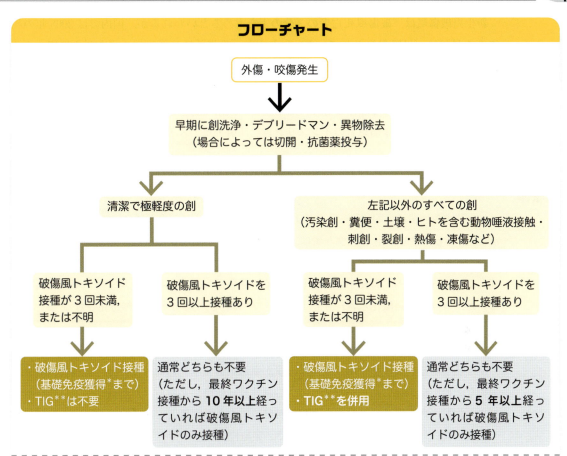

*基礎免疫獲得は，合計で 3 回接種となることを指す．
**抗破傷風ヒト免疫グロブリン Tetanus Immune Globulin（TIG）250 単位筋注
（破傷風トキソイドとは異なる部位に接種）

重篤な患者では呼吸筋の麻痺により呼吸不全に至ることや，交感神経系の過活動により血圧や脈拍の異常をきたすことがあるため，呼吸・血圧などの全身状態管理が必要となる．近年国内では，基礎免疫のない 50 歳代以上の成人発症例が多く，破傷風に対する免疫獲得・維持が重要である．

疫 学

世界的に死亡例が報告されており，2015 年では年間 4.8 万～8 万人が死亡したと推定されている．発展途上国の発生・死亡例が多く，死亡例の 79％は南アジアとサハラ以南のアフリカであった[1]．国内，海外例ともに夏季や湿った季節での報告が多く，冬季や乾季には少ない傾向にある．

国内では，1952 年に破傷風トキソイドの生産が開始し，1968 年に予防接種法によるジフテリア・百日咳・破傷風の混合ワクチン（DTP）の定期予防接種が開始されてから，破傷風の患者数・死亡者数は減少した．しかし，2022 年現在，年間 100～120 人程度破傷風を発症し，そのうち 5～9 人は破傷風が原因で死亡している．

134 | Ⅰ章. グローバル感染症診療の実践　H. 動物咬傷

　　新生児破傷風は，破傷風死亡者の3分の1を占めるといわれるが，国内では2008年の報告[2]を最後に，以降報告されていない．しかし，世界的には新生児の主な死亡原因の1つとなっている．

　　国内外の破傷風報告事例をみると，外傷や動物咬傷などの一般的な危険因子以外にも，破傷風感染のリスクとなる曝露として，ヒト咬傷・抜歯・腸管穿孔・膿胸・糖尿病性足感染症などの慢性潰瘍・糖尿病患者のインスリン自己注射・ピアス・刺青・非清潔的な外科的処置が挙げられる．

病原体

　　破傷風の原因菌は，芽胞形成性のグラム陽性桿菌クロストリジウム属の破傷風菌 *Clostridium tetani* である．クロストリジウム属は，無酸素環境下で増殖する偏性嫌気性菌であり，熱や乾燥に対し高い抵抗性を示す芽胞の形態で，世界中の土壌やヒト・イヌ・ネコ・ウマなどの哺乳類の口内・腸内・糞便中に存在している．芽胞はエタノールやホルマリンでも滅菌されないが，ヨウ素や過酸化水素，オートクレーブ（121℃，15分間）で無毒化される[3]．

臨床症状

　　主症状である強直性痙攣は，破傷風毒素が血流を通じて，運動神経終板，脊髄前角細胞，脳幹などの中枢神経に到達することで，抑制性神経回路が遮断され，神経細胞の持続性興奮により生じ，血圧変動・不整脈など自律神経障害をきたすこともある．

　　潜伏期間は通常8日程度（3〜21日）で．芽胞侵入部位が中枢神経系から遠いほど潜伏期間は長くなる傾向にある．また，潜伏期間が短いほど致死率が高くなる傾向がある．

　　破傷風には，局所型・脳型・全身型の3つの病型がある．局所型・脳型は少なく，破傷風全体の報告例の80％以上は全身型である．局所型は，芽胞侵入部位周囲の筋肉のこわばりが数週間持続し，次第に消退していく．通常は軽症だが，全身型へ移行することもある．局所型の致死率も1％程度とされる．脳型は小児中耳炎や頭部外傷後に発症することがあり，通常，潜伏期間が1〜2日と短く，臨床所見としては脳神経が障害（痙攣よりも弛緩が多い）され，全身型へ移行することもある．脳神経障害は顔面神経麻痺が多く，他に外眼筋麻痺がみられることもある．全身型は，一般的に**表1**の4つの病期を呈する．症状は通常4〜6週間ほど続き，自律神経系の不安定性がもっとも多い死因である．

　　新生児破傷風は，新生児にみられる全身型破傷風である．破傷風トキソイドに対する免疫のない母親から生まれた新生児にみられ，主に発展途上国を中心にみられる．臍帯が侵入経路となる．潜伏期間は1〜2週間で，特徴的な症状に吸乳力の低下などがある．発症すると90％以上が死亡する．

診　断

　　破傷風の診断は臨床症状・所見に基づいて行われる．破傷風菌の培養の感度は低く，破傷風ではない患者の創部からも破傷風菌は検出されることがあり特異度も低い．また，多くの症例では，破傷風は軽微な皮膚の切り傷や擦り傷から生じ，20〜50％の患者では明らかな侵入部位はみられない[1]．そのため，外傷の有無にかかわらず，臨床症状から破傷風を疑うべ

表1 全身型の4つの病期

第一期	潜伏期の後，口を開けにくくなり，歯が噛み合わされた状態になるため，食物の摂取が困難となる．首筋が張り，寝汗・歯ぎしりなどの症状も認める
第二期	開口障害が強くなり，顔面筋の緊張・硬直によって前額に皺を生じ，口唇は横に拡がり少し開き，その間に歯牙を露出し，あたかも苦笑するような痙笑「ひきつり笑い」といわれる表情を呈する（破傷風顔貌）
第三期	生命にもっとも危険な時期であり，頸部筋肉の緊張によって頸部硬直をきたし，次第に背筋にも緊張・強直をきたして発作的に強直性痙攣がみられ，腱反射亢進・病的反射・クローヌスなどが出現する．また，発熱・発汗・血圧上昇・頻脈も生じる．喉頭痙攣や呼吸筋の痙攣は呼吸管理を要する
第四期	全身性の痙攣はみられなくなり，諸症状は次第に軽快していくが，筋の強直・腱反射亢進は遷延し，軽快するまで数ヵ月を要する

きである．

破傷風は五類感染症全数把握疾患に定められており，診断した医師は7日以内に最寄りの保健所に届け出る．

治療

外傷・咬傷後の破傷風予防には，破傷風免疫療法と創処置が重要である．外傷や咬傷が発生した場合の対応については診断・治療のフローチャートを参照されたい．

また，症状などから臨床的に破傷風が疑われた場合，以下に注意した管理を行う[4]．集学的治療が必要となることが多く，集中治療室で管理することが望ましい．

1）呼吸・気道管理

破傷風を臨床的に疑った際にまず行うべきは，呼吸および気道のモニタリングと安定化である．必要に応じて気管挿管を行うが，長期間の人工呼吸管理が必要となる可能性があるため，早期の気管切開がしばしば行われる．

2）破傷風毒素産生の抑制

すべての患者において創部の徹底したデブリードマンが重要である．

抗菌薬治療も推奨されており，臨床試験で効果が示されているのは，メトロニダゾールとペニシリンGである．投与期間は7～10日間が推奨されている．

3）未結合型毒素の中和

組織と結合した破傷風毒素は不可逆的に結合するため，未結合型毒素のみが中和可能である．破傷風を疑った場合，できるだけ早期にTIG 500単位を筋肉内に単回投与する．添付文書上は1,500～4,500単位の投与と記載されているが，500単位の単回投与でも効果が同等といわれ，米国CDCでは500単位の単回投与を推奨している．

4）ワクチンの接種

破傷風は，罹患後も免疫を獲得しないため，診断後はただちに破傷風トキソイド接種を行う必要がある．

5）筋痙攣の管理

ベンゾジアゼピン系鎮静薬が筋硬直や痙攣の抑制に有効であり，使用されることが多い．

その他プロポフォールも効果的であり，鎮静薬だけでコントロール不十分な場合には神経筋遮断薬が使用される．

6）自律神経障害の管理

硫酸マグネシウムは，筋痙攣を制御するための他の薬剤の必要性を減らすとともに，血行動態不安定に対して使用したベラパミルの投与量を減らすことができたデータがあり，二重盲検ランダム化比較試験で有効性が示された[5]．しかし，臨床試験での投与量は非常に多く，その使用は注意を要する．また，モルヒネも自律神経障害のコントロールと鎮静に有効とされており，使用されることも多い．

7）その他の支持療法

破傷風患者では，エネルギー需要が非常に高くなるため，早期の経腸栄養が必要となる．抗凝固薬による血栓症予防も行い，痙攣が制御され次第，リハビリテーションも開始する．

ポイント

- ☑ 破傷風菌は創傷部位から体内に侵入するため，咬傷を含むすべての創傷で考慮する必要がある．
- ☑ 痙笑，開口障害，嚥下障害などの局所症状から始まり，呼吸困難や後弓反張などの全身時症状に移行し，重篤な患者では呼吸筋の麻痺や自律神経障害が出現するため，呼吸・血圧などの全身管理が必要となる．したがって，発病を防ぐために受傷早期に TIG 投与を開始する．
- ☑ 全年齢において破傷風トキソイドを接種し，初回免疫をつけることが重要である．

文　献

1）Yen LM, et al: Tetanus. Lancet **393**: 1657-1668, 2019
2）小川智美ほか；新生児破傷風の1例．IASR **29**: 50-51, 2008
3）JE Bennett, et al（eds.）: Mandell, Douglas, and Bennett's Principles and Practice of Infectious Diseases, 9th ed., Elsevier, Philadephia, p2948-2953, 2020
4）Ergonul O, et al: An unexpected tetanus case. Lancet Infect Dis **16**: 746-752, 2016
5）Thwaites CL, et al: Magnesium sulphate for treatment of severe tetanus: a randomised controlled trial. Lancet **3685**: 1436-1443, 2006

3. 狂犬病（曝露後予防を含む）

Introduction

狂犬病はリッサウイルスの感染により生じる急性脳炎で，すべての哺乳類が感染しうる人獣共通感染症．発症した場合ほぼ100％死に至る[1,2]．迅速に適切な曝露後予防を行うことで確実に狂犬病を予防することができる[3]．

疫　学

イヌから感染した狂犬病での死亡者数は年間5万9,000人と推定されている[4]．ほとんど

診断・治療のフローチャート

感染リスクに関する情報を確認する
渡航地域の狂犬病リスク[a]，動物の種類[a]，曝露の状況，受傷部位，出血の有無，曝露源のワクチン接種の有無，受傷者のワクチン接種の有無など

受傷リスクの WHO カテゴリー
創の有無，受傷部の着衣の有無，出血の有無，動物の唾液と粘膜/創との接触の有無，曝露動物の種類により，いずれかのカテゴリーに分類する

カテゴリー 1	カテゴリー 2	カテゴリー 3
動物に触れる，餌を与える，創のない皮膚を舐められる	着衣のない皮膚をわずかに咬まれた場合，出血を伴わない咬傷，引っ掻き傷や擦過傷	・出血を伴う咬傷や引っ掻き傷 ・動物の唾液との粘膜，傷との接触 ・コウモリの曝露

↓ 曝露後予防は不要

↓ 曝露前接種[b]
- 未完了 狂犬病ワクチン
  ・Zagreb 法：day 0（両側に 1 本ずつ），7, 21 → 4 回接種
  ・Essen 法：day 0, 3, 7, 14, 28 → 5 回接種[c]
- 完了 狂犬病ワクチン 2 回接種 Day 0, 3

↓ 曝露前接種[b]
- 未完了 狂犬病ワクチン
  ・Zagreb 法：day 0（両側に 1 本ずつ），7, 21 → 4 回接種
  ・Essen 法：day 0, 3, 7, 14, 28 → 5 回接種[c]
  ＋抗狂犬病ウイルスヒト免疫グロブリン
- 完了 狂犬病ワクチン 2 回接種 Day 0, 3

---

[a] 曝露があった地域の狂犬病発生状況を，地域のサイトや文献をもとに確認する．渡航地域に曝露源動物による狂犬病発生がない場合，感染リスクは低いと判断できる（例：当センターでは，日本で生じたイヌ咬傷に対して，狂犬病曝露後予防を原則行わない）．

[b] 国内承認ワクチン，または WHO prequalified vaccines にて曝露前予防接種を完遂，または過去に曝露後予防接種を完了している場合に曝露前接種完了とみなす．曝露前予防接種については，p236「狂犬病ワクチン」を参照のこと．

[c] WHO は 2018 年のポジションペーパーで 4 回目を 14〜28 日後に接種し 5 回目は不要とした．

◆曝露源がイヌ，ネコ，フェレットである場合，動物が 10 日以上健康であれば曝露後予防を中止できる．
◆免疫不全者においてはカテゴリー 2，3 の場合，曝露前接種完了を問わず抗狂犬病ウイルスヒト免疫グロブリンを投与．ただし，日本国内で抗狂犬病ウイルスヒト免疫グロブリンは承認されていない．

WHO prequalified vaccines（2024 年 6 月現在）
・VERORAB（Sanofi Pasteur: France）
・RABIVAX-S（Serum Institute of India Pvt. Ltd.: India）
・VaxiRab N（Cadila Health Care Ltd: India）
https://extranet.who.int/prequal/vaccines/prequalified-vaccines
[World Health Organization: Rabies vaccines: WHO position paper-April 2018. Weekly epidemiological record, No 16, 2018, 93, 201-220 をもとに作成]

がアジア（59.6%），アフリカ（36.4%）で発生し，とくにインド（35%）で発生率が高い[2]．感染者の約40%は15歳未満の子供．全世界における狂犬病患者の最大99%はイヌからの感染だが[1]，近年米国における感染の原因の70%はコウモリとの接触で[5]，南米においては70%がイヌかネコとの接触であったとされる[6]．

日本では1957年以降国内での発生はなく，感染動物も報告されていない．輸入例は1970年に1例（ネパールでのイヌ咬傷），2006年2例（フィリピンで受傷），2020年1例（フィリピンで受傷）報告されている[7-9]．

病原体

ラブドウイルス科リッサウイルス属の狂犬病ウイルスが主な病原体である．

感染した哺乳動物の唾液などにウイルスが排出されており，咬まれたり引っかかれたりすることで感染する．また，粘膜面や創口を舐められることでも感染しうる．まれに明らかな傷を伴わないコウモリとの接触やウイルスを含んだエアロゾルを吸入して感染することも報告されている．狂犬病感染動物のミルクや肉からは感染しない．感染組織や臓器の移植や垂直感染以外でヒト-ヒト感染は確認されていない[1,2]．

創口から侵入したウイルスは末梢神経を介して中枢神経に至る[2]．

臨床症状

潜伏期間は通常2〜3ヵ月であるが，最短5日で，1年以上経てから発症することもまれにある．潜伏期間は曝露ウイルスの量，創口の運動終板の密度，中枢神経までの距離によって左右される[2]．

初期症状は創口の神経痛で，恐水発作，恐風発作や羞明，知覚障害または局所的な痛み，嚥下障害，局所的な筋力低下，嘔気・嘔吐を生じる．多動性または麻痺性急性神経学的症候群（脳炎）を呈し，通常最初の徴候から7〜10日以内に心不全または呼吸不全を生じて昏睡や死亡に至る[1]．

診断

臨床症状および狂犬病の感染が疑われる動物や狂犬病ウイルスへの曝露歴を元に診断される．疑い例は保健所に報告し，国立感染症研究所に行政検査を依頼する．

狂犬病診断のゴールドスタンダードは脳組織の蛍光抗体検査だが，唾液，髄液，組織の迅速免疫組織化学検査，ELISA，RT-PCRも用いられる[1]．

治療

有効な治療法はなく，発症した場合ほぼ100%死に至る．曝露後予防がもっとも重要．集中治療を施さない場合，入院から2〜3週間で死亡する[2]．

曝露後予防

狂犬病による死亡は，主に迅速に有効な曝露後予防を行えなかったことが原因で[4]，迅速に曝露後予防を行うことで確実に狂犬病を予防することができる[3]．

●曝露前接種を完了していない場合

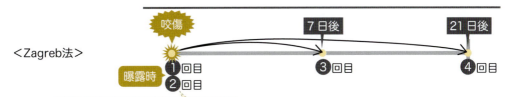

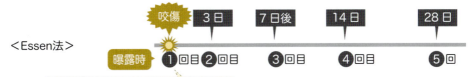

※WHOは2018年のポジションペーパーで4回目を14〜28日後に接種し5回目は不要とした[1]．

●曝露前接種を完了している場合（過去に曝露後予防接種を完了した者も含む）

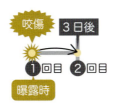

※抗狂犬病ウイルスヒト免疫グロブリンは不要．
※現地で狂犬病ワクチン接種を開始していても，接種ワクチンの詳細が不明な場合や，国内承認ワクチン・WHO prequalified vaccines 以外を使用している場合，皮内注射で開始し接種を完遂していない場合などは原則1回目から接種をやり直すことを検討する．
※免疫不全者は曝露前接種を完了していてもカテゴリー2，3の場合は抗狂犬病ウイルスヒト免疫グロブリンを投与し，曝露時，7日後，21〜28日後の3回接種，または，曝露時，7日後の2回接種し，接種開始2〜4週後の抗体価が低い場合に3回目の接種を行う方法が推奨される[1]．

図1　ワクチン接種方法

　　　　曝露後予防には，①創口の徹底的な洗浄，②曝露後迅速な狂犬病ワクチン投与開始，③適応があれば曝露後迅速な創口周囲への抗狂犬病ウイルスヒト免疫グロブリン（以下，免疫グロブリン）浸潤の3つが含まれる．

　　曝露の程度は，創の重症度，創の場所，曝露ウイルス量と変異型，曝露後予防の適時性などによって決まる．また，受傷部位ごとの発症リスクは頭部でもっとも高く，追って，上肢，下肢，体幹の順に高い．

　　受傷リスクがWHOカテゴリー2，3の場合，曝露後予防が必要（**フローチャート**，**図1**）．受傷後できるだけ早く石鹸と多量の水で創口を約15分間かけて十分に洗浄し，現地の医療

機関を受診する．狂犬病ワクチンは三角筋に筋注（2歳未満では大腿前外側）し，免疫グロブリンは創傷部付近に接種する．狂犬病ワクチン，免疫グロブリンともに妊婦や授乳婦にも投与可能．免疫グロブリンは日本国内で承認されておらず，曝露後予防開始7日以降にはワクチンによる抗体上昇がみられるため不要[1]．

　曝露源がイヌ，ネコ，フェレットである場合，動物が10日以上健康であれば曝露後予防は中止できる．それ以外の場合，受傷後ワクチンを接種せず放置していた場合でも速やかにワクチン接種を開始する[2]．

ポイント

- ☑ 発病すると致死的であり，曝露があったら物理的に15分間洗い流し，早急に現地の病院を受診することが大切．
- ☑ 受傷の程度や地域のリスクなどを考慮して曝露後予防を検討し，必要があれば速やかにワクチン接種を開始する．

文　献

1) World Health Organization: Rabies vaccines: WHO position paper-April 2018. Weekly epidemiological record, No 16, 2018, 93, 201-220
2) World Health Organization: WHO Expert Consultation on rabies, third report, 2018
3) Wilde H: Failures of post-exposure rabies prophylaxis. Vaccine **25**: 7605-7609, 2007
4) Hampson K, et al: Estimating the Global Burden of Endemic Canine Rabies. PLoS Negl Trop Dis **9**: e0003786, 2015
5) Pieracci EG, et al: Vital Signs: Trends in Human Rabies Deaths and Exposures—United States, 1938-2018. MMWR Morb Mortal Wkly Rep **68**: 524-528, 2019
6) Meske M, et al: Evolution of Rabies in South America and Inter-Species Dynamics（2009-2018）. Trop Med Infect Dis **6**: 98, 2021
7) Yamamoto S, et al: The First Imported Case of Rabies Into Japan in 36 Years: A Forgotten Life-Threatening Disease. J Travel Med **15**: 372-374, 2008
8) Nosaki Y, et al: Fourth imported rabies case since the eradication of rabies in Japan in 1957. J Travel Med **28**: taab151, 2021
9) 野崎康伸ほか：日本国内で2020年に発生した狂犬病患者の報告．IASR **42**: 81-82, 2021

I 特殊な感染症

1. ウイルス性出血熱

Introduction

ウイルス性出血熱（viral hemorrhagic fever：VHF）は，特定のウイルス（アレナウイルス科，ブニヤウイルス科，フィロウイルス科，フラビウイルス科）による発熱，出血傾向をきたす症候群である．病原体のバイオセーフティレベルにより，わが国では一類感染症と四類感染症に分類されるものがある（**表1**）．海外渡航者がVHFに罹患する可能性はまれであるので，まずは他の発熱をきたす渡航関連感染症（マラリア，デング熱，腸チフス，リケッチア症など）の除外が必要である．これらの疾患が否定され，出血傾向や臓器不全が認められる場合にVHFを疑う．

本項では，一類感染症のうち，過去に複数回のアウトブレイクが起きているエボラウイルス病と，海外渡航者での報告があるラッサ熱，マールブルグ病，クリミア・コンゴ出血熱について記載する．

1-1. エボラウイルス病

疫 学

エボラウイルス病の発症が初めて確認されたのは，1976年のスーダン南部ヌザラ，コン

表1 わが国の感染症法に基づくウイルス性出血熱の分類

感染症類型	疾病名
一類	・エボラ出血熱 ・クリミア・コンゴ出血熱 ・南米出血熱 ・マールブルグ病 ・ラッサ熱
四類	・オムスク出血熱 ・重症熱性血小板減少症候群（病原体がフレボウイルス属SFTSウイルスであるものに限る） ・リフトバレー熱 ・腎症候性出血熱 ・デング出血熱 ・黄熱

ゴ民主共和国ヤンブクでのアウトブレイクにおいてだった[1]. その後, 現在に至るまで30回以上のアウトブレイクを認めている. とくに2014〜2016年の西アフリカにおけるアウトブレイクは過去最大であり, ギニアから隣国シエラレオネ, リベリアに感染が拡大し, 疑い例を含め合計28,616例・致死率40%を記録した[2]. また, 欧米諸国(イタリア, スペイン, 英国, 米国)での輸入症例の発生も確認された[1]. 日本でも2014年に4例のエボラウイルス病疑似症[注]が発生したが, いずれも代替診断がつき, エボラウイルス病の検査は陰性だった.

> 注):エボラウイルス病疑似症の定義[3]を満たした場合は感染症法による入院勧告となる(停留の場合, 隔離検疫法による隔離). 疑似症に該当する場合はまずは保健所に連絡し指示を仰ぐ. 保健所の判断により特定, または第一種感染症指定医療機関に移送となる. 厚生労働省のホームページで詳細を確認されたい.「疑似症」は定義が変わる可能性があることに注意する.

これまでのアウトブレイクは主にザイール型エボラウイルスによるものであったが, 2022年9月20日のウガンダでのアウトブレイクはスーダン型エボラウイルスによるものだった[4]. 2023年1月3日時点で確定例は142例, 死亡例は55例を記録したが, 新規感染者は2022年11月13日以降, 認められておらず, アウトブレイクは終息に向かう兆しをみせている[5]. これまでに開発されてきた治療薬やワクチンはザイール型エボラウイルスに対するものであり, 今後はスーダン型エボラウイルスへの治療薬やワクチンの開発も求められる.

なお, かつては「エボラ出血熱」と称されていたが, 必ずしも出血傾向を認めるわけではないことなどから, エボラウイルス病(Ebola Virus Disease:EVD)の呼称が国際的に用いられている[2]. 本項でもエボラウイルス病で統一する.

病原体

エボラウイルスはマイナス1本鎖RNAをウイルス遺伝子としてもち, フィロウイルス科エボラウイルス属に分類される[6]. 6つの亜種(ザイール型,スーダン型,ブンディブギョ型,タイフォレスト型,レストン型,ボンバリ型)の存在が知られているが, ヒトへの病原性が確認されたのは前者4種のみである[7]. エボラウイルスの自然宿主はオオコウモリだと考えられている. 感染経路は, 感染したヒトや動物の体液を直接触れることによる. 現地の葬式の風習(遺体に直接触れる)も感染拡大に寄与したと考えられる[1]. アフリカでは熱帯雨林の中で発見された, エボラウイルス病を発症または死亡した動物にヒトが触れたことが感染の発端になったという事例が報告されている[2].

臨床症状

潜伏期間は2〜21日である. 発熱, 倦怠感, 筋肉痛, 頭痛, 咽頭痛で発症し, 発症7日目前後になると嘔吐, 下痢などの消化器症状, 皮疹, 腎機能障害, 肝機能障害, 出血傾向を認める[8]. 1日に10Lの下痢が生じることがあり[9], 循環血液量減少性ショックから多臓器不全に至る. ザイールエボラウイルスによるエボラウイルス病の致死率は80〜90%, スーダン型エボラウイルスによるエボラウイルス病の致死率は50%である[2]. 回復する事例では, 発症から6〜11日目ころから回復しはじめる[10]. 2014年の西アフリカにおけるアウトブレ

イクでは，出血傾向を認めた患者は全体の 18 ％であった[11]．

診 断

　検査診断は，国立感染症研究所ウイルス第一部において，病原体の検出（RT-PCR 法，ウイルスの分離）や血清抗体価の上昇により行う．

治 療

　2023 年 1 月時点でエボラウイルス病の治療薬として米国食品医薬品局に承認されている薬剤は，REGN-EB3（Inmazeb®）と mAb114（Ebanga™）である．REGN-EB3 はエボラウイルスに対する 3 つのモノクローナル抗体を混合した薬剤で，mAb114 は単独のモノクローナル抗体である．これらの薬剤の有効性を検討する臨床試験が，2018 年 8 月にコンゴ民主共和国で行われた（Pamoja Tulinde Masiha study：PALM study）[12]．PALM study ではザイール型エボラウイルスに感染した患者を 1：1：1：1 の割合で ZMapp（3 種類のモノクローナル抗体の混合薬．既存薬でありコントロール群と設定された），レムデシビル，mAb114，REGN-EB3 のいずれかの静脈内投与に無作為に割り付けて，投与後 28 日後の死亡率を比較した．その結果，ZMapp 群（コントロール群）の死亡率は 51.3 ％であったのに対し，mAb114 群では 35.1 ％，REGN-EB3 群では 33.5 ％であった．中間解析において mAb114 群と REGN-EB3 群が死亡に関してレムデシビル群よりも優れていることが示されたため，レムデシビル群は途中で割り付け中止となった．2023 年 1 月時点で，両薬剤は日本では未承認である．

　抗体薬の投与と共に，適切な輸液，電解質補正などの支持療法を行う．

予 防

　エボラウイルス病の感染を防ぐには，接触感染対策が重要である．エボラウイルス病患者に対しては，個人防護具（PPE）として手袋二重装備，防水性使い捨てガウン＋キャップ＋シューズカバーもしくはボディスーツ，ゴーグルもしくはフェイスシールド，N95 レスピレーターもしくは電動ファン付き呼吸用防護具（PAPR）を装着する，「フル PPE」が推奨される．なお，着脱については国立国際医療研究センターの YouTube チャンネル（https://www.youtube.com/@NCGM1868）や，国際感染症センターのホームページ（https://dcc.ncgm.go.jp/index.hyml）を参照されたい．

　感染対策上，吐瀉物・排泄物の処理は要注意である．ウイルスが多量に含まれており，非常に感染リスクが高い．フル PPE を装着したうえで器具や消毒薬を用いて適切に処理を行うことが重要である．また，免疫回避組織である精巣，眼球内，中枢神経系において，エボラウイルス病が回復した後もウイルスが存在し続けることがある．発症 3 ヵ月後の男性の精液から RT-PCR 法でエボラウイルスが検出された事例がある．エボラウイルス病発症後の性行為は発症後 12 ヵ月まで，または RT-PCR 法で 2 回陰性が確認できるまでは，コンドームを装着することが推奨されている[2]．

　エボラウイルスに対するワクチンの開発が進み，2023 年 1 月現在，2 種類のワクチンが実用化されている．rVSV-ZEBOV（Ervebo®）はザイール型エボラウイルスに有効な単回接

種の生ワクチンで，2019年12月19日に米国食品医薬品局で承認された[13]．その後，WHOの品質承認を受け，ヨーロッパやアフリカの国々でも承認を受けた．2021年1月から世界的な備蓄計画が開始され，2022年10月には43万6,980接種分が確保された[14]．また，Ad26.ZEBOV（Zabdeno®）とMVA-BN-Filo（Mvabea®）という異なる2種類のワクチンを8週間あけて1回ずつ投与するレジメンが2020年3月に欧州医薬品庁で承認されたが，予防効果を発揮するまで8週間かかることから，即時の対応が必要なアウトブレイク対策には適さないとされている[1]．

1-2. ラッサ熱

疫　学

ラッサ熱患者が初めて確認されたのは1969年で，ラッサ熱の名は初めて患者が確認されたナイジェリアの町名に由来する．西アフリカ（ナイジェリア，シエラレオネ，ギニア，リベリアなど）が常在地である．マストミス（小型のげっ歯類）が宿主で，排泄物に多量の病原体（アレナウイルス科ラッサウイルス）を含む．年間10万～30万人の患者発生が確認されており，約5,000人が死亡している[15]．

病原体

ラッサウイルスは1本鎖RNAとエンベロープをもち，アレナウイルス科に属する．ラッサウイルスはアフリカにしか存在しないが，ヒトに病気を起こすアレナウイルス科のウイルスには他に，マチュポ（ボリビア出血熱），フニン（アルゼンチン出血熱），グアナリト（ベネズエラ出血熱），ザビア（ブラジル出血熱）の4種が知られており，いずれも南米に存在する[16]．感染経路はラッサウイルスを保有するマストミスの尿や糞に直接触れたり，汚染された食物を摂取したりすることである．また，ラッサ熱患者の血液，分泌物，排泄物に曝露することで，ヒトからヒトへ感染する[15]．

臨床症状

潜伏期間は1～3週間である．感染者の約80%の症状は軽度である．残りの20%の感染者では重篤な症状を呈し，出血傾向（歯肉，眼，鼻出血など），呼吸不全，頻回の嘔吐，顔面浮腫，体幹の痛み，ショックをきたす．難聴，振戦，脳炎などの神経症状も認められる．発病してから2週間以内に多臓器不全で死亡する．死亡率は1%とされる．とくに妊娠6ヵ月以上の妊婦での死亡率が高く，また感染した妊婦の胎児死亡率は95%と推定される[15]．

診　断

検査診断は，国立感染症研究所ウイルス第一部において，病原体の検出（RT-PCR法，ウイルスの分離）や血清抗体価の上昇により行う．

治　療

発症早期にリバビリンを投与することがラッサ熱に対して有効であるとされる[15]．また，

適切な輸液，電解質補正などの支持療法も重要である．

予　防

ラッサ熱に対して有効なワクチンは開発されていない．流行地ではマストミスに接触しないことが重要である．また，患者に接する際は上述のフルPPEが望ましい．海外では，曝露後予防としてリバビリンを内服することが提唱されている[17]．

1-3. マールブルグ病

疫　学

マールブルグ病患者は1967年に初めて確認された．西ドイツ（当時）のマールブルグとフランクフルト，ユーゴスラビア（当時）のベオグラードにて，ポリオワクチン製造および実験用としてウガンダから輸入されたアフリカミドリザルに接触した研究職員など31名がウイルス性出血熱を発症し7名が死亡した．患者が初めて確認された地名を冠して，マールブルグ病と名付けられた．マールブルグウイルスの自然宿主はオオコウモリである．ケニア，ジンバブエ，コンゴ民主共和国などで患者が発生し，年間1〜2名の死者が出ている[18]．エボラウイルス病のような大規模なアウトブレイクは起きていない．

病原体

マールブルグウイルスはエボラウイルスと同様にフィロウイルス科に属する．両ウイルスの抗原性は異なり交差はしないが，電顕上の形態は酷似している[19]．マールブルグウイルスがどのようにして宿主動物からヒトに感染するのかはっきりわかっていない．2008年に2名の渡航者がウガンダでマールブルグ病を発症した際は，感染したコウモリの糞やエアロゾルを吸入したことが感染経路だと推定された．ヒトからヒトへの感染は，血液，体液，分泌物，排泄物などとの濃厚接触によると考えられている[18]．

臨床症状

潜伏期間は2〜21日である．発熱，悪寒，頭痛，筋肉痛で突然発症する．第5病日頃に体幹に斑点状皮疹が出現することがある．嘔吐，下痢，胸痛，腹痛，咽頭痛が現れ，次第に黄疸，膵炎，体重減少，せん妄，ショック，肝不全，大量出血，多臓器不全が起こる．致死率は23〜90％である[18]．

診　断

検査診断は，国立感染症研究所ウイルス第一部において，病原体の検出（RT-PCR法，ウイルスの分離）や血清抗体価の上昇により行う．

治　療

マールブルグ病に対する特異的な治療法はない．支持療法を行う．

予　防

マールブルグ病に対して有効なワクチンは開発されていない．流行地ではオオコウモリや感染した動物に接触しないことが重要である．また，患者に接する際は上述のフル PPE が望ましい．

1-4. クリミア・コンゴ出血熱

疫　学

クリミア・コンゴ出血熱が世界中に知られるようになったのは，1944〜1945 年にクリミアで重篤な出血性熱性疾患が発生したときのことである．この際に患者とダニからウイルスが分離され，そのウイルスが 1956 年にコンゴで分離されたウイルスと同一であったことから，クリミア・コンゴ出血熱ウイルスと名付けられた．クリミア・コンゴ出血熱は旧ソ連を中心とする東ヨーロッパ，地中海沿岸，中国北西部，中央アジア，南ヨーロッパ，アフリカ，中東，インド亜大陸に分布している[20]．

病原体

クリミア・コンゴ出血熱ウイルスはブニヤウイルス科のナイロウイルス属に分類される．自然界では野生・家畜の哺乳類（ウシ，ヤギ，ヒツジなど）が宿主で，マダニが媒介する[21]．

臨床症状

潜伏期間は 2〜9 日である[21]．頭痛，高熱，背部痛，関節痛，腹痛，嘔吐で突然発症する．眼球充血，顔面紅潮，咽頭発赤，手掌の紅斑がよくみられる．病状が進行すると内出血，鼻出血，注射部位の制御不能な出血が第 4 病日から約 2 週間継続する．致死率は 9〜50％である[20]．

診　断

検査診断は，国立感染症研究所ウイルス第一部において，病原体の検出（RT-PCR 法，ウイルスの分離）や血清抗体価の上昇により行う．

治　療

支持療法が主となる．*in vitro* では，クリミア・コンゴ出血熱ウイルスはリバビリンに感受性を有しており，患者の治療にも使用され，ある程度の効果があると報告されている[20]．

予　防

有効なワクチンは開発されていない．流行地で農業に従事したり動物を扱ったりする者は，マダニ刺傷を防ぐため忌避剤の使用や保護服の着用が必要である．家畜や感染症状を示すヒトの血液や体液との接触を避ける必要がある[20]．患者に接する際は上述のフル PPE が望ましい．

1. ウイルス性出血熱 147

1-5. その他

臨床検体の安全な搬送

　　VHF 疑い患者の血液など，ウイルスが含まれると予想される臨床検体は，基本 3 重構造をもつカテゴリー A 容器を使用する[22]．なお，2020 年 4 月 14 日から，ゆうパックを利用する場合のジュラルミンの外装は不要となったが[23]，検体搬入先によって異なる可能性があるので，検体搬送にあたっては事前に確認することが望ましい．

公衆衛生対応について

　　医師の届け出により，一類感染症（疑似症を含む）と診断された場合は，患者は知事により地域の第一種感染症指定医療機関への入院勧告が行われ，国においても感染症危機管理体制が取られることが想定される．このため，VHF 患者（確定例）との濃厚接触歴がない海外渡航者では届出前の十分な蓋然性評価が望まれる[22]．

ポイント

- ☑ 海外渡航者の VHF 罹患はマラリアなどに比べるときわめてまれである．
- ☑ VHF を疑った際は，まずは common な渡航関連感染症の除外を行う．
- ☑ 国立感染症研究所の専門家などと相談しながら診断を進める．
- ☑ 標準予防策に加えて，適切な感染防止策を実施する．

文　献

1）World Health Organization（WHO）: Fact sheets, Ebola virus disease <https://www.who.int/news-room/fact-sheets/detail/ebola-virus-disease>（2023 年 1 月 10 日閲覧）
2）国立感染症研究所：エボラ出血熱とは <https://www.niid.go.jp/niid/ja/kansennohanashi/342-ebola-intro.html>（2023 年 1 月 10 日閲覧）
3）厚生労働省：エボラ出血熱の国内発生を想定した対応について（平成 27 年 10 月 2 日）<https://www.mhlw.go.jp/file/06-Seisakujouhou-10900000-Kenkoukyoku/0000164704.pdf>（2023 年 1 月 11 日閲覧）
4）World Health Organization（WHO）: Disease Outbreak News, Ebola Disease caused by Sudan virus-Uganda <https://www.who.int/emergencies/disease-outbreak-news/item/2022-DON410>（2023 年 1 月 10 日閲覧）
5）World Health Organization（WHO）: Publications, Ebola Virus disease in Uganda SitRep-87 <https://www.afro.who.int/countries/uganda/publication/ebola-virus-disease-uganda-sitrep-87>（2023 年 1 月 10 日閲覧）
6）国立感染症研究所：エボラウイルス，エボラウイルス病とは <https://www.niid.go.jp/niid/ja/iasr-sp/2308-related-articles/related-articles-424/5706-dj4242.html>（2023 年 1 月 10 日閲覧）
7）Kuhn JH, et al: New filovirus disease classification and nomenclature. Nat Rev Microbiol **17**: 261-263, 2019
8）WHO Ebola Response Team, Ebola virus disease in West Africa-the first 9 months of the epidemic and forward projections. N Engl J Med **371**: 1481-1495, 2014
9）Lyon GM, et al: Clinical care of two patients with Ebola virus disease in the United States. N Engl J Med **371**: 2402, 2014
10）Beeching NJ, et al: Ebola virus disease. BMJ **349**: g7348, 2014

11) Mate SE et al. Molecular Evidence of Sexual Transmission of Ebola Virus. N Engl J Med **373**: 2448-2454, 2015
12) Mulangu S, et al: A Randomized, Controlled Trial of Ebola Virus Disease Therapeutics. N Engl J Med **381**: 2293-2303, 2019
13) Centers for Disease Control and Prevention: Ebola（Ebola Virus Disease）<https://www.cdc.gov/vhf/ebola/prevention/index.html>（2023年1月11日閲覧）
14) World Health Organization（WHO）: Ebola vaccine stockpiles <https://www.who.int/groups/icg/ebola-virus-disease/ebola-stockpiles>（2023年1月11日閲覧）
15) Centers for Disease Control and Prevention: Lassa Fever <https://www.cdc.gov/vhf/lassa/index.html>（2023年1月11日閲覧）
16) 国立感染症研究所：ラッサ熱とは <https://www.niid.go.jp/niid/ja/kansennohanashi/344-lassa-intro.html>（2023年1月11日閲覧）
17) Bausch DG, e al: Review of the literature and proposed guidelines for the use of oral ribavirin as postexposure prophylaxis for Lassa fever. Clin Infect Dis **51**: 1435-1441, 2010
18) Centers for Disease Control and Prevention: Marburg（Marburg Virus Disease）<https://www.cdc.gov/vhf/marburg/>（2023年1月11日閲覧）
19) 国立感染症研究所：マールブルグ病とは <https://www.niid.go.jp/niid/ja/kansennohanashi/343-marburg.html>（2023年1月11日閲覧）
20) Centers for Disease Control and Prevention: Crimean-Congo Hemorrhagic Fever（CCHF）<https://www.cdc.gov/vhf/crimean-congo/>（2023年1月11日閲覧）
21) 国立感染症研究所：クリミア・コンゴ出血熱とは <https://www.niid.go.jp/niid/ja/kansennohanashi/345-cchf-intro.html>（2023年1月11日閲覧）
22) 国際感染症センター国際感染症対策室：ウイルス性出血熱―診療の手引き―，第一版，2014 <https://dcc.ncgm.go.jp/prevention/topic/100/topic06.pdf>（2023年1月11日閲覧）
23) 厚生労働省：貨物自動車運送事業者を利用して検体等を送付する場合の包装に関する遵守事項（別添）（令和2年4月14日策定）<https://anshin.pref.tokushima.jp/med/experts/docs/2020041600029/files/2.pdf>（2023年1月11日閲覧）

2. 渡航者の真菌感染症

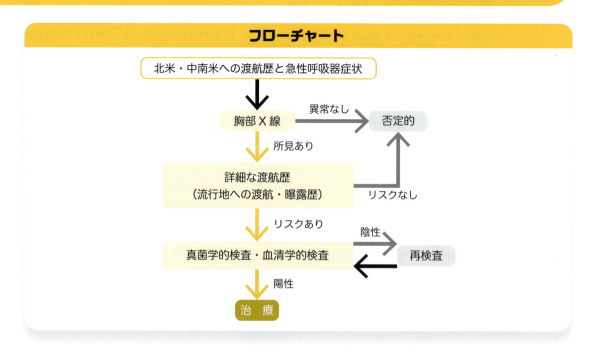

表 2

疾患名（病原体）	流行地	感染経路	危険因子	主な感染臓器	潜伏期
コクシジオイデス症（*Coccidioides immitis* または *C. posadasii*）	北米（アリゾナ州, カリフォルニア州など）, メキシコなど南米	汚染土壌からの経気道感染	細胞性免疫不全（AIDS など）, 糖尿病, 妊娠, 慢性閉塞性肺疾患, 喫煙, 人種	肺, 皮膚, 髄膜, 骨など	1～4 週間
ヒストプラズマ症（*Histoplasma capsulatum*）	北米（主にミシシッピー川流域）, 中南米, 東南アジア, アフリカなど	汚染土壌や鳥, コウモリなどの糞から経気道感染する. 洞窟探検時の感染が多い.	細胞性免疫不全（AIDS など）, 慢性閉塞性肺疾患	肺, 肝臓, 脾臓, 骨など	1～4 週間
パラコクシジオイデス症（*Paracoccidioides brasiliensis*）	中南米（ブラジルなど）	汚染土壌から経気道感染, 直接接種（胞子汚染植物などの刺創）	飲酒, 喫煙, 男性	肺, 皮膚（潰瘍）, リンパ節など	数ヵ月～数十年
マルネッフェイ型タラロミセス症（*Talaromyces marneffei*）	東南アジアなど	吸入による経気道感染, または土壌からの空気感染	細胞性免疫不全（AIDS など）	皮膚, 肝臓, 脾臓など	不明
ブラストミセス症（*Blastomyces dermatitidis*）	北米（五大湖周辺～ミシシッピー川流域など）, アフリカなど	汚染土壌から経気道感染, 創部からの侵入	細胞性免疫不全（AIDS など）	肺, 皮膚, 骨, 前立腺など	4～6 週間

［文献 2, 3, 4 を参考に作成］

Introduction

　　流行地に渡航することで，日本に常在しない真菌に感染することがある（輸入真菌症）.
これらの真菌は特定の地域で流行がみられるため，渡航歴の聴取が重要となる. 現在，コクシジオイデス症，ヒストプラズマ症，パラコクシジオイデス症，マルネッフェイ型タラロミセス症，ブラストミセス症の 5 疾患を代表的な輸入真菌症として扱っている[1]. コクシジオイデス症以下の 3 疾患は日本での患者数が増加している. コクシジオイデス症は世界でもっとも感染力の強い真菌といわれており，感染症法四類に指定されている[2].
　　国内の真菌と異なり，輸入真菌症は一般的に感染力が強く，健常人も感染すること，検査中の事故が起こりやすいことが特徴である. そのため，疑った場合は，国立感染症研究所または千葉大学真菌医学研究センターに相談することが望ましい. 疫学と病原体，危険因子などを**表 2** に示す[2-4].

2-1. コクシジオイデス症（valley fever, desert rheumatism）

臨床症状

　　感染者の 60％は軽度または無症状で，数週～数ヵ月で自然軽快する.

1）急性肺コクシジオイデス症

潜伏期1〜3週間後に全身倦怠感，発熱，頭痛，咳嗽などの非特異的な症状を呈する．胸部X線上は浸潤影，肺門リンパ節腫脹，胸水などを認める．多くは無治療でも自然寛解する．免疫正常者でも起こる．予後は比較的良好である．

2）慢性肺コクシジオイデス症

急性感染例の約5％が慢性肺コクシジオイデス症を続発する．ほとんどは無症状であるが，咳嗽や血痰を発症する例もある．胸部画像では結節影や空洞影といった肉芽腫病巣を形成する．日本人例の大部分がこの病型に分類される．

3）播種性コクシジオイデス症

全感染例の約0.5％において，肺から全身に血行性に播種する．そのうち約半数が死亡する．髄膜炎はもっとも重症で予後不良である．

診　断

- **真菌学的検査**：鏡検（球状体（spherule）の検出），培養検査（通常検査室では禁忌）．
- **血清学的検査**：特異抗体検査（国内で市場化されていない）．

2-2. ヒストプラズマ症（caver's disease, Spelunker's lung）

臨床症状

1）急性原発性肺ヒストプラズマ症

潜伏期は1〜4週，95％は無症状または軽度のインフルエンザ様呼吸器症状を呈するが，多くは自然寛解する．免疫正常者でも起こり，予後良好である．

2）慢性空洞性肺ヒストプラズマ症

原発性の一部が慢性化する．肺炎症状がみられ，両側びまん性に多発結節影が残る．基本的に進行性で，ときに呼吸不全となる．肺に肉芽腫病巣を形成する．胸部X線で空洞形成はまれである．

3）播種性ヒストプラズマ症

肺，脾，リンパ腫，骨髄，副腎，髄膜などに播種し，急性進行は敗血症症状，肝脾腫，リンパ節腫脹などが，慢性経過は粘膜潰瘍，肝機能障害，副腎機能障害などがみられる．

診　断

- **真菌学的検査**：鏡検（単球やマクロファージに貪食された酵母様真菌で確定診断．類似の病理像に注意が必要），培養（通常検査室では禁忌）．
- **血清学的検査**：特異抗体検査や抗原検査など（国内では市場化されていない）．

2-3. パラコクシジオイデス症（South American blastomycosis）

臨床症状

感染が緩やかに進行し，慢性の肺炎症状を呈する．多くは無治療で，自然治癒するものも

ある．播種した場合，口腔・咽頭・鼻腔などの粘膜の有痛性潰瘍や，顔面皮膚での結節性病変，頸部リンパ節腫脹がみられる．

診断

- **真菌学的検査**：鏡検（特徴的な Pilot's wheel 状の酵母様真菌検出で確定診断），培養検査（通常検査室では禁忌）．
- **血清学的検査**：抗体検査を行うことができるが，ヒストプラズマと交差反応がある．

2-4. マルネッフェイ型タラロミセス症（旧：マルネッフェイ型ペニシリウム症）

臨床症状

HIV 感染者に発症することが多かったが，免疫抑制薬や抗癌薬などの出現により，HIV 感染と関連のない発症者が増えている．発熱，貧血，体重減少，皮疹，リンパ節腫大，肝脾腫などをきたすが，これらの症状は血行性播種による二次的なものである．呼吸器症状は顕著にならず，画像検査でも肺病変が確認されないことが多い．約80％の症例で皮膚病変が認められ，中央が陥凹した丘疹や結節病変が播種状に多発することが特徴である．

診断

- **真菌学的検査**：鏡検［中心隔壁（cross wall）がある酵母様真菌検出で確定診断］，培養（通常検査室では禁忌）．血液培養が陽性となる頻度が高い．

2-5. ブラストミセス症（North American blastomycosis）

臨床症状

無症状に経過する場合もあるが，急性または慢性の肺炎，肺外症状を呈することがある．すべての臓器に感染しうるが，肺が約90％ともっとも多い．次いで，皮膚，骨，泌尿器系である．全身性播種例の多くでは皮膚病変を認め，無痛性の隆起性病変や鼻腔・口腔の粘膜病変を認めることがある．全身性播種例は予後不良である．

診断

- **真菌学的検査**：検鏡（膿瘍形成，肉芽腫性病変），培養検査（通常検査室では禁忌）．
- **血清学的検査**：抗体や抗原検査は他の輸入真菌症（とくにヒストプラズマ）との交差反応のため，有用性は低い．

2-6. 輸入真菌症の治療，予防，感染対策などについて

治療

病型によっては自然軽快することもあるが，進行して全身に播種する可能性もあるため，診断がついたら原則治療を行うことを検討する．病型によって治療薬が異なるものもあるた

め，詳細は成書を参考にされたい．

予 防

いずれの輸入真菌症に対しても有効なワクチンはない．流行地や流行期間がある程度限定されているので，事前の情報収集を行うべきである．とくに免疫不全者は重症化することがあり，なるべく流行地域へ行かないことが肝要である．

院内感染対策

ヒト-ヒト感染はしないので，標準予防策で対応する．

その他

コクシジオイデスは四類感染症であり，診断後はただちに最寄りの保健所に届け出る．

ポイント

- ☑ 輸入感染症の症状は非特異的であることが多く，海外渡航歴の聴取が重要である．
- ☑ 通常の検査室では扱えないため，疑われる場合には国立感染症研究所または千葉大学真菌医学研究センターに相談することが望ましい．

文 献

1）渡辺　哲ほか：輸入真菌症の現状と対策．日内会誌 **103**: 2674-2679, 2014
2）亀井克彦：BSL3 対応が必要な渡航者真菌症．IASR **34**: 3-4, 2013
3）Ashraf N, et al: Re-drawing the maps for endemic mycoses. Mycopathologia **185**: 843-865, 2020
4）Thompson GR, et al: Global guideline for the diagnosis and management of the endemic mycoses: an initiative of the European Confederation of Medical Mycology in cooperation with the International Society for Human and Animal Mycology. Lancet Infect Dis **21**: e364-e374., 2021

3. その他のまれな輸入原虫感染症（トリパノソーマ症，リーシュマニア症など）

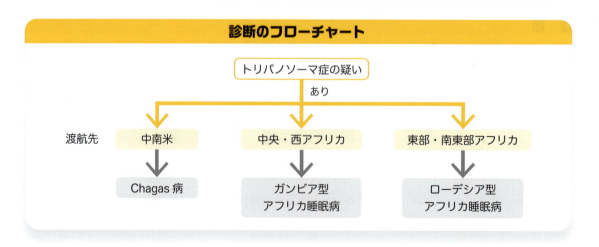

3. その他のまれな輸入原虫感染症（トリパノソーマ症，リーシュマニア症など）　　153

3-1. トリパノソーマ症：Chagas 病 [1,2]

疫　学

　　Chagas 病は世界中で 600 万〜700 万人の感染が推定されている原虫感染症である．流行地は媒介昆虫のサシガメが生息している中南米である．しかし，母子感染や輸血，臓器移植による非サシガメ媒介性 Chagas 病が知られるようになり，日本でも 2012 年に母子感染による先天性 Chagas 病患者が発生した．Chagas 病は中南米に限局する「風土病」ではなく，世界的な対策を要する国際感染症として捉える必要がある．

病原体

　　原因微生物は *Trypanosoma cruzi* で，感染したサシガメの糞や尿にヒトが触れることで伝播する．サシガメは夜間に活動し，ヒトを含む動物を吸血する．刺咬した際に排便・排尿をし，ヒトが刺咬部をこすることで体内に原虫が侵入し感染が成立する．

臨床症状

- **急性期**：潜伏期間は 1〜2 週間である．発熱，倦怠感，筋肉痛，全身性リンパ節腫脹，食思不振など非特異的な症状を呈し，8〜12 週間続く．
- **慢性期**：急性期症状の寛解後は長期間にあたり無症状であるが，原虫は心臓や消化管の筋肉内に潜伏する．5〜30 年後に心筋症や巨大結腸症を起こすことがある．

診　断

　　急性期には血液のギムザ染色で原虫を直接検出することが可能である．慢性期には血中の原虫数は著明に減少するため，NNN/LIT 培地による培養検査や，PCR 法を用いる必要があるが，感度は低い．抗体検査が慢性期の診断の要となるが，日本で承認された体外診断薬はない．

治　療

　　抗原虫薬であるベンズニダゾールとニフルチモックスが有効である．急性期に早期の抗原虫療法を開始することで，慢性期合併症の発症を抑制することができる．一方，慢性期にはその効果が不明であるため，慢性期合併症を呈する成人は抗原虫療法の適応にならないことも多い．

　　国内承認薬は存在しないが，治療を試みる際には WHO から治療薬の供与を受けることが可能である．現行は個人輸入での使用となるため，使用前に医療機関において適切な審査を受けて使用することが必要となる．

3-2. トリパノソーマ症：アフリカ睡眠病 [1,3,4]

疫　学

　　アフリカ睡眠病は，原因微生物によってガンビア型とローデシア型に分類される．いずれ

表3　アフリカ睡眠病に用いられる治療薬

	ガンビア型	ローデシア型
Ⅰ期	フェキシニダゾール（推奨）またはペンタミジン	スラミン
Ⅱ期	フェキシニダゾール（髄液中白血球数＜100/μL の場合に推奨）またはニフルチモックス＋エフロルニチン（髄液中白血球数≧100/μL の場合に推奨）	メラルソプロール

もツェツェバエが媒介昆虫であり，流行地域はアフリカの農村部である．ガンビア型は主に中央アフリカと西アフリカで流行しており，2020 年に WHO に報告された症例は 600 例未満だった．ローデシア型はアフリカ東部および南東部で流行しており，2020 年に WHO に報告された症例は 100 例未満だった．両者の流行地域はウガンダのみ重複しており，ガンビア型はウガンダ北西部の南スーダンやコンゴ民主共和国との国境沿いに，ローデシア型は主にウガンダ中央部に分布している．

病原体

アフリカ睡眠病の原因微生物は *Trypanosoma brucei gambiense*（*T. b. gambiense*）と *Trypanosoma brucei rhodesiense*（*T. b. rhodesiense*）である．

原虫に感染したツェツェバエに吸血されることで，感染が成立する．*T. b. gambiense* は主にヒトが保虫宿主で，*T. b. rhodesiense* は野生の狩猟動物やウシが保虫宿主である．ツェツェバエによる刺咬以外に，母子感染や針刺し，性交渉で感染することもある．

臨床症状

ツェツェバエ刺咬後5～15 日目に，刺咬部位に有痛性・限局性・硬結を有する直径2～5 cm の赤黒い腫脹が出現する．潜伏期間（ガンビア型では数週～数ヵ月，ローデシア型では1～4 週）を経て，発熱，頸部リンパ節腫脹，皮疹，顔面浮腫，関節痛などの全身症状が出現する（Ⅰ期）．その後，多彩な中枢神経症状が出現し，最終的に昏睡から死亡に至る（Ⅱ期）．

診断

Ⅰ期では血液またはリンパ節穿刺液の生鮮標本を作製し，顕微鏡で原虫を検出する．Ⅱ期では髄液中の原虫の検出を試みる．血清抗体検査や PCR 法という診断方法もある．

治療

アフリカ睡眠病の治療は以下のようにガンビア型とローデシア型で異なる（**表3**）．

ペンタミジン（保険適用外）以外に国内で承認された薬剤がないが，治療を試みる際には WHO から治療薬の供与を受けることが可能である．現行は個人輸入での使用となるため，使用前に医療機関において適切な審査を受ける必要がある．

3-3. リーシュマニア症 [1, 5]

疫　学

　リーシュマニア症は 5 大陸，98 ヵ国で認める原虫感染症である．全世界で年間 70 万～100 万人を超える新規感染者が発生し，2 万～3 万人が死亡している．

　リーシュマニア症は 3 つの病型に分類される．

- **内蔵型リーシュマニア症**：カラ・アザール（ベンガル語で「黒熱」）ともよばれる．大部分がブラジル，東アフリカ，インドで発生しており新規感染者は年間 5 万～9 万人である．
- **皮膚リーシュマニア症**：p76「代表的な熱帯皮膚感染症」を参照．
- **粘膜・皮膚型リーシュマニア症**：p76「代表的な熱帯皮膚感染症」を参照．

病原体

　原因となる *Leishmania* 属原虫は 20 種を超える．サシチョウバエが原虫を媒介する．原虫に感染したサシチョウバエに吸血されることで感染が成立する．

臨床症状

- **内臓型リーシュマニア症**：潜伏期間は 2～6 ヵ月である．臓器マクロファージに原虫が感染し，発熱，体重減少，肝脾腫，汎血球減少，リンパ節腫脹をきたす．適切に治療がなされなければ致死的経過をたどる．HIV 共感染では高い死亡率と再発率を示す．
- **皮膚リーシュマニア症，粘膜・皮膚型リーシュマニア症**：p76「代表的な熱帯皮膚感染症」を参照．
- **カラ・アザール後皮膚リーシュマニア症**：内臓型に対する治療が不完全な場合，治療後半年～1 年後に四肢・体幹・顔面に様々な皮膚病変が生じる．

診　断

　病変部位を採取し，顕微鏡的に原虫を検出することで診断可能である．内臓型では抗体検査が利用できるが，HIV 共感染例では偽陰性となる可能性がある．PCR 法や LAMP 法による検出法も確立している．

治　療

　治療薬は病型，感染地域，原虫種によって異なる（p76「代表的な熱帯皮膚感染症」を参照）．日本ではリポソーマルアムホテリシン B が保険適用となっているので，まずは本剤の投与を試みる．

文　献

1）日本医療研究開発機構　新興・再興感染症に対する革新的医薬品等開発推進研究事業「わが国における熱帯病・寄生虫症の最適な診断治療予防体制の構築」熱帯病治療薬研究班：寄生虫症薬物治療の手引き 2020，改訂第 10.2 版 <https://jsparasitol.org/wp-content/uploads/2022/01/tebiki_2020ver10.2.pdf>（2023 年 1 月 12 日閲覧）

2）Centers for Disease Control and Prevention: American trypanosomiasis（also known as Chagas disease）<https://www.cdc.gov/parasites/chagas/gen_info/detailed.html#intro>（2023 年 1 月 12 日閲覧）

3）Centers for Disease Control and Prevention: African trypanosomiasis（also known as Sleeping Sickness）<https://www.cdc.gov/parasites/sleepingsickness/prevent.html>（2023 年 1 月 12 日閲覧）

4）Lindner AK, et al: New WHO guidelines for treatment of gambiense human African trypanosomiasis including fexinidazole: substantial changes for clinical practice. Lancet Infect Dis **20**: e38-e46, 2020

5）World Health Organization: Fact sheets, Detail, Leishmaniasis <https://www.who.int/news-room/fact-sheets/detail/leishmaniasis>（2023 年 1 月 12 日閲覧）

教授のぼやき

9 年勤めた NCGM（国立国際医療研究センター）を離れ，2021 年 7 月から大阪大学に異動しました．着任してから 1 年半ほど経ち，ようやく教授業にも慣れてきました．

基本的には日々楽しく過ごしていますので，あまり「ぼやき」というものはないのですが，強いて挙げるとすればということで….

会議が多い

まあ覚悟はしていたんですが，とにかく会議が多いです．

教授会を始めとする医学部の会議，病院運営会議などの病院の会議，そして感染制御部が主催する感染対策委員会，さらには兼任している CiDER（感染症総合教育研究拠点）の会議，大阪府の会議，などなど…，会議，会議，そして会議です．

ときどき「自分の人生はこれでいいのか…」と思うことがあります．

でもまあ，大人なんだから自分の好きなことばかりはできないよな，と思って諦めています．

臨床に手が回らない

基本的に臨床が好きなんです．

が，会議も多いし，研究もやらないといけないし，学生教育も，とか言っていると自分自身が臨床に関われる時間が極端に少なくなっています．

感染症診療と感染対策業務とで，私自身は感染症診療のほうが好きなんですが，私が感染対策業務をやったほうが部署としてはうまく回る（なんだかんだ言ってみんな教授の言うことはそれなりに聞いてくれることが多い）ので，どうしても感染症診療は他の先生方におまかせということになってしまいます．

給料が安い

給料の話とか，あまり上品な話ではありませんが，びっくりするくらい安いですよ．

私なんか兼任いくつあるんだって感じですが，初期研修医の頃とほぼ同額しかもらえていません．

なんちゅーか，お金のために働いてるわけではないのでいいんですが（お金を稼ぎたいなら大学なんて来るもんじゃないです），それにしても「夢がない」と言いたくなるほど安くて，もう少しなんとかならんかなと思っています．

とまあ，いろいろと文句を言いましたが，なんだかんだ言いつつ，楽しい仲間に囲まれて楽しく過ごしています．

やりがいはありますし，割と自分には教授業が向いてるような気がしています．

J 医療機関における海外からの薬剤耐性菌の持ち込み対策

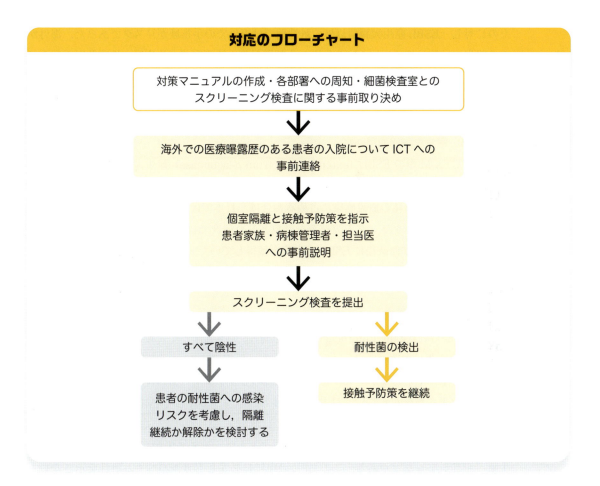

Introduction

　　他の感染性疾患と同様，薬剤耐性菌に関しても日本国内と国外ではその流行状況は異なっている．

　このため，とくに海外での医療曝露を受けるなどした後の患者が日本国内では検出がまれな耐性菌を保菌したり，耐性菌による感染症を生じたりすることがありうる．また，こういった患者を起点に，多剤耐性菌の院内アウトブレイクにつながった事例もあり[1]，十分な注意が必要である．

　なお「医療機関における海外からの高度薬剤耐性菌の持ち込み対策に関するガイダンス」としてもまとめているので参考にされたい[2]．

疫 学

　代表的な多剤耐性菌ごとの疫学は「病原体」の項で概説する．日本でも同様の耐性菌の検出は認められるが，その検出頻度が異なる場合（例：ESBL産生腸内細菌目細菌）や，日本と海外では分子疫学的に流行状況が異なる場合など（例：カルバペネム耐性腸内細菌目細菌）があるが，両者が混在する場合もある．過去の国内2施設での検討では過去1年以内に海外の医療機関への入院歴もしくは受診歴のある患者216人のうち，77人（36％）より何らかの多剤耐性菌が検出されているが，その大半は便から検出されたESBL産生大腸菌（67人より陽性）であった[3]．この報告では，ESBL産生大腸菌ではアジア地域の渡航がリスクであったのに対し，ESBL産生大腸菌以外の耐性菌では海外での手術歴がリスクであった．海外からの報告では渡航地域に加え，渡航中の入院歴や集中治療室での治療歴，抗菌薬曝露歴もリスクとして指摘されている[4,5]．

病原体

1）ESBL産生腸内細菌目細菌

　とくにCTX-M型のESBL（extended-spectrum β-lactamase）産生大腸菌の世界的な増加が問題になっている[6]．その大半がESBL産生大腸菌とされる第3世代セファロスポリン耐性大腸菌が大腸菌全体の血流感染に占める割合は，日本では2割程度であるが，8割を超えている国もある[7]．オランダ人渡航者を対象とした研究では，全体では34％，南アジアへの渡航者では75％が渡航後にESBL産生菌を獲得していた．保菌期間の中央値は30日間，11％は1年後も保菌しており，旅行者下痢症や抗菌薬の使用がESBL産生菌の獲得リスク上昇と関連していた[8]．

2）カルバペネム耐性腸内細菌目細菌

　Carbapenem-resistant Enterobacterales（CRE）のうち，とくに「カルバペネマーゼを産生する腸内細菌目細菌（Carbapenemase-producing Enterobacterales：CPE）」が耐性菌の拡散につながりやすい（カルバペネマーゼ以外のβ-ラクタマーゼの産生に他の耐性機序が加わり耐性化する場合もある）[6]．日本ではカルバペネマーゼとしてIMP型のものが圧倒的に多いが，世界的にはKPC産生株が多く（とくに北南米，ヨーロッパ），また，NDM産生菌（南インド，バルカン半島），OXA-48-like産生菌（トルコ，北アフリカ，ヨーロッパ），VIM産生菌（ギリシア）などがある．このCPEの中には必ずしもカルバペネム耐性を示さないものもある．

3）薬剤耐性アシネトバクター

　異なる定義もあるが，一般的には広域β-ラクタム剤（カルバペネム系など），アミノ配糖体，フルオロキノロンの3系統の薬剤に対して耐性を示すアシネトバクターを示す場合が多い．国内では2014年9月から2021年1月までの感染症の累積届け出数が172例であり，うち，15％が国外での感染と推定報告されていた（主に中国，ベトナム，韓国などのアジア地域）[9]．

　以上，代表的な耐性菌を挙げたが，日本国内でも認められるメチシリン耐性黄色ブドウ球菌（Methicillin-resistant *Staphylococcus aureus*：MRSA）やバンコマイシン耐性腸球菌（Vancomycin-Resistant Enterococci：VRE），薬剤耐性緑膿菌，AmpC産生腸内細菌目細菌

などが渡航者に認められる場合もある．さらに，健康な渡航者が感染するリスクは低いとされるが[10]，渡航先の流行地で医療行為を受けた症例では，*Candida auris*などの薬剤耐性真菌に感染するリスクもありうる．

臨床症状

尿路感染症，腹腔内感染症（肝胆道系感染症を含む），肺炎，皮膚軟部組織感染症，手術部位感染症など，非耐性菌と同様の感染症症状を呈する．アシネトバクターは人工呼吸器関連肺炎の頻度が高い．血流から検出され（菌血症），敗血症となる場合もある．デバイス関連感染症（カテーテル関連血流感染症やカテーテル関連尿路感染症など）の原因となることもある．なお，喀痰・尿・ドレーン先端などの無菌的でない検体から検出された際は，必ずしも感染を起こしているとは限らず，単に保菌しているのみ（無症候性保菌）の場合もある．とくにスクリーニング検査として提出された便のみから検出された場合は，通常保菌と考える．

診　断

渡航後で多剤耐性菌のスクリーニング培養を行う場合は，あらかじめその方法（採取部位，提出方法，提出後の検査の進め方など）を微生物検査室や院内感染対策チームで決めておくことが望ましい．スクリーニング検体採取部位として鼻腔（MRSA）や糞便が挙げられる．創部がある場合には創部の培養検査，喀痰のある症例では喀痰培養，尿道カテーテルが留置されている場合は可能であればカテーテル交換後の尿培養検査も望ましい．アシネトバクターに関しては，腋窩や鼠径部の皮膚ぬぐいが有用との報告もある[2]．腸内細菌目細菌やVREは便から検出されやすく，アシネトバクターや緑膿菌は喀痰など呼吸器検体から，MRSAは前鼻孔，呼吸器検体や創部などから検出されやすい．

治　療

原則として各耐性菌の薬剤感受性にあわせた治療を実施するが，カルバペネマーゼ産生菌に関しては，カルバペネムに感受性があっても，カルバペネム以外の治療薬を核にした治療が望ましい．治療の詳細は参考文献などを参考にされたい[11,12]．

予　防

海外での医療曝露を最小限にするため，持病のある渡航者は渡航前にその管理を万全にすることや海外での事故に気をつけることは間接的に予防につながる．ウイルス性の感染症に対してなど，不要な抗菌薬曝露を避けることも耐性菌獲得のリスクを下げる[8]．

院内感染対策

耐性菌の感染頻度が比較的高い集団であることから，渡航者において，多剤耐性菌感染のリスクがあるものに関しては，あらかじめ耐性菌スクリーニングを実施し，結果が出るまでは接触感染対策や飛沫感染対策を講じるなど，施設ごとにマニュアルなどを整備しておくことが望ましい[2]．多剤耐性菌感染のリスクをどの程度まで広げるかは，耐性菌スクリーニン

グや感染対策にかかるコストや手間とのバランスになるが，例として当センターでは1年以内に海外での入院歴のある患者を対象にしている．なお，まれに入院時のスクリーニングが陰性でも，その後に臨床検体より耐性菌が検出される事例もあるため，とくに高リスク（海外での集中治療やデバイス留置などの医療曝露歴や濃厚な抗菌薬曝露歴など）の症例は隔離解除の判断を慎重に行うか，解除後も経過をフォローするなどの対応を個別に検討する[3]．

その他

薬剤耐性アシネトバクター菌，CRE，VRE は基準を満たしたものについては五類感染症全数把握疾患として届け出が必要である．

ポイント

- ☑ 海外からの患者の移動で多剤耐性菌が国内に持ち込まれることがある
- ☑ 海外での医療曝露歴のある者に対しては，とくに耐性菌の保菌リスクが高い
- ☑ 入院に際しては，多剤耐性菌のアウトブレイクを防ぐためにスクリーニング検査やあらかじめの感染対策を考慮する

文　献

1）厚生労働省：福岡大学病院 多剤耐性アシネトバクター・バウマニの集団感染に関する概要 <https://www.mhlw.go.jp/shingi/2009/10/dl/s1021-1a.pdf>（2023年2月閲覧）

2）国立国際医療研究センター 国際感染症センター：医療機関における海外からの高度薬剤耐性菌の持ち込み対策に関するガイダンス第2版 <https://dcc.ncgm.go.jp/information/AMRimported_20240330.pdf>（2024年6月閲覧）

3）Moriyama Y, et al: Clinical characteristics and risk factors for multidrug-resistant bacterial isolation in patients with international travel history. Am J Infect Control **27**: **51**: 660-667, 2023

4）Angue M, et al: Risk Factors for Colonization With Multidrug-Resistant Bacteria Among Patients Admitted to the Intensive Care Unit After Returning From Abroad. J Travel Med **22**: 300-305, 2015

5）Kajova M, et al: Import of multidrug-resistant bacteria from abroad through interhospital transfers, Finland, 2010-2019. Euro Surveill **26**: 2001360, 2021

6）原田壮平：薬剤耐性腸内細菌目細菌の基礎と疫学 Update．日臨微生物誌 **31**: 229-238, 2021

7）WHO, Global Antimicrobial Resistance and Use Surveillance System（GLASS）Proportion of bloodstream infection due Escherichia coli resistant to 3rd-generation cephalosporin <https://www.who.int/data/gho/data/themes/topics/global-antimicrobial-resistance-surveillance-system-glass#gid=1592777314>（2023年2月閲覧）

8）Arcilla MS, et al: Import and spread of extended-spectrum β-lactamase-producing Enterobacteriaceae by international travellers（COMBAT study）: a prospective, multicentre cohort study. Lancet Infect Dis **17**: 78-85, 2017

9）薬剤耐性アシネトバクター感染症．IASR **42**: 49-50, 2021 <https://www.niid.go.jp/niid/ja/mdra-m/mdra-iasrtpc/10235-493t.html>（2023年2月閲覧）

10）Turbett SE, et al: Evaluation of Candida auris acquisition in US international travellers using a culture-based screening protocol1. J Travel Med **29**: taab186, 2022

11）IDSA Guidance on the Treatment of Antimicrobial-Resistant Gram-Negative Infections <https://www.idsociety.org/practice-guideline/amr-guidance/>（2023年2月閲覧）

12）厚生労働省：抗微生物薬適正使用の手引き，第3版別冊 <https://www.mhlw.go.jp/content/10900000/001168456.pdf>（2024年6月閲覧）

数理モデルとは何か？

　数理モデルとは，興味のある現象について，その登場人物たちやその間の関係，交互作用を数学の言葉，つまり数式で表したものである．感染症では，病原体をもつ宿主と人や動物が登場人物であり，宿主と人が接触することで感染が伝播する．たとえば牡蠣を食べることで人はノロウイルスに感染するし，蚊に刺されることでマラリアやデング熱に感染する．これを数式に置き換えるわけである．媒介生物や人口構造を入れたモデルや環境からの影響を組み込んだモデルなど，感染症の数理モデルは多々あるが，その中でもとくに有名なのは，KermackとMcKendrickが1927年に発表したSIRモデルだろう．未感染者S（Susceptible），感染者I（Infected），回復し免疫を獲得した者R（Recovered）の3種類の集団を想定すると，Iの数に比例して感染は増加，そのIも一定期間経て回復しRに移動すると仮定できる．感染率をβ，回復率をγとするとこの関係は下の図のようになり，

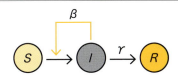

図　SIRモデルの模式図

　数式では，

$$\frac{dS}{dt}(t) = -\beta S(t)I(t)$$

$$\frac{dI}{dt}(t) = \beta S(t)I(t) - \gamma I(t)$$

$$\frac{dR}{dt}(t) = \gamma I(t)$$

で表される．非常にシンプルであるが現実をうまく反映しており，実際，1905年のムンバイでのペストの流行をうまく再現したことが知られている．

　さきほどの例に戻ってさらに考えてみよう．たくさん牡蠣を食べればあたる確率は上がるだろうし，蚊に刺される回数を減らせば感染者数も減るだろうことは容易に想像がつく．このような定量的なふるまいを追加していくことで，より複雑な感染症の流行が再現できるようになり，蚊帳を使った場合のマラリア感染者数の予測やその効果，さらにはワクチンによる集団免疫の効果が定量化できるようになる．数理モデルは数式の集まりであるが，無限の可能性を秘めている．薬剤の効果と人の反応がきちんとモデル化できれば，臨床試験を *in silico* で行う日がいつか来るかもしれないのである．

　一方で，人間の身体はもちろん自然は複雑である．すべての登場人物やその関係をモデルに組み込むことは困難だろうし，そもそもデータにも不確実性が伴う．興味のある現象を100％記述できるモデルはつくりえないが，それでも役立つものはつくれるだろう．では，役立つモデルをつくるにはどうしたらいいのか？ これには現実の世界との対話が不可欠である．自然現象を見て登場人物とその間の関係を探り数理モデルをつくる．モデルを数学的に解釈し，その答えを対象とする現象の言葉に翻訳，現象と比較し妥当性を検証するというサイクルを回す必要がある．ときには自分が置いていた前提にまで立ち返って，このプロセスを1つひとつ見直すことが，数理モデル活用の大切な一歩である．

II. 章

トラベルクリニックマニュアル

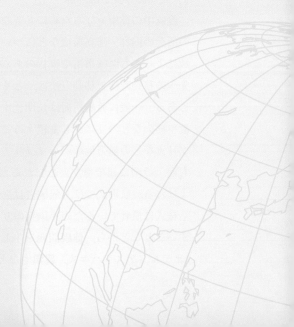

A 基本的な考え方

近年では，国際化の進展や交通機関の発展に伴って海外渡航が身近なものになってきた．新型コロナウイルス感染症が流行する前の2019年には，世界で海外渡航をした人の数は14.6億人となり，同年の日本人の海外渡航者数は約2,008万人，外国人入国者数は約3,119万人だった．2023年には，新型コロナウイルスの対策が世界的に緩和されたこともあり，海外渡航者数は再増加すると考えられる．海外渡航では，感染症の問題のみならず，長距離の移動，慣れない気候や文化などの様々な環境の変化から，海外渡航は身体への負担となり体調不良が生じやすくなる．また，渡航地域によっては日本では問題とならないような重症化しやすい感染症に罹患することも考えられる．現地で健康問題が生じた場合には，慣れない医療システムや言葉の壁，医療費や医療水準の問題から，医療機関を受診しにくいという社会的な問題が生じる．このような海外で生じうる健康問題を予防するために，それぞれの海外渡航に関するリスクについてよく理解し，事前に予防対策を行い，適切に対応できるように準備をしておくことが重要である．

リスクアセスメント（図1，2）

トラベルクリニックにおける渡航前の診療では，計画されている渡航の内容，渡航者の健康状態に基づいて生じる可能性のある健康問題を評価し，適切な助言につなげる必要がある．必要となる予防対策は渡航者1人ひとり異なるため，提案する対策の有効性と安全性，渡航者自身の希望や理解度などを総合的に判断し渡航者ごとに決定を行う．

1）渡航のリスクの評価

渡航中の健康を守るために必要な対策を評価するには，渡航する地域，滞在期間，現地での活動の内容・滞在環境などについて詳細情報を聴取する．渡航する国は滞在する都市や地域によっても医療事情や流行のある疾患などが異なるため，注意が必要である．また，渡航先への移動時間や移動方法は，とくに基礎疾患などがある場合，健康に影響を及ぼす可能性もある．一般に渡航期間は長期化するに従って，現地でのリスクに関する警戒心が解け，事故や感染などのリスクも蓄積することから，滞在中に健康問題が生じやすくなる．また，アフリカなどの熱帯地域からマラリアなどの流行がない先進国などへ移住した移民やその子どもが，母国に親類や友人を訪れるために帰国するVFR（visiting friends and relatives）とよばれる渡航形式では，帰国者は熱帯地域での流行疾患に免疫をもたない一方，現地での生活様式に慣れているため感染症のリスクを軽視する傾向があること，滞在期間が長期化しやすいことなどから，健康問題を生じるリスクが高いことが知られている[1]．その他，滞在先（ホテル，ゲストハウス，親類宅など），疾患の感染源（ヒト，食事，動物，節足動物，淡水，

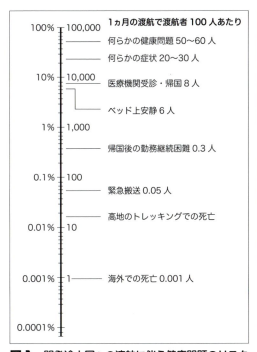
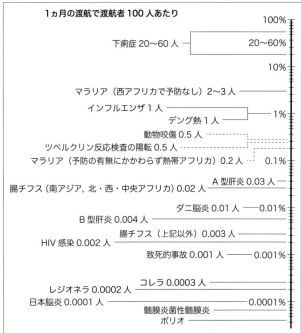

図1 開発途上国への渡航に伴う健康問題のリスク
[Steffen R, et al: Int J Antimicrob Agents **21**: 89-95, 2003 より引用（筆者訳）]

図2 開発途上国への渡航に伴う感染症のリスク
[Steffen R, et al: J Travel Med **15**: 145-146, 2008 より引用（筆者訳）]

土など）との接触の可能性などから渡航環境を評価し，渡航全体のリスクを考慮したうえで，適切な助言を行う．

2）渡航者のリスクの評価

一般の診療と同様に，渡航者自身に関しても，渡航中に健康問題を生じるリスクを評価する必要がある．問診においては，基礎疾患，内服薬，既往歴，アレルギー歴，年齢，性別，妊娠の有無などについて情報を収集し，注意しなければならない対策を適切に検討する必要がある．

渡航者への情報提供

渡航前の相談では，個々の渡航者にあわせてもっとも適切な対策を考え，説明し，理解を得る必要があり，渡航者のニーズに十分に対応するには，専門外来「トラベルクリニック」の利用が望ましい．全国のトラベルクリニックについては，日本渡航医学会が推奨するトラベルクリニックのリストが同会のホームページに掲載されている[2]．また，接種を希望する種類のワクチン接種医療機関を検索するには，厚生労働省検疫所ホームページ（予防接種実施機関検索のデータベース）も有用である[3]．

マネージメント

a 一般事項

1）健康診断，英文診断書作成

まず渡航前に，健康状態について確認しておくことが大切である．6ヵ月以上の期間，海

外で働く場合には，赴任前に健康診断を受けることが労働安全衛生法で義務付けられている．また歯科治療のような特殊な医療は，赴任先や職場環境によっては質の高い医療を受けることが困難な場合があるため，長期赴任前には歯科検診を受けることが大切となる．渡航前の健康診断に関する詳細は p248「渡航前健康診断」を参照されたい．

2) 現地の医療情報の収集

渡航先での流行疾患，予防対策，利用できる医療機関，医療システムなど，基本的な現地の医療情報を収集しておくことが，海外で健康な生活を送るために重要となる．情報収集の方法としては，同僚などの実際に渡航先の環境で生活をしている知人などから直接聞くほか，一般的な医療に関する注意事項を日本語で確認するには厚生労働省検疫所[3] や外務省「世界の医療事情」などのホームページ[4] を活用できる．

3) 予防接種，予防内服

滞在先で問題となる可能性がある病気に対して，予防接種により一次予防を行うことは罹患時の医療費，苦痛，時間などの負担を節減するために有効である．まず黄熱ワクチンは，黄熱の流行地域（アフリカ，南米の一部）に渡航する際には，世界保健規則で国や地域ごとに接種が義務付けられているため，渡航前の適応判断が必要となる．黄熱以外のワクチンについては，国ごとに推奨が規定される定期接種ワクチンと，渡航者自身が必要に応じて接種を検討する任意接種ワクチンがある．定期接種ワクチンは地域によって内容や推奨が異なるが，渡航先での就学や就職などの際に接種記録の提出を求められることもある．また，渡航者によっては，日本国内で定期接種として推奨される予防接種が未接種である場合もあるため，必要に応じて接種を検討する．接種が必要となるワクチンの中には，国内で承認のないワクチンや国内で供給が十分でないワクチンもあるため，必要に応じて医師により個人輸入された国内未承認ワクチンを使用することを検討する必要がある（p208「未承認ワクチンについて」を参照）．

ワクチンで予防できない疾患についても，疾患の特徴について理解しておくことや，予防内服や忌避剤を併用することで事前の予防が可能となる．とくにマラリアは 2011～2021 年の間に毎年 21～77 例の輸入症例の報告があり，熱帯熱マラリアは重症化しやすく死亡例も認めることから，十分な予防が必要となる．その他，高山病などについても，必要に応じて予防内服の適応を検討する．

4) 医療保険の確認，海外旅行保険

安心して医療を受けるためには海外渡航の保険についても事前の加入の検討が勧められる．渡航地での医療保険が適用となることは少なく，重い病態で集中治療管理が必要となる場合には，想像以上に多額の医療費が必要となることがあるため，事前に十分な補償のある海外旅行保険へ加入しておくことが望ましい．日本の健康保険も海外の治療費に適用できるが，医療費の返還手続きは帰国後になり，長期間を要すること，還付額に限度があることなどの問題もある．

5) その他（一般的な注意事項に関する情報提供）

・飲食物

渡航者でもっともよくみられる健康問題は下痢症であり，衛生環境が十分ではない地域への渡航では，経口感染により旅行者下痢症のほか，A 型肝炎，E 型肝炎，腸チフス，ジアル

ジア症などの疾患に罹患するリスクがあるため，水道水や氷，加熱が十分でない飲食物の摂取に注意する必要がある．

一般に飲み水は煮沸されたものか，開封されていないボトルに入ったものを飲むことが勧められる．また，炭酸飲料は未開封であることの確実性が高く，飲料の pH が低いため細菌の増殖が抑制されるなどの観点から水よりも安全性が高い．安全な飲み物が入手困難である場合には，ヨウ素や塩素を用いて殺菌処理する方法があるが，原虫疾患は除去できないため，濾過などの処理を併用する必要がある．もっとも安全性の高い殺菌方法は 1 分以上の煮沸消毒である．皮を剥いて食べる果物はカットフルーツと比較して安全性が高い．携帯が可能な手指消毒用のアルコール製剤が一般の薬局で販売されており，手指の洗浄が困難な地域では有用である．

・動物・昆虫

マラリア，デング熱，チクングニア熱，日本脳炎など，蚊により媒介される感染症は多数あるため，肌を露出させない衣類や DEET（ジエチルトリアミド）またはイカリジンを含有する忌避剤などによる防蚊対策が推奨される．マラリアを媒介するハマダラカは主に田舎に生息し，夕方から朝方にかけて吸血活動が活発となるが，デング熱やチクングニア熱を媒介するネッタイシマカは主に都市部に生息し，日中でも吸血活動を行うなど，蚊の特性を知っておくことも適切な予防につながる．また適切な防蚊対策は，ダニ，ハエ，サシガメやその他の昆虫による感染症の予防にも有効となることが多い．

動物による咬傷は，致死率の高い狂犬病のほか，蜂窩織炎や破傷風など，様々な感染症のリスクとなるため，動物とは十分に距離を置き，安易に手を出したり，餌をやろうとしたりすることは避けるべきである．もし動物との接触により傷を負うなどして，感染のリスクがある場合には，できるだけ早く現地の医療機関を受診し，適切な対応を受ける必要がある．

・淡水

川や湖で遊泳するなど淡水へ入ることにより，住血吸虫症やレプトスピラ症に罹患するリスクがあるため，そのような行動は控えることが望ましい．一般に海水や塩素消毒されたプールでの遊泳は安全性が高い．

・紫外線

海水浴，スキー，登山などで紫外線を過剰に浴びることは，短期的な熱傷，長期的な皮膚腫瘍などの皮膚へのダメージにつながるため，衣類や日焼け止めクリームなどで紫外線から適切に皮膚を保護する必要がある．とくに小児では，影響を受けやすいため注意を要する．DEET などの忌避剤を併用する際には，日焼け止めクリームを先に使用し，忌避剤をその上から使用する．

・交通事故，レジャースポーツ

海外では国内と交通規則が異なり，不馴れな体験をすることなどから事故に遭いやすい環境といえる．外務省の統計によると，パンデミック前の 2019 年に海外で死亡が確認された日本人は 529 人であったが，そのうち 19 名が交通事故，8 名がレジャースポーツ事故によるものであった（最多は傷病で 333 名）．車やバイクを運転したり，レジャースポーツに参加したりする際には，規則を守り決められた防護具を使用する，飲酒を控えるなど，より慎重な対応を心がける必要がある．

表1　航空機の搭乗が不適切な渡航者

小　児
・生後 48 時間以内の新生児（できれば生後 7 日以上必要）

妊　婦
・妊娠 36 週以降
・多胎妊娠の場合は妊娠 32 週以降

疾　病
・狭心症あるいは安静時の胸痛
・重症あるいは急性感染症
・ダイビング後の減圧症（＜24 時間）
・頭蓋内圧亢進症（出血，外傷，感染症）
・副鼻腔・耳・鼻の感染症，とくに耳管閉塞
・最近の心筋梗塞・脳卒中
・体内に空気やガスが残存している可能性のある最近の外科手術あるいは外傷
・重症呼吸器疾患，安静時呼吸困難，気胸
・鎌状赤血球症
・コントロール不良な精神疾患

［World Health Organization: Mode of travel: health considerations. International Travel Health 2012, p12-29, 2012 <http://www.who.int/ith/ITH2010chapter2.pdf>（2014 年 9 月閲覧）より引用］

・性交渉

　海外渡航では普段より開放的になるなどにより，性交渉の機会が増加するとされる．一方で，HIV 感染，B 型肝炎やエムポックスなどの性感染症のリスクがあるため，行きずりの性行為や不特定多数との性交渉を避け，性交渉を行う際にはコンドームなどの避妊具を使用することが勧められる．とくにリスクが高い渡航者では，帰国後のスクリーニング検査なども検討される[5]．

・航空機での移動（表1）

　長時間，同じ姿勢をとる必要がある航空機などでの移動では，一般にエコノミークラス症候群とよばれる血栓症のリスクが高くなる[6]．予防には1〜2時間ごとのストレッチング，弾性ストッキングの着用，締め付けのない衣類の着用，脱水の予防，飲酒を控えるなどが有効であり，適応があれば低分子ヘパリンの内服を検討する[6]．また，妊婦や避妊薬を内服している場合には血栓症のリスクが高くなる．

　飛行中の航空機内では，機内圧が地上よりも低く，標高 1,500〜2,500 m と同程度の気圧となる．そのため，酸素分圧も低下し，酸素飽和度が低下し，体内腔の容積は膨張する傾向にある．慢性呼吸不全や慢性心疾患などの基礎疾患がある場合には，飛行中の酸素吸入の必要性について事前に主治医と相談し，必要に応じて航空会社に事前連絡しておく必要がある．

　長距離の移動では時差の違いからジェットラグ（時差ボケ）を生じることもよくある．ジェットラグは西回りの渡航と比較して，東回りの渡航で生じやすい．日周期の障害のほか，ストレス，疲労，寝不足も原因となりうることから，必要な休息を取ることが重要である．ジェットラグによる睡眠障害，頭痛，疲労などの症状は2日目以降に生じる割合が高い．状況に応じて，光照射やメラトニン受容体作動薬による治療が行われることがある．

・船舶（クルーズ船）での渡航

クルーズ船など船舶での渡航では，環境によって食中毒や呼吸器感染症などの集団感染が生じるリスクがある．手指消毒などの感染予防を適切に行い，年齢や基礎疾患などのリスクに応じて，インフルエンザ，肺炎球菌などのワクチンの予防接種の適応を検討する．

・メンタルヘルス

海外渡航では文化や習慣の異なる地域に身を置くため，中長期的に精神的な負担が大きくなりやすい．とくに長期赴任による渡航では，新しい責任のある仕事を任せられることなどから，抑うつなどの精神症状をきたすこともある．邦人援護統計によると，2019年には精神障害に関する援護は163件，自殺・同未遂に関する援護は47件あり，50人が死亡している．よく眠れない，活動意欲がわかないなどの症状が生じた場合には，早めに周囲に相談し，活動内容を見直す，ゆっくりと休息を取るなどの対応を取る必要がある．

特定のリスクがある渡航者

1）無脾症・脾臓摘出患者

脾臓摘出患者では液性免疫の低下より，一般に肺炎球菌，髄膜炎菌，インフルエンザ桿菌などの莢膜を持つ細菌に対して感染症が重症化しやすいため，予防接種が推奨される．その他，渡航に伴い罹患するリスクのあるサルモネラ感染症，ジアルジア症などにおいても重症化のリスクが高まるため，渡航のリスクに応じて感染予防のための適切な助言が必要とされる．

2）糖尿病罹患者

渡航日程により（とくに東回りの渡航では），インスリン治療の容量調整を行う必要が生じることがあるため，事前に主治医に相談を行う．またインスリンなどの治療薬や医療器具は機内に持ち込む必要があり，事前に診断書の作成し，航空会社への相談を行う．

3）HIV感染者

内服している治療薬は地域によって入手が困難な場合があるため，事前に必要な処方を受け，治療薬を含む診断書を事前に作成しておくことが望ましい．また，国によっては入国が制限されたり，入国条件などの情報が変更されたりすることもあるため，渡航時点での情報を事前に確認する必要がある．加えて，渡航に関連して原虫や真菌などの日和見感染症の原因となる病原体に感染するリスクがあることには注意を要する．免疫の状態に応じて，ワクチンなどの必要な予防対策を考慮する．

4）妊婦

個々の航空会社の規定によるが，一般に妊娠36週以降では航空機での移動が制限される（多胎妊娠では妊娠32週以降）．また，航空機での長時間の移動により血栓症などのリスクが上昇する．妊婦・授乳中の渡航に関する詳細はp264「妊婦・授乳婦の渡航」を参照されたい．

5）ダイバー

ダイビングを行った後には，ベンズとよばれる減圧症を発症させないように，一般に24時間以上（12～48時間），飛行機への搭乗を控える必要がある．

減圧症とは，ダイビング中に血液に溶けた窒素などが気泡化することで生じる疾患であり，

倦怠感，頭痛，筋肉の痛みや皮膚のかゆみなどの局所症状の他，重症例では記憶障害，運動失調などの中枢神経障害，胸痛や喘鳴などの呼吸障害を生じることもある．

6）登山者

高地（一般に 2,500 m 以上）への渡航では，気圧の低下などの変化に対し，身体が順応できず高山病を発症するリスクがある．高山病の症状や予防に関する詳細は p256「高山病の予防・対処」を参照されたい．

7）その他（研究者，探検家など）

医療アクセスがない島や辺境の地に渡航する場合には，予防接種や医薬品を携帯する必要性が高くなる．滞在期間や活動内容などのリスクに応じて，医薬品の知識や使用経験などを考慮しながら，抗マラリア薬や抗菌薬などのスタンバイ治療を検討する．

文　献

1）Bacaner N, et al: Travel medicine considerations for North American immigrants visiting friends and relatives. JAMA **291**: 2856-2864, 2004
2）日本渡航医学会ホームページ <http://www.tramedjsth.jpo/>（2014 年 9 月閲覧）
3）厚生労働省検疫所ホームページ：予防接種実施機関 <http://www.forth.go.jp/moreinfo/vaccination.html>（2014 年 9 月閲覧）
4）外務省ホームページ：渡航関連情報 <http://www.mofa.go.jp/mofaj/toko/medi/>（2014 年 9 月閲覧）
5）Matteelli A, et al: Travel-associated sexually transmitted infections: an observational cross sectional study of the Geo Sentinel surveillance database. Lancet Infect Dis **13**: 205-213, 2013
6）Kahn SR, et al: Prevention of VTE in nonsurgical patients: antithrombotic therapy and prevention of thrombosis, 9th ed: American College of Chest Physicians evidence-based clinical practice guidelines. Chest **141**: e195S-e226S, 2012

B 渡航先別の予防・対策

1. 東南アジア・東アジア（中国，台湾，韓国など）

　ベトナム，カンボジア，ラオス，タイ，ミャンマー，マレーシア，フィリピン，インドネシア，シンガポール，ブルネイ，中国，モンゴル，台湾，韓国などの国・地域が含まれる．

気　候

1）東南アジア
　年中降水量が多い熱帯雨林気候，雨季，乾季のある熱帯モンスーン気候に分かれる．雨季，乾季の時期は国により異なる．タイ（雨季：6～10月，乾季：11～12月），フィリピン（雨季：6～11月，乾季：12～5月），インドネシア（雨季：4～9月，乾季：10～3月），カンボジア（雨季：6～11月，乾季：12～15月），ミャンマー（雨季：5～10月，乾季：10～2月）[1]．

2）東アジア
　内陸部と沿岸部で異なり，中国の内陸部は乾燥しやすいステップ気候，東部沿岸部（中国南部，台湾，朝鮮半島南部など）は温暖湿潤気候，北部（中国北部，朝鮮半島北部など）は亜寒帯気候である[1]．

経口感染する疾患の予防

　衛生環境が十分でない地域が多く含まれるため，生水や加熱が十分でない飲食物の摂取には注意する．ベトナム，カンボジア，ラオス，マレーシア，フィリピンでA型肝炎抗体保有率は比較的若年でも高いため[2]，とくにA型肝炎の予防接種が勧められる．腸チフス・パラチフスについては南アジアと比較すると頻度は下がるが，インドネシア，ラオス，タイ，カンボジアなどでは比較的多く報告されているため，友人や親族を訪問する，農村部を訪れる，渡航期間が長い場合には推奨される[3]．

節足動物により感染する疾患の予防

　デング熱は2019年時点では世界で年間520万人の感染者数が報告されており，とくに東南アジアが約70％の疾病負荷を占めている．このため，東南アジアへの渡航の際には注意が必要である．デング熱は都市部を中心に流行が見られ，渡航の際には防蚊対策はしっかり行う必要がある[4,5]．2020年以降の感染報告は減少傾向であったが，2022年以降デング熱の感染報告は増加傾向である．

大部分の地域は日本脳炎の流行地域である．農村での活動やキャンプなどの野外活動を予定している場合，1ヵ月以上の長期滞在の場合は[6]，防蚊対策を行うとともにワクチンの追加接種を検討する．とくに雨季ではイエカが繁殖しやすいこと，乳幼児や高齢者では顕性感染により後遺症をもたらすリスクが高いことに留意する[7]．東南アジアにおけるマラリアは，熱帯熱マラリア，三日熱マラリアだけでなくサルマラリアの報告が散見される．とくに，タイ・ミャンマー国境地帯，タイ・カンボジア国境地帯，カンボジア西側，ミャンマー・中国の国境，ミャンマー・ラオスの国境，ベトナム南部でメフロキン耐性マラリアが報告されているため，マラリア予防内服としてメフロキンは推奨されない[4]．また韓国の北部の農村地域（とくに3〜12月），北朝鮮南部には三日熱マラリアが常在している[4]．適切な防蚊対策を行うとともに抗マラリア薬の予防内服を考慮する．マダニなどの節足動物を介して感染するリケッチア症は東南アジア各地，重症熱性血小板減少症候群（SFTS）は東アジア（とくに中国，韓国）でみられるため，野外活動の際にはこれらの曝露を防ぐ対策が重要である．

血液や性交渉により感染する疾患の予防

B型肝炎ワクチンの普及により5歳未満の有病率は低下しているが[8]，一般にB型肝炎の有病率は高い．国ごとに有病率は異なるが，北朝鮮，ラオス，フィリピンで高く，マレーシアでは低い[8]．長期滞在者には予防接種が勧められる．梅毒，HIV感染症，B型肝炎などの性感染症を予防するには，行きずりの性行為や不特定多数との性交渉を避け，コンドームなどの避妊具を使用することが勧められる．

動物により感染する疾患の予防

中国，ミャンマーなどでは，狂犬病の報告が多い[9]．また観光地として有名なバリ島（インドネシア）でも狂犬病が報告されている．イヌだけでなく，哺乳類による咬傷でも曝露後予防接種について評価する必要がある[4]．動物との接触は避けるよう心がけ，長期滞在する場合や適切な医療機関の受診が困難な郊外へ渡航する場合は，必要に応じて狂犬病ワクチンによる曝露前予防を検討する[10]．

文　献

1）厚生労働省検疫所 FORTH：国・地域別情報　<https://www.forth.go.jp/destinations/>（2022年12月5日閲覧）

2）Hernandez-Suarez G, et al: Seroprevalence and incidence of hepatitis A in Southeast Asia: A systematic review. PLoS One **16**: e0258659, 2021

3）GBD 2017 Typhoid and Paratyphoid Collaborators: The global burden of typhoid and paratyphoid fevers: a systematic analysis for the Global Burden of Disease Study. Lancet Infect Dis **19**: 369-381, 2017

4）Khan S, et al: Dengue Infections during COVID-19 Period: Reflection of Reality or Elusive Data Due to Effect of Pandemic. Int J Environ Res Public Health **19**: 10768, 2022

5）Surveillance-dengue. WHO Regional Office for the Western Pacific <https://www.who.int/westernpacific/emergencies/surveillance/dengue>（2023年6月28日閲覧）

6）Brunette GW, et al: CDC Health Information for International Travel 2020: the yellow book. Oxford University Press, Oxford, 2019

7）Connor B, et al: The changing epidemiology of Japanese encephalitis and New data: the implications for New recommendations for Japanese encephalitis vaccine. Trop Dis Travel Med Vaccines **3**: 14, 2017
8）GBD 2019 Hepatitis B Collaborators. Global, regional, and national burden of hepatitis B, 1990-2019: a systematic analysis for the Global Burden of Disease Study 2019. Lancet Gastroenterol Hepatol **7**: 796-829, 2022.
9）World Health Organization（WHO）: WHO Expert Consultation on rabies. third report, 2018
10）Rao AK, et al: Use of a Modified Preexposure Prophylaxis Vaccination Schedule to Prevent Human Rabies: Recommendations of the Advisory Committee on Immunization Practices-United States, 2022. MMWR Morb Mortal Wkly Rep **71**: 619-627, 2022

2．南アジア

インド亜大陸にあるアフガニスタン，バングラデシュ，ブータン，インド，モルディブ，ネパール，パキスタン，スリランカなどの国がこの地域に含まれる．これらの地域では，熱帯感染症や多剤耐性菌などが報告されており（**図1**），渡航前に十分な情報収集や予防対策が望まれる．

気　候

広大なインド亜大陸の気候は地域により大きく異なるが，亜熱帯気候（インド北部，パキスタン），熱帯モンスーン気候（バングラデシュ，インド南部）に属する地域が多い．また，ネパールやブータンなど標高の高さに影響を受ける国もある．

雨季，乾季の例：インド，ネパール（雨季：6〜9月），パキスタン（雨季：7〜8月），ブータン（雨季：5〜9月），バングラデシュ（雨季：6〜10月）[1]．

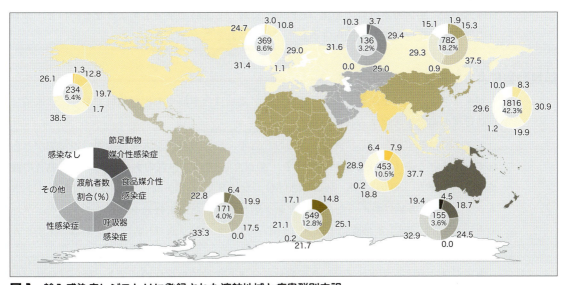

図1　輸入感染症レジストリに登録された渡航地域と疾患群別内訳
［輸入感染症レジストリ（J-RIDA）：公開データ <https://jrida-jprecor.ncgm.go.jp/jrida/summary/index.html>（2023年2月閲覧）より］

経口感染する疾患の予防

南アジアには衛生環境が整っていない地域が多く含まれ，経口感染する感染症の予防にはとくに注意が必要である．海外渡航後に健康問題で日本の医療機関に受診して輸入感染症レジストリに登録された地域別の疾患群では，南アジアで食品媒介性感染症の占める割合がもっとも高い[2]．

5〜15歳におけるA型肝炎の抗体保有率はインドで55%，バングラデシュで約80%と以前より低下傾向にあるが，現地での高い感染率が示唆され，とくにA型肝炎の予防接種が勧められる[3]．

同様に経口感染する疾患でワクチンにより予防可能なものとして，腸チフスが挙げられる．一般に，短期間の滞在や，都市部のみの滞在であっても，南アジアからの帰国者では腸チフスの罹患率が高い．2017〜2021年にかけて報告された腸チフス患者の渡航先はインド（27名），パキスタン（22名），ネパール（11名）の順に多かった．同様に，パラチフスについてもインド（24名），カンボジア（11名），バングラデシュ（5名），インドネシア（5名）の順に多かった．また2016年にパキスタンで報告された超多剤耐性腸チフスは渡航者を通じて輸入感染が報告されている[4]．渡航者のリスクに応じて予防接種（ワクチン国内未承認）を考慮したい．

2024年4月時点で，パキスタンやアフガニスタンは，アフリカのモザンビークとマラウイとともに，野生株ポリオウイルスの流行が残る国である．2024年においてもポリオの発生報告があり，渡航リスクや過去の接種歴に応じて，渡航前に追加接種を考慮する．また，2014年にWHOが国際保健規則（IHR）に基づき「国際的に懸念される公衆衛生上の緊急事態（PHEIC）」であることを表明し，流行国の長期滞在者に対して出国時の予防接種記録を確認するよう求めていることにも注意を要する．

2022年には，インド，パキスタン，ネパール，バングラデシュ，アフガニスタンではコレラの流行を認めている．一般の渡航者においては，渡航前にコレラの予防接種を行う必要性は低いが，腸管毒素原性大腸菌（ETEC）に対して予防効果を示すことなどからも，コレラの経口不活化ワクチン（国内未承認）が検討されることがある．

節足動物により感染する疾患の予防

パキスタンの一部を除き，大部分の南アジア地域は日本脳炎の流行地域であり，渡航前に予防接種の適応を考慮する必要がある．

デング熱は都市部を中心に流行がみられ，近年，流行地域の拡大や感染報告の増加がみられていることからも，注意が必要である．2022年に国内で報告のあったデング熱患者の渡航先はベトナム（30例），ネパール（20例），フィリピン（17例），インド（7例），インドネシア（7例）の順に多かった．またデング熱と類似した臨床経過をたどるチクングニア熱の流行も2017〜2021年の間にインド（5例），バングラデシュ（1名），ネパール（1名）から報告されている．

南アジアにおけるマラリアは，熱帯熱マラリアと比較的重症化のリスクが低い三日熱マラリアが約半数ずつ認める．南アジアの多くの国でマラリアの流行はコントロールされているものの，とくにインドの郊外では感染報告が多い．

その他，渡航者が罹患するリスクはきわめて低いものの，蚊によって媒介されるフィラリア症，ダニなどによって媒介されるクリミア・コンゴ出血熱，ノミなどによって媒介されるペスト，サシチョウバエによって媒介されるリーシュマニア症などの感染報告がみられる地域もあり，リスクに応じて適切な情報提供を行う．

一般的に DEET などの忌避剤を利用するなどの防蚊対策が勧められるほか，リスクを評価したうえで抗マラリア薬の予防内服を考慮する．また，発熱時には適切な医療機関を迅速に受診することが勧められる．

血液や性交渉により感染する疾患の予防

B 型肝炎の有病率はサハラ砂漠以南，東アジアと同様に高い．性交渉などによる感染のほか，まれに日常生活での血液や体液などによる感染のリスクもあるため，とくに長期滞在者には B 型肝炎ワクチンの接種を推奨する．2022 年から世界各国に感染が拡大したエムポックスについては，複数の性的パートナーをもつハイリスク者などに WHO が曝露前予防を推奨しており，2022 年 8 月に天然痘ワクチンにエムポックス予防の効能が追加されたが，2023 年 2 月時点でワクチンは流通していない．その他，ワクチンでは予防できない HIV，C 型肝炎，梅毒，淋菌感染症，クラミジア感染症などの性感染症のリスクに注意する．これらの性感染症を予防するには，行きずりの性行為や不特定多数との性交渉を避け，性交渉を行う際にはコンドームなどの避妊具を使用することが勧められる．

動物により感染する疾患の予防

WHO の報告によると，世界における狂犬病の約 36% がインドで発生し．1 年間に約 1.8 万〜2 万人が狂犬病で死亡する推定されている[5]．動物咬傷の 90% 以上はイヌによるもので，動物咬傷による狂犬病の曝露後予防接種のために医療機関を受診する渡航者の数も多い．とくに長期滞在者や適切な医療機関の受診が困難な郊外への渡航者には狂犬病曝露前予防接種が勧められる．

飛沫感染する疾患の予防

飛沫感染する呼吸器ウイルス感染症は海外渡航などによって容易に感染が拡大するため，適切な予防策を取ることが重要となる．熱帯地域では通年性にインフルエンザの流行がみられるため，リスクに応じて予防接種を考慮する．また，新型コロナウイルス感染症についても同様に予防接種を検討する．

その他

南アジア地域では，薬剤耐性菌の報告が多数みられ，安価で高度な医療の提供を受けるメディカルツーリズムを目的とした渡航を含め，医療機関に入院する際などに耐性菌に感染することがある医療曝露歴のある帰国者を診察する際には，耐性菌の保菌の可能性も念頭に置いて，適切な感染対策を心がけたい．

文　献

1）厚生労働省検疫所ホームページ：国・地域別情報 <http://www.forth.go.jp/destinations/index.html>（2023年2月閲覧）
2）輸入感染症レジストリ（J-RIDA）：公開データ <https://jrida-jprecor.ncgm.go.jp/j-rida/summary/index.html>（2023年2月閲覧）
3）Agrawal A, et al: Increasing Burden of Hepatitis A in Adolescents and Adults and the Need for Long-Term Protection: A Review from the Indian Subcontinent. Infect Dis Ther **8**: 483-497, 2019
4）Esther da Silva K, et al: The international and intercontinental spread and expansion of antimicrobial-resistant Salmonella Typhi: a genomic epidemiology study. Lancet Microbe **3**: e567-e577, 2022
5）WHO: Rabies in India <https://www.who.int/india/health-topics/rabies#:~:text=India%20is%20endemic%20for%20rabies,20%20000%20deaths%20every%20year.>（2023年2月閲覧）

3. 中　東

　本項では，バーレーン，イラン，イラク，イスラエル，ヨルダン，クウェート，レバノン，オマーン，カタール，サウジアラビア，シリア，トルコ，アラブ首長国連邦，イエメンを含む中東地域について概説する．

気　候

　地域によって気候は異なり，ペルシャ湾や紅海沿岸部は年間を通して高温多湿で気温差は少ないが，内陸部は大陸性の砂漠気候で寒暖の差が大きい[1]．

経口感染する疾患の予防

　都市部においては海水を淡水処理された水道水が供給されているものの，ときに細菌汚染がみられるなど，十分な整備が行き届かない地域がある．具体的な疾患としては旅行者下痢症，カンピロバクター腸炎，腸チフス，コレラ，アメーバ赤痢，ジアルジア症，A型肝炎などの感染症に注意が必要である．飲用水として市販のミネラルウォーターを用いることや加熱されていない食べ物を避けることに加えて，A型肝炎ワクチン，腸チフスワクチンの接種を検討する．また，イエメンやシリアなどにおいては近年コレラの流行が報告されており，渡航する地域やリスクによってコレラワクチンの接種を考慮する[2]．

節足動物により感染する疾患の予防

　中東はリーシュマニア症の流行地域であり，とくにイラク，イエメン，サウジアラビア，シリアでは皮膚リーシュマニア症の報告が多い．媒介動物はサシチョウバエであり，肌の露出を避けること，忌避剤の使用，夜間の屋外での行動を避けることが望ましい[1]．
　中東の多くの地域でマラリアの流行は制御されているが，イエメンの標高2,000 m以下の地域や，サウジアラビアの南西部では熱帯熱マラリアの発生がみられるため，リスクに応じて防蚊対策やマラリアの予防内服を考慮する[2]．また，デング熱やリフトバレー熱の流行が

サウジアラビア南西部やイエメンで報告されているため[2]，この目的でも防蚊対策が必要である．

マダニが媒介動物となるクリミア・コンゴ出血熱がトルコ，イラン，イラク，オマーンなどの地域で流行しているため，ダニや動物曝露に留意する[3]．

血液や性交渉により感染する疾患の予防

中東における性感染症の疫学データは限定的であるが，HIV（human immunodeficiency virus，ヒト免疫不全ウイルス），B型肝炎，C型肝炎や梅毒，クラミジア，淋菌などの一般的な性感染症に罹患する可能性がある．現地でのリスク行為の可能性や滞在期間に応じて，セーファーセックスの指導とともにB型肝炎ワクチン接種を考慮する．

動物により感染する疾患の予防

MERS（Middle East respiratory syndrome，中東呼吸器症候群）はサウジアラビアを中心に主に中東で流行した疾患であり，現在も新規の患者が報告されている．リスク因子としては，ヒトコブラクダとの濃厚接触や，生乳や生肉の喫食が主とされるが，医療機関においては患者からのヒト-ヒト感染も報告されている[4]．

中東全域にわたって狂犬病のリスクがあり，渡航地におけるリスクや滞在期間に応じて狂犬病の曝露前予防接種を検討する．また，中東ではブルセラ症が流行している．渡航者におけるブルセラ症の報告はまれとされているが，動物との濃厚接触あるいは未加熱の乳製品の摂取によって感染するリスクがある．総じて動物との接触や非加熱の食品・飲料の摂取は健康上避けることが望ましい．

その他

中東の一部の地域では住血吸虫症に注意が必要である．イラク，シリアの一部ではビルハルツ住血吸虫が，サウジアラビアやイエメンではビルハルツ住血吸虫とマンソン住血吸虫が分布している．多くの地域では公衆衛生上の対策が進んでいるが，イエメンでは依然として有病率が高い．また，中東全域でレプトスピラ症にも注意が必要である．そのため，できるだけ淡水曝露を避けるべきである．

サウジアラビアのメッカには多数の巡礼者が集まることから，同国の保健省よりいくつかのワクチン接種が指示されている．COVID-19（coronavirus disease-19，新型コロナウイルス感染症）ワクチンはファイザー社あるいはモデルナ社の製品であれば2回以上の接種が必要である．また，巡礼の10日以上前までに髄膜炎菌ワクチン（ACYW）の接種が必要で，国内で承認されている結合型ワクチン（メナクトラ®，メンクアッドフィ®）であれば5年以内の接種が有効である．また，ポリオや黄熱が流行している地域から入国する場合は，ポリオワクチン，黄熱ワクチンの接種が求められている．これらは原稿執筆時現在の情報であり，実際の渡航相談にあたっては同保健省やその他の文献を参照し，最新の情報を確認いただきたい[5]．また，サウジアラビアの保健省から指定はされていないものの，マスギャザリングという環境を考えると，季節性インフルエンザワクチンや，適応がある場合は肺炎球菌ワクチンの接種が望ましい[6]．

文　献

1 ）厚生労働省検疫所ホームページ：国・地域別情報 <https://www.forth.go.jp/index.html>（2023年1月10日閲覧）
2 ）Center for Disease Control and Prevention: Travelers' Health <https://wwwnc.cdc.gov/travel/>（2023年1月10日閲覧）
3 ）World Health Organization: Crimean-Congo haemorrhagic fever <https://www.who.int/health-topics/crimean-congo-haemorrhagic-fever#tab=tab_1>（2023年1月10日閲覧）
4 ）World Health Organization: Middle East respiratory syndrome coronavirus（MERS-CoV）<https://www.who.int/health-topics/middle-east-respiratory-syndrome-coronavirus-mers#tab=tab_1>（2023年1月10日閲覧）
5 ）Ministry Of Health Saudi Arabia: Vaccinations for Pilgrim's from Outside the Kingdom <https://www.moh.gov.sa/en/HealthAwareness/Pilgrims_Health/Approved-Vaccines/Pages/Outside-the-Kingdom.aspx>（2023年1月10日閲覧）
6 ）CDC Yellow Book 2024, Health Information for International Travel. Nemhauser JB, et al（eds,）, Oxford University Press, Oxford, 2023

4. アフリカ

地理・気候

　　サハラ砂漠を挟み，北アフリカとサハラ以南アフリカに分けられる．タンガニーカ湖などの湖水を含んだ大地地帯が形成されており，この東側が東アフリカとよばれる．東アフリカはサファリに適した国立公園（ケニア：マサイマラ，タンザニア：セレンゲティ，ンゴロンゴロなど）やキリマンジャロ（標高 5,895 m）などの観光地が多いため，旅行者の人気を集めている．

　　西アフリカはサバナが広がっており，サハラ砂漠と挟まれる地域はサヘル地方とよばれ，乾季に髄膜炎菌感染症の流行が起こることで有名である．赤道を挟んで広大な熱帯雨林（コンゴ盆地）が広がっている．南半球でも回帰線周辺にナミブ砂漠などの砂漠地帯がある．この北側には，北半球のサヘル地方のように髄膜炎菌感染症の罹患率の比較的高い地域（アンゴラ，コンゴ民主共和国，モザンビークなど）のあることが知られている．

　　熱帯雨林気候での北半球の雨季は 4〜10 月，南半球では 12〜3 月頃にみられる．北アフリカは地中海性気候で，1 年を通じて雨が少なく，乾燥している．

疾病の特徴

　　旅行者下痢症，急性 A 型肝炎といった食品媒介性の感染症はすべての地域でみられる．また，ポリオの発生が問題となっており，2023 年 6 月時点ではマラウイ，モザンビークで野生株ポリオが発生し，ワクチン由来ポリオが発生している国も多く存在する．最新の状況を確認するとともに，ポリオが発生している地域に渡航する場合はポリオのワクチン接種が推奨される[1]．発熱性疾患では，マラリアに次いでリケッチア症の罹患が比較的多いことは他地域と異なるところである．昆虫寄生（ハエウジ症，スナノミ症など）の報告がもっとも多い地域でもある．渡航前の感染症リスク評価では，サハラ以南アフリカの多くの地域では医療アクセスが悪いことも考慮する[2]．

アフリカは地域が幅広いため，以下の通り，地域ごとに解説する．

1) 北アフリカ

GeoSentinel Surveillance によれば，この地域から帰国した体調不良者では，消化器系疾患が主であり，旅行者下痢症の頻度が高い[3]．他にも腸チフスや A 型肝炎，E 型肝炎，住血吸虫，エキノコックス症，ブルセラ症も流行地域となっているため，経口感染する感染症には注意が必要である．節足動物に媒介される感染症としては，リーシュマニア症やウエストナイル熱，地中海紅斑熱がみられるが，マラリアと黄熱は一般的にはリスクはないとされる．また動物咬傷が多く，野生の動物に迂闊に近寄らないようにする必要がある．

2) 東アフリカ

東アフリカ（エチオピア，ソマリア，ケニア，タンザニアなど）ではコレラが流行している．コレラは重度の脱水をきたすこともあるため，十分な手洗いを行うとともに，生水や氷の摂取を避け，症状が出た場合には早めに医療機関を受診することが重要である．また，他にも腸チフス，A 型肝炎，E 型肝炎，住血吸虫症，エキノコックス症の感染リスクがあり併せて注意をする．マラリアは標高 2,500 m 以上の高地を除いて，感染リスクがある．黄熱は東アフリカの地域で広く流行しており，ほとんどの国への入国には黄熱病ワクチンの接種が必要となる．他の節足動物媒介疾患としては，デング熱，アフリカトリパノソーマ症，チクングニア熱，リフトバレー熱が挙げられる．ビクトリア湖に面するウガンダは，近年ウイルス性出血熱（マールブルグ病，エボラ出血熱）の報告が多い．マールブルグ病は洞窟内のコウモリによって感染するとされており，洞窟探検に行く場合は注意が必要である．また，2022 年にはスーダン型エボラウイルスの流行もみられた．

キリマンジャロへの登山や標高の高い地域へ滞在する場合は，高山病への備えも必要となる[4]．

3) 西・中央アフリカ

熱帯熱マラリアに世界でもっとも罹患しやすい地域である．また，黄熱も都市型の感染環が成立しており，都市部での感染リスクもある．他にも黄熱，デング熱，フィラリア症，チクングニア熱は蚊によって媒介される疾患として感染リスクがあるため注意が必要である．シエラレオネ，ギニア，リベリア，ナイジェリアにはラッサ熱の常在地がある．年間を通じて発生するが，主には乾季に流行がみられる．東アフリカと同様に西・中央アフリカでもコレラは流行しており，注意を要する．西アフリカには髄膜炎ベルトとよばれる髄膜炎菌感染症の流行地域があり，とくに 12 月から 6 月にかけて患者が多く発生する．

4) 南部アフリカ

リケッチア症（アフリカ紅斑熱）の罹患率が高く，とくにサファリ（クルーガー国立公園など）旅行者にみられやすい．HIV 感染者の有病率が高い地域としても知られている．黄熱病の流行はないが，黄熱病のリスク国から南部アフリカ諸国へ入国する際には黄熱病の予防接種が必要となる．

5) マダガスカル・インド洋の島々

マダガスカル北部，コモロ諸島では熱帯熱マラリアの罹患率が高い．レユニオン，モルディブなどでのマラリアの感染リスクはないが，デング熱，チクングニア熱の流行がみられる．またマダガスカルでは毎年 9 月から 4 月にかけてペストの発生がみられており注意が必

要である.

文 献

1）外務省：ポリオ発生状況 <https://www.anzen.mofa.go.jp/info/pcwideareaspecificinfo_2023C027.html>（2023 年 7 月 8 日閲覧）
2）Leder K, et al: GeoSentinel surveillance of illness in returned travelers, 2007-2011. Ann Intern Med **158**: 456-468, 2013
3）Mendelson M, et al: Regional variation in travel-related illness acquired in Africa, March 1997-May 2011. Emerg Infect Dis **20**: 532-541, 2014
4）厚生労働省検疫所ホームページ：国・地域別情報 <https://www.forth.go.jp/destinations/>（2023 年 7 月 8 日閲覧）

5. ヨーロッパ

主にユーラシア大陸北西の半島部を包括する地域．ウラル山脈およびコーカサス山脈の分水嶺とウラル川・カスピ海・黒海，そして黒海とエーゲ海をつなぐボスポラス海峡が，アジアと区分される東の境界となる．大まかに，北ヨーロッパ（英国，スウェーデンなど），西ヨーロッパ（フランス，ドイツなど），東ヨーロッパ（ハンガリー，ポーランドなど），南ヨーロッパ（スペイン，イタリアなど）に分けられる．

気 候

偏西風の影響を受ける海岸部から中西部は穏やかな気候．西部では 1 年を通じて少量の降雨があり，夏でも雨が降ると冷え込む．北ヨーロッパ諸国では四季がはっきりしており，ノルウェー沿岸を流れるメキシコ暖流の影響で，緯度のわりに温暖．東部の内陸部は大陸性気候で冬の寒さが厳しい[1].

経口感染する疾患の予防

衛生環境の整っている地域が多く含まれ，経口感染する感染症に対しては特段の推奨は無い．ただし，東ヨーロッパを中心に衛生環境がよくない場所では旅行者下痢症のリスクは存在するため，とくに火の通っていない食べ物の摂食には注意するよう心がける．

A 型肝炎は 2021 年には 30 の EU／EEA 諸国から 3,864 例が報告された（10 万人あたり 0.9 人）．一般的にはブルガリア（11.9），ルーマニア（4.8）など，東ヨーロッパで高い傾向があり，長期滞在者に際しては A 型肝炎の予防接種を検討してもよい[2].

節足動物により感染する疾患の予防

ヨーロッパのほぼ全域にわたってダニ媒介性脳炎の媒介動物であるマダニ（*Ixodes ricinus*）が生息している[3]．とくにドイツ，チェコ，リトアニア，スウェーデンで年間 500 例程度のダニ媒介性脳炎が報告されている．またラトビア，フィンランド，ポーランドなどでも多い[4]．マダニの生息地は標高 1,000〜1,400 m 以下の森林や草原であり，3〜11 月頃に

5. ヨーロッパ **181**

活動する．野山への旅行を避ける，素肌の露出を避ける，DEET などの忌避剤を利用するなどの対策が勧められるほか，ワクチンの接種が可能である．上記のような高リスク地域に長期に渡航する場合や森林で活動する場合にはワクチン接種を検討する．また同属のマダニは，ライム病の病原体である *Borrelia bufdorfedri* を媒介することが知られる．皮膚に吸着したマダニは，口器が残らないように除去してもらう必要があり，曝露後予防（72 時間以内のドキシサイクリン単回内服）を検討してもらうことを含めて迅速な医療機関への受診が勧められる[5]．

血液や性交渉により感染する疾患の予防

一般的にヨーロッパ全体の B 型肝炎の症例報告は少ない（2021 年：4.7／10 万人）．乳児への universal immunization を勧めている国も多く，急性および慢性の B 型肝炎症例の報告はここ 10 年で減少傾向を示している[6]．これは世界的な傾向に一致したものであり，予防接種プログラムの影響を反映している．HIV は依然として公衆衛生上の大きな懸念事項である．流行のパターンと傾向はヨーロッパ諸国間で大きく異なるが，一般的に東ヨーロッパで患者数が多い．ヨーロッパ地域では，2022 年に約 10 万 7,000 人が HIV と診断されている（EU／EEA の約 1 万 7,000 人を含む）[7]．ワクチンでは予防できない HIV 感染，梅毒，淋菌感染，クラミジア感染などの性感染症を予防するには，安易な性交渉は避け，性交渉を行う際にはコンドームなどの避妊具を使用することが勧められる．2022 年にヨーロッパで流行が拡大したエムポックスについても，性交渉により感染が広まったと考えられている．本邦では 2023 年 1 月時点ではエムポックスの予防に対して天然痘ワクチンが承認されているものの，一般的にワクチンは使用できない．このため性的アクティビティの高い渡航者への教育が重要になる．

動物により感染する疾患の予防

ヨーロッパにおいては，ヒトの狂犬病症例は年間数例程度が報告されているが，ほとんどは輸入症例である．現地発生例としては 2012 年のルーマニアを最後に認めていない．一方，動物の狂犬病症例は，東ヨーロッパを中心に野生動物や，ペットでの発症例が報告されているため注意は必要である[8]．

まず渡航者には動物に安易に接触しないことを教育する．一般に狂犬病曝露前予防接種については強く勧められないが，東ヨーロッパへの長期滞在者においては考慮してもよいかもしれない．また，動物咬傷に際して，狂犬病曝露後予防を受けるために迅速に医療機関を受診することについては推奨しておくべきである．

その他の疾患に対する予防

ヨーロッパ地域における結核の有病率は，全体として年々低下傾向にあるが，東ヨーロッパにおいては結核の有病率が 10 万人あたり 25 例を超える国も多く，また多剤耐性結核も多い[9]．結核の予防は困難であるが，混雑するような環境への曝露を極力避け，慢性咳嗽，盗汗，微熱，体重減少などがあった場合は速やかに医療機関を受診する必要がある．また，粟粒結核や結核性髄膜炎のリスクが高い乳幼児においては，BCG の接種を勧める．高リスク

国より帰国した際には，出国する前が陰性の場合，IGRA（インターフェロンγ遊離試験）検査による8〜10週後の繰り返すスクリーニング（またはツベルクリン反応単回）を勧める専門家もいる[9]．東ヨーロッパはワクチン接種率が不十分な地域があり，麻疹，風疹などのウイルス感染症に注意が必要である．

文 献

1）厚生労働省検疫所ホームページ：国・地域別情報 <http://www.forth.go.jp/destinations/index.html>（2023年1月閲覧）

2）European Centre for Disease Prevention and Control: Hepatitis A-Annual Epidemiological Report for 2022 <https://www.ecdc.europa.eu/en/publications-data/hepatitis-annual-epidemiological-report-2021>（2023年1月閲覧）

3）European Centre for Disease Prevention and Control: Ixodes Ricinus-current known distribution: March 2022 <https://www.ecdc.europa.eu/en/publications-data/ixodes-ricinus-current-known-distribution-march-2022>（2023年1月閲覧）

4）European Centre for Disease Prevention and Control: Disease data from ECDC Surveillance Atlas-tick-borne encephalitis <https://atlas.ecdc.europa.eu/public/index.aspx?Dataset=27&HealthTopic=56>（2023年1月閲覧）

5）Nadelman RB, et al: Prophylaxis with single-dose doxycycline for the prevention of Lyme disease after an Ixodes scapularis tick bite, N Engl J Med **345**: 79-84, 2001

6）European Centre for Disease Prevention and Control: Hepatitis B-Annual Epidemiological Report for 2022 <https://www.ecdc.europa.eu/en/publications-data/hepatitis-b-annual-epidemiological-report-2021>（2023年1月閲覧）

7）European Centre for Disease Prevention and Control: The European Union one Health 2021 Zoonoses Report <https://www.ecdc.europa.eu/en/publications-data/european-union-one-health-2021-zoonoses-report>（2023年1月閲覧）

8）European Centre for Disease Prevention and Control: Tuberculosis surveillance and monitoring in Europe 2022-2020 data <https://www.ecdc.europa.eu/en/publications-data/tuberculosis-surveillance-and-monitoring-europe-2022-2020-data>（2023年1月閲覧）

9）CDC Yellow Book 2024: Travelars Health-Tuberculosis <https://wwwnc.cdc.gov/travel/yellowbook/2024/infections-diseases/tuberculosis>（2024年6月閲覧）

6. パシフィックアイランズ（オセアニア）

オセアニアは，太平洋の大部分に散在する島々の総称である．広義には，アジアとアメリカ大陸の間の島嶼地域全体を含むが，一般的には，琉球列島，千島列島，アリューシャン列島，日本列島，インドネシア，台湾，フィリピンを除く[1]．オセアニアは，4つの部分に分けられるが［オーストラレーシア（オーストラリアとニュージーランド），メラネシア，ミクロネシア，ポリネシア］，本項ではメラネシア，ミクロネシア，ポリネシアをパシフィックアイランズとしてまとめる．パシフィックアイランズは大きく分けて以下の3地域に大別される（**図2**）．

1）メラネシア

赤道以南のニューギニア島，ビスマルク諸島，ソロモン諸島，フィジー諸島，サンタクルーズ諸島，ロワイヨテ諸島，チェスターフィールド諸島があり，バヌアツ，ニューカレドニア，

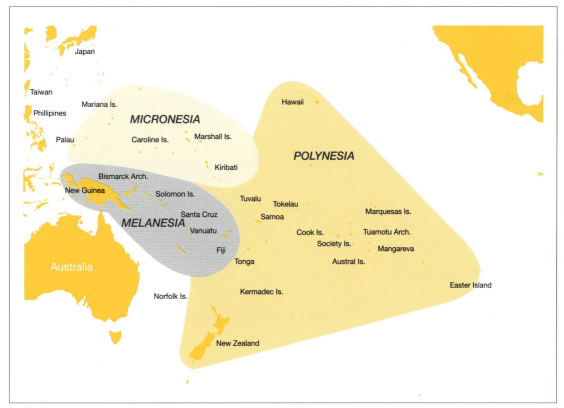

図2 パシフィックアイランズ（オセアニア）の地域の大別
[Wikipedia: Pacific Culture Areas. <http://en.wikipedia.org/wiki/File:Pacific_Culture_Areas.jpg> より引用]

パプアニューギニアが含まれる．3地域の中でもっとも人口が多く，火山島が多い．

2）ミクロネシア

赤道以北の島が大半で，パラオ，ミクロネシア連邦，ナウル，マーシャル諸島の各国およびキリバスのギルバート諸島地域と，マリアナ諸島（グアム島を含む），ウェーク島も含まれる．

3）ポリネシア

ハワイ諸島，アオテアロア（ニュージーランド），サモア，ツバル，ソシエテ諸島，タヒチ島，トンガ，ウォリス諸島，トケラウ，クック諸島，オーストラル諸島，トゥアモトゥ諸島，マルケサス諸島などの諸島が含まれる．

パシフィックアイランズ（オセアニア）は広大な地域を含むため，渡航関連感染症のリスクも各島，国ごとに大きく異なる[2]．

気 候

1）パシフィックアイランズ

大半が熱帯雨林気候に属する[3]．

2）オーストラリア

北部沿岸は熱帯で，雨季と乾季に分かれ，中・南部沿岸は温帯から冷温帯で四季がある．

大陸中央部は乾燥した砂漠気候である[3)].

3) ニュージーランド

平均して温暖な西岸海洋性気候で，気候は日本と逆になる[3)].

経口感染する疾患の予防

米国領であるハワイやグアム，オーストラリアやニュージーランドなど水道設備の整った地域の都市部を除いては，一般に旅行者下痢症（下痢原性大腸菌，カンピロバクター，サルモネラ菌，細菌性赤痢）やA型肝炎のリスクがある．生水の飲用は避ける．感染症ではないが，スコンブロイド（ヒスタミン）中毒（ヒスタミンが大量に含まれたサバ科の魚などを食べることにより，アレルギーと似た症状を起こす病気）やシガテラ中毒（神経系に障害を起こすシガテラ毒を含む魚を食することによる中毒．フエダイ科，スズキ科，ウツボ科などに多い．加熱も無効）などにも注意が必要である[2-4)].

1) オーストラリアとニュージーランド

熱帯オーストラリアでは赤痢アメーバのリスクがある．また葉菜のサラダやカタツムリ，ナメクジから感染し好酸球性髄膜炎を起こす *Angiostrongylus cantonensis*（広東住血線虫）症の報告がある[2-4)].

2) パシフィックアイランズ

腸チフス，アメーバ赤痢，ジアルジア症（ランブル鞭毛虫症）などが発生している．コレラはまれであるが，とくにパプアニューギニアでは報告がある．E型肝炎もパシフィックアイランズでは報告があるが流行状況は不明である[5)].とくにパプアニューギニアでは *Angiostrongylus cantonensis*（広東住血線虫）症の報告が目立つ．クリプトスポリジウム，*Balantidium coli*（大腸バランチジウム），*Ascalis lumbricoides*（回虫），*Trichuris trichiura*（鞭虫）も感染リスクがある[2-4)].

節足動物により感染する疾患の予防

蚊によって媒介されるマラリア，デング熱，日本脳炎の流行地域であり，原則としてDEETやイカリジンを含有した忌避剤を中心とした防蚊対策が必要である．これに加えて，渡航地域や期間，渡航内容によってはマラリアの予防内服や日本脳炎のワクチン接種が推奨される．

a アルボウイルス感染症

1) オーストラリアとニュージーランド

・**デング熱**：オーストラリアは流行地ではないが，ベクターとなる蚊は存在するため，流行地から帰国した旅行者のデングウイルス持ち込みによる断続的なアウトブレイクが北部と中央クイーンズランドより報告されている．

・**チクングニア熱・ジカウイルス感染症**：現地では流行していない．

・**日本脳炎**：旅行者へのリスクは限定的と考えられるが，オーストラリア本土で報告されており，近年のアウトブレイクもある．

・**その他**：ロスリバーウイルス，バーマ森林ウイルス，クンジンウイルス（Kunjin virus：ウエストナイルウイルスの近縁），マレーバレー脳炎ウイルスはオーストラリアで感染の

リスクがある[2-4]．

2) パシフィックアイランズ

- **デング熱**：パシフィックアイランズの大半でリスクがあり，とくにフィジー，マーシャル諸島，ミクロネシア連邦，パラオ，バヌアツで報告されている．パプアニューギニアではとくにリスクが高い．
- **チクングニア熱**：2011年に西太平洋諸島に到達し，現在ではパシフィックアイランズの大半でリスクがある．
- **ジカウイルス感染症**：2007年のヤップ島での報告以降，他の地域にも広がっている．
- **日本脳炎**：パラオ，グアム，アリアナ諸島北部をはじめとし，インドネシア諸島からパプアニューギニアまで広範に分布している．
- **その他**：ロスリバーウイルスは，ほとんどの地域で流行している．マレーバレー脳炎は，主にパプアニューギニアとトレス海峡諸島に見られる[2-4]．

b　マラリア

オーストラリアとニュージーランドでは流行していない．パプアニューギニア，ソロモン諸島，バヌアツではとくにリスクが高く，なかでもパプアニューギニアでの感染例が多い．熱帯熱マラリアがもっとも多く，次いで三日熱マラリアが多い[2-4]．三日熱マラリアではクロロキン耐性が報告されており，プリマキン低感受性の原虫も多い地域である．根治療法の際は高用量（30 mg 塩基/日，14日間）のプリマキンの投与が推奨されている[6]．

c　リケッチア症

オーストラリアでは *Rickettsia australis*（ダニ媒介），*R. honei*（ダニ媒介），*R. typhi*（ノミ媒介），*Orientia tsutsugamushi*（ツツガムシ病：ダニ媒介）が存在する．ツツガムシ病はパプアニューギニア，ソロモン諸島，バヌアツ北部，パラオでも報告されている[2-4]．

d　その他

フィラリア症（蚊媒介）はパシフィックアイランズでは公衆衛生上の問題であるが，旅行者罹患のリスクは非常に少ない[2-4]．

血液や性交渉により感染する疾患の予防

パプアニューギニアでは未治療の性感染症罹患者が多く，HIVの年間新規感染者数も3,000人を超えている[7]．パシフィックアイランズでのHBs抗原陽性キャリアは減少傾向であるものの世界平均よりは高く，滞在期間や渡航目的によっては事前のHBVワクチンを検討するなどの注意が必要である[8]．

動物により感染する疾患の予防

オーストラリアでは家畜との接触によりQ熱感染のリスクや，野生豚の狩猟によるブルセラ症感染のリスクがある．ブルセラ症はパシフィックアイランズでも一部（ウォリス・フツナ諸島やトンガなど）で流行している．オーストラリアやパプアニューギニアでは毒蛇咬傷のリスクがあり，またパプアニューギニアでは抗毒素が現地で入手しにくいという問題がある．オセアニア地域の大半は狂犬病のリスクのないエリアとされており，イヌの狂犬病の報告はない．しかし，オーストラリアではコウモリからリッサウイルスが分離されており注

意が必要である[2-4]. オーストラリアでは馬に重い肺炎を引き起こすヘンドラウイルス感染症がみられ，過去に人が感染した事例がある. また鳥から感染するオウム病はオーストラリアで時々アウトブレイクを起こす[2-4].

その他

メリオイドーシスはとくにアルコール中毒者，糖尿病，慢性腎不全患者などでオーストラリア北部，パプアニューギニア，ニューカレドニアにて罹患しうる. 淡水曝露やとくに雨季の土への曝露を避ける. オーストラリア東部やニュージーランド，パシフィックアイランズではレプトスピラ症のリスクがある. 結核罹患率はパプアニューギニアにて高く，オーストラリアやニュージーランドではリスクは低い. 糞線虫症（*Strongyloides stercoralis*）はオーストラリアの一部の地域やパシフィックアイランズでは裸足の歩行などでリスクがある. パプアニューギニアとオーストラリアでは，*Cryptococcus gattii* の感染は *Cryptococcus neoformans* よりも頻度が高い. 環境より感染すると考えられているブルーリ潰瘍（*Mycobacterium ulcerans*）は，オーストラリアの一部（ビクトリア州とクイーンズランド州）より主に報告されている[2-4].

文　献

1 ）Oceania, Britannica <https://www.britannica.com/place/Oceania-region-Pacific-Ocean>（2023年2月閲覧）

2 ）Infectious Diseases: a geographic guide, Petersen E, et al（eds.）, Wiley-Blackwell, Hoboken, 2012

3 ）厚生労働省検疫所ホームページ：国・地域別情報 <http://www.forth.go.jp/destinations/index.html>（2023年2月閲覧）

4 ）UpToDate: Potential health hazards in travelers to Australia, New Zealand, and the southwestern Pacific（Oceania）. <https://www.uptodate.com/contents/potential-health-hazards-in-travelers-to-australia-new-zealand-and-the-southwestern-pacific-oceania>（2023年2月閲覧）

5 ）Halliday JS, et al: Hepatitis E virus infection, Papua New Guinea, Fiji, and Kiribati, 2003-2005. Emerg Infect Dis **20**: 1057-1058, 2014

6 ）日本医療研究開発機構 新興・再興感染症に対する革新的医薬品等開発推進研究事業「わが国における熱帯病・寄生虫症の最適な診断治療予防体制の構築」：寄生虫症薬物治療の手引き2020，改訂第10.2版 <https://jsparasitol.org/wp-content/uploads/2022/01/tebiki_2020ver10.2.pdf>（2023年2月閲覧）

7 ）HIV/AIDS Data Hub: PAPUA NEW GUINEA <https://www.aidsdatahub.org/country-profiles/papua-new-guinea>（2023年2月閲覧）

8 ）GBD 2019 Hepatitis B Collaborators: Global, regional, and national burden of hepatitis B, 1990-2019: a systematic analysis for the Global Burden of Disease Study 2019. Lancet Gastroenterol Hepatol **7**: 796-829, 2022

7. ラテンアメリカ

ラテンアメリカには中米，メキシコ，カリブ海地域，南米が含まれる. 先進国と比較する

とリスクが高く，地域特有の感染症もあり，渡航前には十分な情報収集や予防対策が望まれる．

気候

赤道を中心に南北対称であり，高山気候であるアンデス山脈を境にしても気候が変わる．赤道周辺を中心にした熱帯雨林気候，その周りにサバナ気候がある．南部には温暖な地中海気候，寒冷多雨な西岸海洋性気候が広がり，砂漠地帯もある（ペルー北部，チリ北部）[1]．

経口感染する疾患の予防

旅行者下痢症はラテンアメリカ全域でリスクがある．消化管感染症の病原体としてはジアルジアがもっとも多く，カンピロバクター，赤痢アメーバなどが挙げられる[2]．A型肝炎はラテンアメリカ全域で流行しており，すべての旅行者にA型肝炎ワクチンの接種が推奨される．腸チフスに関しては，長期滞在者や郊外への渡航者には予防接種が勧められる[3]．1996年から2011年に中南米から米国に帰国し，致死的疾患を発症した166名のうち，腸チフスとパラチフスが35％と頻度が高く，重要な疾患である[4]．

節足動物が媒介する感染症

マラリア，デング熱，ジカウイルス感染症，チクングニア熱，黄熱，オロプーシェ熱の流行地域であり，原則としてDEETを含有した忌避剤を中心とした防蚊対策が必要である．これに加えて，渡航地域によっては黄熱ワクチンの接種やマラリアの予防内服が推奨される．また，旅行者が罹患するリスクはきわめて低いものの，蚊によって媒介されるフィラリア症，サシガメによって媒介されるChagas病，サシチョウバエによって媒介されるリーシュマニア症などの感染報告がみられる地域もあり，リスクに応じて適切な情報提供を行う．

1) デング熱

ラテンアメリカ全域でデング熱に罹患するリスクがある．1997年から2011年までのGeoSentinel Surveillanceによると，デング熱はラテンアメリカ渡航後の発熱疾患でもっとも多かったと報告されている[2]．

2) マラリア

前述のGeoSentinel Surveillanceによると，マラリアはラテンアメリカ渡航後の発熱疾患でデング熱に次いで2番目に多かったと報告されている[2]．サハラ以南アフリカなどと比較すると頻度が低いが，ラテンアメリカでもマラリアに罹患するリスクがある．ラテンアメリカでは熱帯熱マラリアは10％以下であり，三日熱マラリアが大半を占めるのが特徴である．1996年から2011年に中南米から米国に帰国し，致死的疾患を発症した166名のうち，マラリアが39％ともっとも頻度が高かった．ガイアナ，フランス領ギアナ，ブラジルおよびペルーのアマゾン流域ではとくにリスクが高い．

3) 黄熱

ブラジル，ボリビア，ペルー，エクアドル，コロンビア，ベネズエラ，ガイアナ，トリニダード・トバゴ，スリナム，フランス領ギアナ，パナマ，アルゼンチン，パラグアイが黄熱リスク地域を有する[5]．

原則として，黄熱ワクチン接種は黄熱ウイルスへの曝露の可能性が低い地域では推奨されない．しかし，長期旅行，蚊との接触が増えるアウトドア活動への参加などの理由から，これらの地域への渡航者の一部には，ワクチン接種を考慮することがある．渡航者へのワクチン接種を検討する際には，渡航者の黄熱病罹患リスク，国の入国要件，ワクチンによる重篤な有害事象の個々のリスク要因（年齢や免疫状態など）を考慮する必要がある[6]．

血液や性交渉により感染する疾患の予防

1）HIV（ヒト免疫不全ウイルス）

カリブ海諸国はサハラ以南アフリカに次いで HIV 罹患率が高い地域とされており，とくにハイチ，ドミニカ共和国，バハマで高い．Pan American Health Organization（PAHO）の報告では，ラテンアメリカでは年間の新規 HIV 感染者数は増加し続けており，2010 年の 10 万人に対し，2019 年には 12 万人に達した[7]．また，同時期に年間のエイズ関連死亡者数は，2010 年の 4 万 1,000 人から 2019 年には 3 万 7,000 人とわずかに減少した．HIV 感染症はラテンアメリカの公衆衛生上の重要な問題であり，渡航者も細心の注意を払う必要がある．

2）HBV（B 型肝炎ウイルス）

HBV キャリアはカリブ海諸国では 0.8〜4.1%，中米ではおよそ 1〜2%，南米では約 1〜3% と推定されているが，アマゾン盆地周辺では 20% にも及ぶ．この地域への渡航者，とくに長期滞在者には B 型肝炎の予防接種が勧められる．

動物により感染する疾患の予防

1）狂犬病

ヒト狂犬病症例の 95% 以上がアジアおよびアフリカでの感染例が占めており，中米・カリブ海・南米における狂犬病のリスクは比較的低い．ただし，長期滞在者や適切な医療機関の受診が困難な郊外への渡航者には渡航前の狂犬病予防接種が勧められる．

2）南米出血熱，ハンタウイルス染症

南米出血熱とは，アルゼンチン出血熱（フニンウイルス），ボリビア出血熱（マチュポウイルス），ベネズエラ出血熱（グアナリトウイルス），ブラジル出血熱（サビアウイルス）の総称で，それぞれアレナウイルスに属するウイルスによる出血性熱性疾患である．流行地に棲息するげっ歯類の唾液や排泄物との接触，排泄物に汚染された食物を介して感染する．一類感染症に指定されている．

ハンタウイルスはブニャウイルス科ハンタウイルス属に属するウイルスの総称である．腎症候性出血熱を呈するウイルスと，ハンタウイルス肺症候群を呈するウイルスがあるが，南米でみられるのは多くが呼吸器症状を主体とするハンタウイルス肺症候群である．げっ歯類の糞・尿などのエアロゾルを介して感染する．

これらの感染を防ぐためには，残飯の処理を適切に行い，またげっ歯類の入ってこない家屋に宿泊するなどして接触を避けることが重要である．

その他

1）高山病

ボリビアのラパス（標高 3,630 m），スクレ（2,844 m），ペルーのクスコ（3,399 m）など高地に位置する都市が多く，同地への渡航が予定されている場合には高山病（AMS）の予防内服を検討すべきである．詳しくは p256「高山病の予防・対処」参照．

文　献

1）厚生労働省検疫所ホームページ：国・地域別情報 <https://www.forth.go.jp/destinations/region/s_america.html>（2023 年 2 月閲覧）
2）Harvey K, et al: Surveillance for travel-related disease--GeoSentinel Surveillance System, United States, 1997-2011. MMWR Surveill Summ **62**: 1-23, 2013
3）Traveller's Health. Centers for Disease Control and Prevention. <https://wwwnc.cdc.gov/travel/page/traveler-information-center>（2023 年 2 月閲覧）
4）Jensenius, M, et al: Acute and potentially life-threatening tropical diseases in western travelers--a GeoSentinel multicenter study, 1996-2011. Am J Trop Med Hyg **88**: 397-404, 2013
5）National Center for Emerging and Zoonotic Infectious Diseases (NCEZID). Centers for Disease Control and Prevention <https://www.cdc.gov/ncezid/>（2023 年 2 月閲覧）
6）Yellow Fever Virus. Centers for Disease Control and Prevention <https://www.cdc.gov/yellowfever/maps/south_america.html>（2023 年 2 月閲覧）
7）New HIV infections rose more than 20% in Latin America in the last decade, PAHO says. Pan American Health Organization <https://www.paho.org/en/news/30-11-2020-new-hiv-infections-rose-more-20-latin-america-last-decade-paho-says>（2023 年 2 月閲覧）

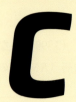

C 相談の多い有名な渡航地・観光地

1. 南米

1-1. ペルー・ボリビア

　南米で日本人観光客が多い旅程の1つがペルーとボリビアを移動する観光旅行である．日本から渡航する場合は北米やメキシコからペルーの首都であるリマに入り，空路を用いてクスコに移動し，陸路でマチュピチュへ移動することが多い（図1）．また東のボリビア国境に面したプエルト・マルドナドや北部のマヌ国立公園にはアマゾンの熱帯雨林，ペルー南部にはナスカの地上絵で知られる砂漠地帯やチチカカ湖がある．さらに近年ではボリビアのウユニ塩湖に向かうツアーも有名であり，ボリビアの首都であるラパスを経由することになる．

　このルートの特徴は標高の高さである．クスコは標高3,400 m，マチュピチュは2,400 m，ウユニは3,650 mであり，高山病を発症するリスクが高い．またアマゾンの熱帯雨林など，標高が低い地域への観光ではマラリアや黄熱病などの蚊媒介感染症のリスクがある．さらにペルーもボリビアも黄熱病のリスク国だが，とくにペルーからボリビアに渡航する際には，国際保健規則（International Health Regulations 2005）で定められた，多国間移動のための黄熱ワクチンの接種が求められることに注意する．

注意すべきポイント

1) 高山病

　標高2,500 m以上の高地に行く場合は高山病を発症する可能性がある．リマは海抜0 mにある都市であるが，クスコは標高3,400 mに位置し，3分の1程度の渡航者がクスコに移動する際に高山病の症状を自覚したと報告されている[1]．クスコへの到着後2〜12時間程度で頭痛，嘔気，食指不振などの初期症状が現れた場合は要注意であり，それ以上の高地への移動は避ける必要がある．高山病の予防のためには時間をかけて（1日あたり500 m）高地順応をすることが望ましいが，渡航者の多くが短期間で高地へ移動する旅程をとると思われ，高山病の予防内服を検討する．予防内服にはアセタゾラミド（ダイアモックス®）を使用する．詳細はp256「高山病の予防・対処」を参照してほしい．なお，現地ではコカ茶が高山病予防に飲用されるが，その予防効果を裏付ける科学的なデータはない．

2) 蚊媒介感染症（黄熱，マラリア，デング熱）

　高地では蚊媒介感染症のリスクは低いが，プエルト・マルドナドやマヌ国立公園，イキト

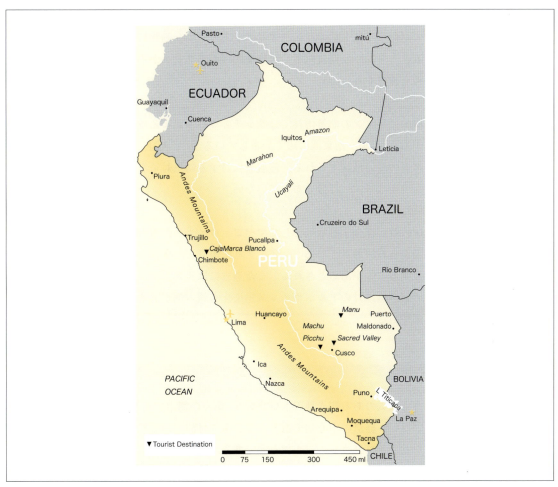

図1 ペルー全体図
[CDC Yellow Book 2020: Health Information for International Travel, Brunette GW, et al (eds.), Oxford University Press, 2019 より]

スといった低地のアマゾン熱帯雨林を訪れる渡航者では注意が必要である．また黄熱病の蚊は標高2,300 m以下の地域に分布するとされ，リスク地域を旅程に含める場合は黄熱病の予防接種を検討する．なおペルーからボリビアに渡航するためには国際規則で，国間移動のための黄熱病ワクチンの接種が求められることに注意する．

マラリアはリマ以南の沿岸部を除き，主に標高2,000 m以下の地域に存在する．とくにアマゾン流域の熱帯雨林ではマラリア感染のリスクがある．ペルーのマラリアは三日熱マラリアが多く75％，熱帯熱マラリアが24％である[2]．またペルーではデング熱が近年増加傾向にあり，2017年にはエルニーニョ現象により，北部の沿岸都市を中心に6万8,000症例が報告された．これら蚊媒介感染症を防ぐために，渡航中の防蚊対策が重要である．

3）破傷風

遺跡観光では不安定な足場などで受傷するリスクがあることに注意する．またアンデス山脈はトレッキングの名所であり，野外活動が多い場合には積極的に破傷風トキソイドの接種を推奨したい．

4）狂犬病

　南米は全域にわたって狂犬病のリスクエリアである．媒介動物に不用意に触れないように注意喚起をするとともに，長期渡航者や医療機関へのアクセスが不十分な渡航者には狂犬病ワクチンの接種を検討する．

5）リーシュマニア症

　アンデス山脈やアマゾンの熱帯雨林ではサシチョウバエによる皮膚リーシュマニア症に感染する危険性がある．ペルー南東部に広く分布しているが，マヌ国立公園周辺が渡航者にとってもっともリスクの高い地域とされる．渡航者に対する防虫対策を十分指導したい．なお内臓リーシュマニア症はペルーには分布していない．

6）その他の感染症

　アマゾン流域の蚊が媒介する病気としてマヤロ・ウイルスが報告されており，海外からの渡航者での感染例も報告されている[3]．デング熱に類似した症状を呈するが，長期にわたり関節炎症状を呈することがあるとされる．また過去にはチクングニア熱やジカウイルス感染症といった，デング熱以外のアルボウイルス感染症も報告例があるため，鑑別診断の一部として考える必要がある．

1-2. ブラジル

　南米でもっとも人気のある観光地の1つである．第一の都市であるサンパウロは人口2,100万人をほこるブラジル経済の中心地であり，ビジネス目的での渡航が多い．また第二の都市であるリオデジャネイロはカーニバルで有名である．さらにブラジルには多くのユネスコ世界遺産があり，なかでもイグアス国立公園にあるアメリカ大陸で最大の滝は観光地として人気である（**図2**）．

　感染症のリスクは渡航場所や目的によって異なる．アマゾン川流域やイグアスの滝周辺では森林型の黄熱病に罹患するリスクがある．またブラジルのマラリアの大部分はアマゾン川流域で発生しており，こうした地域に渡航する場合にはマラリア予防薬の使用について検討する．

注意すべきポイント

1）黄熱

　アマゾン川流域やイグアスの滝周辺などの主要な河川に沿った森林地帯が主なリスク地域である．南米の黄熱は主に森林地帯で感染サイクルが確立しており，農村部では定期的に小規模なアウトブレイクが発生している．また黄熱の都市型の感染サイクルは1942年以降起こっていないとされるが，2017年には森林型黄熱の持ち込みによる都市部での流行が発生した．渡航時には最新の流行情報を確認するべきである．

2）マラリア

　大部分のマラリアはアマゾン川流域で発生している．一方でイグアスの滝やその周辺地域ではマラリアに感染するリスクは低いとされる．リスク地域への渡航を予定している場合には予防内服について検討したい．ブラジルのマラリアの8割が三日熱マラリアであり，次点

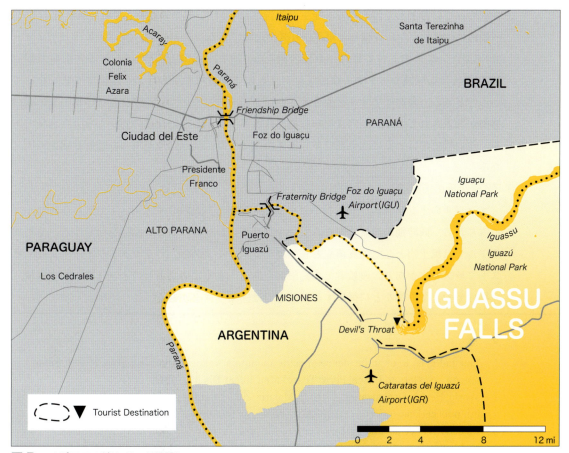

図2　イグアスの滝とその周辺図
[CDC Yellow Book 2020: Health Information for International Travel, Brunette GW, et al (eds.), Oxford University Press, 2019 より]

が熱帯熱マラリアである[4].

3) その他の蚊媒介感染症（デング熱，チクングニア熱，ジカウイルス感染症）

ブラジルにはネッタイシマカが生息し，デング熱，チクングニア熱，ジカウイルス感染症といった蚊媒介感染症の原因となる．デング熱は広範囲に流行しており，通年で感染リスクがある．また2015～2016年にはブラジルを含む南米，中米，カリブ海地域でのジカウイルス感染症のアウトブレイクが発生しており，今後の流行状況に注意する必要がある．

4) リケッチア症

ロッキー山紅斑熱を引き起こすリケッチアと同種の *Rickettsia rickettsii* による感染が報告されている．感染症としては *febre maculosa* やブラジル紅斑熱が知られている．

5) 狂犬病

ブラジルは狂犬病のリスク国である．長期渡航者や子供，地方への移動を計画している渡航者には積極的に検討したい．なおイグアスの滝周辺では動物や人間の狂犬病は報告されていないとされるが，受傷時には狂犬病曝露後予防について検討する必要がある．

6) 寄生虫症

ブラジルには皮膚リーシュマニア症と内臓リーシュマニア症が存在する．2014年のワー

ルドカップに参加した渡航者でも発生が報告されており，短期の渡航者でもリスクはある[5]．一般的にはアマゾン川流域や北東部がリスク地域である．Chagas病（アメリカトリパノソーマ）はサシガメによって媒介される *Trypanosoma cruzi* の感染で起こる寄生虫症だが，1990年代の広範囲なベクター撲滅プログラムにより自然感染のリスクは非常に低くなっているとされる．現在はアサイーやさとうきびジュースについているサシガメの糞由来の経口感染が報告されており，原因食物が収穫されるパラー州などの北部の州が主な分布地域である．住血吸虫症はとくに北東部で多い寄生虫症であり，淡水湖や河川への曝露が感染原因となる．

7）その他の感染症

ブラジルのインフルエンザ流行のピークは北半球とは時期が異なり，4月から9月にかけてみられる．同時期の渡航にあたってはインフルエンザのワクチン接種を検討する．またブラジルでは風土病としての真菌症としてコクシジオイデス症，パラコクシジオイデス症，ヒストプラズマ症があり，渡航者での感染例もある．とくに農業などの土壌作業や洞窟探検，発掘作業や建設作業などに従事する渡航者では感染リスクがある．

文　献

1 ）Pineda-Reyes R, et al: Incidence of acute mountain sickness and healthcare related behaviors among travelers to Cusco, Peru. Travel Med Infect Dis **37**: 101859, 2020

2 ）World Health Organization（WHO）Malaria 2021 Country Profile: Peru <https://www.who.int/publications/m/item/malaria-2021-country-profile-per>（2023年2月閲覧）

3 ）Caicedo EY, et al: The epidemiology of Mayaro virus in the Americas: A systematic review and key parameter estimates for outbreak modelling. PLoS Negl Trop Dis **15**: e0009418, 2021

4 ）Oliveira-Ferreira J, et al: Malaria in Brazil: an overview. Malar J **9**: 115, 2010

5 ）Wilson ME, et al: Illness in travelers returned from Brazil: the GeoSentinel experience and implications for the 2014 FIFA World Cup and the 2016 Summer Olympics. Clin Infect Dis **58**: 1347-1356, 2014

2. アフリカ

2-1. サファリ（ケニア，タンザニア）

ケニア・タンザニアでのサファリツアーは世界中の渡航者に人気で，家族での参加者も多い．ツアーにより宿泊施設などの条件は様々であり，小さなテントへの宿泊から，トイレなども兼ね備えた環境のよいロッジに宿泊するものまである．ツアーによっては周辺にあるキリマンジャロ，ザンジバル島，ビクトリア湖へのツアーなどを含むものもある．参加しやすいサファリツアーの場所としてはケニアやタンザニアの自然保護区が選ばれることが多い．ケニアの自然保護区としてはマサイマラ国立保護区がもっとも有名であり，接しているタンザニアのセレンゲティ国立公園やクレーターからなるンゴロンゴロ保全地域とあわせて，アフリカで有名な様々な種類の野生動物を観察できる．サファリの景観や見ることのできる動物の種類は季節によって異なる[1]．

注意すべきポイント

1）食品や水が原因となる病気

　急性A型肝炎，旅行者下痢症，腸チフス，パラチフスといった食品媒介性の感染症のリスクがある．旅行前のA型肝炎ワクチンや腸チフスワクチン接種が望ましい．近年，ケニアとタンザニアでコレラの流行が報告されている．サファリツアーでも旅行者下痢症は多くみられるが軽症例が多い[1]．予防に関してはp261「旅行者下痢症の対策」を参照されたい．

2）狂犬病，破傷風

　野生動物の行動は予想しにくく，餌を与えたり，写真を撮ったりするために近づきすぎるなどの行動が動物咬傷などの原因となる．狂犬病はアフリカ全土に存在し，哺乳類による咬傷はリスクになりうるため，適切な予防・対処が必要である（p136「狂犬病」参照）．ウイルス性出血熱のリスクもあるため，コウモリのいる洞窟への立ち入りは避ける[1]．渡航前の狂犬病ワクチンの適応は野外活動や動物との接触のリスク，渡航期間などに応じて個別に判断する．適切な接種歴のない場合，破傷風トキソイドの渡航前接種が望ましい．

3）マラリア

　ほとんどの自然保護区でマラリア罹患のリスクがある．熱帯熱マラリアの頻度が高い．サファリツアーには，テントへの宿泊，夕暮れ時の野外での動物観察，動物の水飲み場への接近などマラリア媒介蚊に刺されるリスクの高いイベントが含まれることも多い[1]．マラリア予防薬の内服や他の防蚊対策を含むマラリア予防（p250「マラリア予防内服」参照）が重要である．

4）黄熱

　現在，WHOとCDCはサハラ以南のアフリカの大部分で黄熱ワクチンの接種を推奨している．サファリツアーには複数国が含まれるため，国境を越えて入国する際のイエローカードの要求の有無にも注意が必要である．

5）その他

　アフリカトリパノソーマ症（アフリカ睡眠病）は，渡航者の罹患はまれだが日中にヒトから吸血するグロシナ属のツェツェバエによって感染する．中間色の服を着て，青色を避けることでツェツェバエを避ける効果がある．スプレーなどの忌避剤の効果は完全ではない．罹患時の症状としては発熱，刺し口部の痂皮，頭痛，リンパ節腫脹，中枢神経症状（錯乱，傾眠，昏睡など）がある．東アフリカにみられるローデシア型のトリパノソーマ症は中央アフリカや西アフリカにみられるガンビア型に比し進行が早く，無治療の場合は数ヵ月で死に至る．過去にヨーロッパからケニアのマサイマラ国立保護区やタンザニアのセレンゲティ国立公園を訪れた渡航者がローデシア型のトリパノソーマ症に罹患した[1,2]．

　フィラリア症，リーシュマニア症，オンコセルカ症も東アフリカで罹患する可能性のある節足動物媒介疾患だが，渡航者のリスクは少ない．

　淡水曝露（河川，湖での遊泳など）はビルハルツ住血吸虫症のリスクがある．

　チクングニア熱・ジカウイルス感染症・デング熱への罹患リスクもあり，防蚊対策を徹底する（p253「防蚊対策」参照）．アフリカ紅斑熱はサハラ以南のアフリカで流行している．マダニに咬まれないように予防策（長袖・長ズボン，足を覆う靴などや忌避剤の使用）を講じる．

　サファリではまれだが以下のようなハエによる皮膚病変の罹患リスクがある．

- **ハエウジ症（Myiasis）**：外に干した洗濯物にハエが卵を産み，孵化したハエの幼虫が皮膚に入りこみ，おできのような隆起に開口部を認めるような皮膚病変を呈する．予防として，洗濯物を室内に干したり着る前にアイロンをかけたりするようにする．
- **スナノミ症（Tungiasis）**：スナノミが足趾に入りこみ，痛みのある結節病変をつくる．裸足を避け，足先までカバーされる靴を履くことが予防になる．

保護区ではまれだが，都市部では路上強盗などの被害に遭う可能性もある．また，サハラ以南のアフリカでは交通事故による死亡のリスクが世界でもっとも高い．夜間の運転はできる限り避け，歩行中も注意をする[1]．

2-2. キリマンジャロ

キリマンジャロはアフリカ大陸でもっとも高い山であり（5,895 m），世界でも最大級の火山である．特別な登山技術がなくても山頂にたどり着けることもあり，トレッキング登山の人気が高いが，実際は4〜6日で6,000 m近い山頂まで高度が上がるため十分な登山準備が必要であり，山頂にたどり着けない登山者も多い．

注意すべきポイント

1）高山病

高山病はキリマンジャロ登山で最大の問題であり，高山病のためマラングルートからチャレンジする登山者の50％のみが高度5,685 mのギルマンズポイント（Gilman's point）に到達でき，10％以下のみが高度5,895 mの頂上であるウフルピーク（Uhuru peak）に到達できる．アセタゾラミドを内服していればリスクは非常に下がる．キリマンジャロ登山前にケニア山やメルー山で高所順応をする方法などもある．キリマンジャロ登山前の渡航者にはプレトラベルケアとして高山病とその予防法について情報提供する[1]．詳細はp256「高山病の予防・対処」を参照されたい．

2）マラリア

キリマンジャロは熱帯に位置しているため，登山前後の旅程でサファリツアーが含まれているものや，登山後に高度1,800 m未満のタンザニア地域に滞在するものはマラリアの予防内服を継続する必要がある[1]．高山病，高地肺水腫，高地脳浮腫の予防や治療で使われる薬剤（アセタゾラミド，デキサメタゾン）と頻用されるマラリアの予防薬（アトバコン・プログアニル配合剤，ドキシサイクリン，メフロキン）の間には併用禁忌にあたるものはない[3]．デキサメタゾンとメフロキンは血中濃度変動のため併用注意となっている[3]．

3）旅行者下痢症

アセタゾラミドと旅行者下痢症の治療で用いるフルオロキノロン系薬（シプロフロキサシン，レボフロキサシン）やマクロライド系薬（アジスロマイシン）の間に相互作用はない．腱損傷のリスクが増すため，デキサメタゾンとフルオロキノロン系薬の併用は避ける[3]．

4）その他

身体的にも負担が大きいため，十分な体力がある状態で臨み，あらゆる天候に対応できる服装や装具の準備も大切である．海外旅行保険に入っておくことが望ましい．タンザニアへ

の渡航では黄熱ワクチンは推奨されないが，もしも前後の行程で複数国を訪れる場合，イエローカードの要求の有無に注意が必要である．

2-3. 南部アフリカ

　南部アフリカ（Southern Africa）は定義により含まれる国が異なるが［例：国連によるものや Southern African Development Community（SADC）など］，本項では渡航者が多い，南アフリカ共和国，ビクトリアフォールズ（ザンビア，ジンバブエ）などにポイントを絞って述べる．

1）南アフリカ共和国

　世界中から渡航者が訪れる南アフリカ共和国は国内に亜熱帯～森林地帯～高台の草原地帯～砂漠地帯と様々な気候の地域をあわせもつ．自然保護区には様々な動物がおり，居住人種も文化もきわめてバラエティに富む．商用の渡航者や，ボランティアや宗教伝導，VFR（visiting friends and relatives）の目的で訪れるものも多い．渡航者がよく訪れる場所としてはモザンビークとの国境に位置するクルーガー国立公園をはじめとする自然保護区，ダーバンから内陸の自然保護区の多いクワズール・ナタール州（イシマンガリソ湿地公園など），ポートエリザベスからのアクセスが容易な東ケープ州（アドエレファント国立公園やシャムワリ），ケープタウン（テーブルマウンテン），昔の金鉱（ムプマランガ），アフリカ最南端のケープアグラスやケープポイント，喜望峰，スタークフォンテン洞窟（アウストラロピテクス発見洞窟），ロベン島（マンデラ元大統領の収監地）がある[1]．

2）ビクトリアフォールズ

　ナイアガラ，イグアスと並ぶ世界三大瀑布の1つで，ユネスコの世界遺産に登録されている．ビクトリアフォールズの観光にはザンビア，ジンバブエ両国からのアプローチがある．滝はザンベジ川の途中にあり，激流を下るラフティング，ビクトリアフォールズ橋からのバンジージャンプ，スポーツフィッシング，乗馬，カヤック，ヘリコプターによる遊覧飛行などの多様なアクティビティの拠点となっている．観光の拠点となる町は，リヴィングストン市（ザンビア）とビクトリアフォールズ町（ジンバブエ）である[4]．なお，名称が似ているが，ビクトリア湖（lake Victoria）はケニア，ウガンダ，タンザニアに囲まれたアフリカ最大の湖であり，ビクトリアフォールズとは距離的に離れている．

3）チョベ国立公園

　ボツワナにあるチョベ国立公園はビクトリアフォールズからの日帰りも可能である．サファリツアーではアフリカゾウをはじめ様々な動物を見ることができる[4]．

注意すべきポイント

1）黄熱

　南アフリカ共和国・ザンビア・ジンバブエ・ボツワナは黄熱リスク国ではなく，日本から南アフリカ共和国への渡航のみなら接種は義務ではないが，黄熱リスク国からの渡航者は入国にイエローカードが必要である[5]．

2）マラリア

南アフリカ共和国ではマラリアはジンバブエやモザンビークとの国境沿い（クルーガー国立公園を含む）やリンポポ州西部などでリスクがあり，熱帯熱マラリアによるものがもっとも多い．南アフリカ衛生局（Department of Health）では9～5月にマラリアリスク地域を訪れる渡航者にのみ予防内服を推奨している．CDCではリンポポ州・ムプマランガ州・クワズール・ナタール州のそれぞれ一部とクルーガー国立公園を訪れる渡航者には1年中マラリアの予防内服を推奨している[5]．

ビクトリアフォールズへの渡航者はマラリア予防内服が推奨される．

チョベ国立公園はマラリアの流行域であるため，リスクは高くないが，CDCではマラリアの予防内服を推奨している[5]．

3）リケッチア症

南部アフリカ（南アフリカ共和国，ジンバブエ，ボツワナ）はリケッチア症であるアフリカ紅斑熱の大流行域であり，渡航者罹患の報告も多い．クルーガー国立公園などの自然保護区をはじめとする森林地帯や田舎でのハイキングなどはとくにリスクが高い．ダニによる虫刺症の対策として忌避剤の使用や皮膚の露出を防ぐ長袖長ズボン，靴下の着用を指導する．この地域からの帰国者の発熱の鑑別にはリケッチア症を考慮する[1,6]．

4）破傷風，狂犬病

狂犬病はアフリカ全土に存在し，哺乳類による咬傷はリスクになりうるため，適切な予防・対処が必要である（p136「狂犬病」参照）．曝露後予防は南アフリカ共和国の主要な中心地の医療機関では通常対応可能であるが，地方では利用できない可能性が高い[1]．渡航前の狂犬病ワクチンの適応は野外活動や動物との接触のリスク，渡航期間などに応じて個別に判断する必要がある．適切な接種歴のない場合，破傷風トキソイドの渡航前接種が望ましい．

5）食品や水が原因となる病気

旅行者下痢症に対する予防に努める（p261「旅行者下痢症の対策」参照）．渡航前のA型肝炎ワクチンの接種も勧められる．長期渡航者やバックパッカーなどリスクの高い患者では腸チフスワクチンも考慮する．

6）その他

南アフリカ共和国は推定HIV感染者数の非常に多い国であり，15～49歳の18％が陽性と推定されている[7]．旅行中はリスクのある性交渉を避けることが重要である．B型肝炎ワクチン接種も考慮する．

淡水曝露（湖,河など）は住血吸虫など感染のリスクがあるため避ける．まれではあるが，南アフリカ共和国への渡航者でのヒストプラスマ症の報告もある[8]．

南部アフリカには自然を生かした様々なアクティビティがあり，思わぬ事故に遭う可能性もある．また強盗やカージャック，交通事故などの被害もありうる．海外旅行保険に入っておくことが望ましい．

文　献

1）Section 10: Popular Itineraries-Africa $ the Midlle East, CDC Yellow Book 2024 <https://wwwnc.cdc.gov/travel/yellowbook/2024/table-of-contents#81>（2024年6月閲覧）

3. 東南アジア **199**

2）Gautret P, et al: Imported human African trypanosomiasis in Europe, 2005-2009. Euro Surveill **14**: 19327, 2009

3）KEGG MEDICUS <https://www.kegg.jp/medicus-bin/select_drug>（2023 年 2 月閲覧）

4）ヴィクトリアの滝，Wikipedia <https://ja.wikipedia.org/wiki/%E3%83%B4%E3%82%A3%E3%82%AF%E3%83%88%E3%83%AA%E3%82%A2%E3%81%AE%E6%BB%9D>（2024 年 6 月閲覧）

5）Section 2: Preparing International Travelers, CDC Yellow Book 2024 <https://wwwnc.cdc.gov/travel/yellowbook/2024/table-of-contents#81>（2024 年 6 月閲覧）

6）Jensenius M, et al: African tick bite fever in travelers to rural sub-Equatorial Africa. Clin Infect Dis **36**: 1411-1417, 2003

7）The World Bank: Prevalence of HIV, total（% of population ages 15-49）-South Africa <https://data.worldbank.org/indicator/SH.DYN.AIDS.ZS?locations=ZA>（2023 年 2 月閲覧）

8）Staffolani S, et al: Acute histoplasmosis in immunocompetent travelers: a systematic review of literature. BMC Infect Dis **18**: 673, 2018

3. 東南アジア

　東南アジアは日本から近く時差も少なく渡航しやすい．アンコールワット（カンボジア），アユタヤ（タイ）といった世界遺産やバリ島（インドネシア）などのリゾート地への観光や，セブ島（フィリピン）は英語圏であることから語学留学目的の渡航も多い．

　アユタヤはバンコクに滞在しつつ日帰りツアーで行きやすい反面，アンコールワットは広大な敷地であり観光に通常 2〜4 日間を要し，カンボジアの首都プノンペンの滞在よりもシェムリアップに滞在する観光客が多い．屋外での活動がメインとなるため日差しや気温上昇への対応として日焼け止め，十分な水分確保は重要である．日中は大変暑くなるため，昼食をとりながら空調の効いたレストランで長めに過ごすなど旅程に工夫したい．

　カンボジアやタイの雨季は 6〜10 月であり，その時期はとくに蚊が媒介する感染症に留意が必要である．11〜5 月は乾季であるが，3〜5 月は最高気温が 40℃ 程度の酷暑期となる．バリ島はインドネシアの島であり，雨季は 11〜3 月で，乾季（4〜10 月）はさわやかで過ごしやすい．

　東南アジアではインフルエンザなど日本では季節性のある感染症も通年性にみられ，蚊も年間を通じて活発に活動している．

　医療へのアクセスが悪い地域もあり，重篤な疾患になった場合，バンコクやシンガポールへ他国から移送される場合もある．専用飛行機での搬送は高額なため，十分な補償の海外旅行保険に入っておくべきである．

注意すべきポイント

1）食品や水が原因となる病気

　旅行者下痢症のリスクは高く，ボトルに入っていない水，氷，露店で販売されている食品などが原因となる．上水道設備の老朽化などで水道水に汚物が混入することがあり，飲用水はミネラルウォーターを購入するか煮沸して飲用とすることが望ましい．医療アクセスが悪い可能性もあり，旅行者下痢症のスタンバイ治療を考慮してもよいが，経口摂取困難な場合

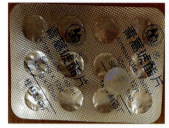 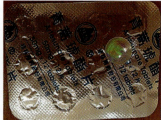 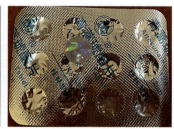
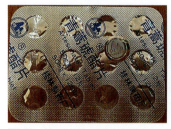 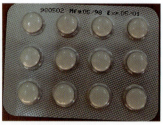

図3　抗マラリア薬の偽薬（上段）と本物の薬（下段）
　筆者がベトナムでの熱帯病研修時に遭遇した抗マラリア薬の偽薬と本物の薬．上3つはすべて偽薬．下左が本物．ホログラムがいかにも怪しいものもあるが，本物と比べて見てみないと偽薬とわかりづらいものもある．錠剤には本物も偽薬も同じ刻印がしてあり，薬剤シートの表側ではまったく区別がつかない．

は医療機関の受診が望ましい．A型肝炎罹患や腸チフス・パラチフスのリスクも高いため，渡航前の予防接種が勧められる[1,2]．

2）デング熱，マラリア，日本脳炎

　デング熱は東南アジア全域でみられる．雨季に多いが，年間を通じて蚊が活動しているため防蚊対策は必要である．忌避剤は長時間効果のあるものが好ましい．日本でDEET 30%あるいはイカリジン10%が含有されたものを用意しておくことが推奨される．その際，ミストタイプやクリーム，ジェルなどの形態を選ぶこと．機内持ち込みを想定する場合には液体物となるため100 mL以下の製品を選ぶ必要がある．

　マラリアについては地域によってリスクに差があり，東南アジアの都市部は一般的にリスクが低い．アンコールワットのあるシェムリアップやバリ島などもリスクはほとんどないため予防内服は必ずしも勧められていない．

　カンボジアの森林地域や，インドネシアのバリ島の隣にあるロンボク島の西側はマラリア罹患のリスクが高い．カンボジアのマラリアは三日熱マラリアが80%，インドネシアのマラリアは熱帯熱マラリアが60%である[3]．

　現地の薬局で抗マラリア薬が売られている場合があるが，偽薬も売られており，見た目には本物と判別困難なこともある（図3）．マラリアの浸淫地に行く場合はあらかじめ予防薬を日本で購入すべきである．

　農村地域に長期滞在する場合は日本脳炎のリスクが高くなるが，アンコールワット周辺の寺院近接地域やリゾート地などに数日間の旅行の場合には，日本脳炎のリスクは少ない．

3）狂犬病，破傷風

　狂犬病は東南アジア全域でリスクがある．イヌ以外にも野生のサルやネコなどの哺乳類に

近寄らないよう気をつけるべきである．

バリ島渡航後の相談で多いのは，Monkey Forest 訪問時のサル咬傷である．サルとの交流のため餌を有料で売っており，サルは人が餌を持ってきてくれるもの考えていて，餌でなくても何か人が手にしていると餌と思って飛びかかってくることがある．その際に驚いて抵抗するとかえって引っかかれたり噛まれたりするようである．サル咬傷も狂犬病対策が必要な動物咬傷である（サル咬傷後の B ウイルス感染症については，p129「動物咬傷のマネージメント」を参照）．

セブ島はフィリピンのリゾート地であり，他の東南アジアに比べるとポストトラベルの相談は少ないが，筆者がよく経験したのは，語学留学のため数週間単身で生活をしていた学生が，まだ言語が通じず孤独感から野良猫に癒しを求めて近づき噛まれるというネコ咬傷である．できればプレトラベルの時点で狂犬病対策ができるとよい．

アウトドアの活動が多い場合には，狂犬病とあわせて破傷風の予防接種も推奨される．

4) その他

バックパッカーなど長期滞在者では性交渉や事故など B 型肝炎感染のリスクが高まるため，渡航前にワクチン接種が推奨される．また，HIV 感染者数の多い地域もあり，性交渉の際にはコンドームを使用すべきである．

文　献

1) 外務省ホームページ：世界の医療事情：カンボジア（プノンペン），2022 年 10 月 <https://www.mofa.go.jp/mofaj/toko/medi/asia/cambodia.html>（2024 年 6 月 23 日閲覧）
2) 外務省ホームページ：世界の医療事情：インドネシア，2022 年 10 月 <https://www.mofa.go.jp/mofaj/toko/medi/asia/indonesia.html>（2024 年 6 月 23 日閲覧）
3) Yellow Fever Vaccine & Malaria Prophylaxis Information, by Country. CDC Yellow Book 2024 <https://wwwnc.cdc.gov/travel/yellowbook/2024/preparing/yellow-fever-vaccine-malaria-prevention-by-country>（2024 年 6 月 23 日閲覧）

4. 北インド（デリー，アグラ，バラナシ，コルカタ）

インドは世界第 1 位の人口と広大な国土をもつ国で，ヒンドゥー教徒が人口の約 8 割を占めている．季節は暑期（3〜4 月），モンスーン期（6〜9 月），12〜2 月は乾季である．乾季は朝晩冷え込むものの，日中でも暑くないため旅行のベストシーズンとされている．酷暑期である 5〜6 月はニューデリー周辺で気温が 45℃ 前後になることもあるので[1]，この時期に訪れる際は，脱水症にならないよう飲み物の携帯や帽子の着用が勧められる．雨季は 1 日に何回かスコールが降る．7〜8 月は季節風の影響で豪雨により洪水など自然災害が起こることもある．洪水によりコレラや腸チフスといった感染症が流行しやすくなる．

デリー，ヒンドゥー教の聖地であるバラナシ，世界遺産にも登録されているアグラのタージ・マハルそしてコルカタは北インド旅行のハイライトであり，観光客が多い地域である．

注意すべきポイント

1) 食品や水が原因となる病気

インドでは2週間の旅行で60％以上が旅行者下痢症に罹るといわれている[2]. その多くは病原性大腸菌だが, 細菌性赤痢, コレラなどもある. 下痢が長引く場合, アメーバ赤痢やジアルジア症など寄生虫感染症も考えられる. 腸チフス・パラチフスやA型肝炎, E型肝炎は発熱や倦怠感か主症状であり, 腸チフスはバラ疹, 肝炎では黄疸を呈することがある. 水道管の破損により上水道に下水が混入していることもあり, 現地での対策として水道水や氷の摂取を避ける. 生の魚肉, 生野菜, カットフルーツやラッシー（ヨーグルトドリンク）も摂取を避ける. バックパッカーは屋台などで食事をすることから, 食事由来の感染症リスクは高くなるため, 短期間の渡航であっても, 渡航前のA型肝炎ワクチンや腸チフスワクチン接種が強く推奨される.

また, 汚染された水の曝露として, ガンジス川での沐浴や雨季の洪水もその1つである. ガンジス川は飲水や洗濯, また排泄, 火葬された死者の灰を流すなどインドの人々にとっては生活の場であり, また特別な場所でもある. 水浴びの際に鼻や口から汚染した水を取りこむことで旅行者下痢症や, 皮膚や粘膜を介したレプトスピラ症罹患のリスクがある.

2) 狂犬病, 破傷風

インドでは年間2万例以上が狂犬病で死亡していると報告されており, 世界でもリスクが高い国である[1]. ヒンドゥー教は宗教上の理由から動物の殺生を好まないため野犬が多い[1]. 万が一, イヌなどの哺乳類に咬まれたり引っかかれたりなど曝露を受けた場合には, 速やかに医療機関を受診する必要がある. ヒト狂犬病免疫グロブリンは, インドで容易に入手できず[2], また日本にもない. 曝露前の予防接種は, 長期滞在者やバックパッカー, ボランティア, 小児などリスクの高い渡航者に推奨される. 破傷風の予防接種も推奨される.

3) マラリア, デング熱

インド北東部にある観光地では, とくにハイリスクとなるエリアは示されていない[3]. World Malaria report 2023によると東南アジア地域の約65％はインド全体が占めていると報告されており[4], 年間を通して高度2,000m以下の地域ではリスクがある[1]. そのため, 夜間外出であれば防蚊対策を勧める. 予防内服に関しては, 昨今, 都市部でも邦人の感染報告症例があり[1], 個々の旅行形態や活動内容により予防内服についてメリット・デメリットを検討する必要がある.

北インドにおけるデング熱は大都市を中心に8月末〜11月頃に流行するが, 最近は1年を通して感染報告がある[1]. 予防策としては長袖衣類や忌避剤などの防蚊対策が重要である.

4) 結核

世界の結核症例の3分の1はインドでの発症であり, 新規登録患者の80％は多剤耐性結核がみられる[1]. コルカタにはマザーテレサハウスがあり, 世界中からボランティアに参加する者も多い. ボランティアの参加者は, 疾患やハンディキャップをもった方や, 孤児たちの身の回りの世話をしながらともに過ごす. ケアの前後は手洗いやうがいなど感染予防を励行するべきであるが, 結核罹患リスクも高いため渡航後の体調不良時には留意が必要である. 咳が2週間以上続くなどの呼吸器症状があれば医療機関に連絡のうえ, 受診すべきである.

5）その他

　インド国内の寺院入場時には裸足になることを要求される場合があり，足元の悪いところでは怪我に注意が必要である．外傷は蜂窩織炎や破傷風の原因となる．そのため破傷風トキソイド接種歴が 10 年以内にあるか渡航前に確認すべきである．

　B 型肝炎は血液曝露や性行為を介して感染するため，現地で医療行為を受ける可能性や性行為を行う可能性がある場合，すなわち長期滞在者やバックパッカーでは接種が推奨される．また HIV 感染症やその他性感染症に罹患するリスクもあり，無計画な性行為や不特定多数との性交渉を避け，性行為の際にはコンドームを使用すべきである．

　かつてインドには世界のポリオ患者の半数がいるといわれていたが，根絶のための予防接種運動により，2011 年以降，野生株のポリオ発症報告は出ていない．2014 年には WHO より根絶宣言がされている[5]．

　2010 年，インドで医療行為を受けた渡航者で NDM-1 など多剤耐性菌に感染した例が報告されており[6]，以降多くの国に持ち込まれている．デリーをはじめインド各地では，高度な治療を安価で受けられるということで，渡航者が増えている．帰国者の診療にあたる場合にはそのような耐性菌があるかもしれないことを念頭に置くべきである．

文　献

1 ）外務省：世界の医療事情：インド <http://www.mofa.go.jp/mofaj/toko/medi/asia/india.html> （2024 年 6 月閲覧）

2 ）VanderEnde K, et al: India. CDC Health Information for International Travel 2024, CDC yellow book 2024 <https://wwwnc.cdc.gov/travel/yellowbook/2024/itineraries/india> （2024 年 6 月閲覧）

3 ）Fit for Travel ホームページ：India <http://www.fitfortravel.nhs.uk/destinations/asia-east/india#Malaria> （2023 年 1 月閲覧）

4 ）World Health Organization: India. World Malaria report 2023, p14

5 ）WHO South-East Asia Region certified polio-free <https://www.who.int/southeastasia/news/detail/27-03-2014-who-south-east-asia-region-certified-polio-free> （2024 年 6 月閲覧）

6 ）Peirano G, et al: New Delhi metallo-beta-lactamase from traveler returning to Canada. Emerg Infect Dis **17**: 242-244, 2011

D 渡航者へのワクチン接種

1. 渡航者へのワクチン接種概論

　海外渡航時には，国内には流行のない重篤な感染症に罹患したり，感染を周囲に広げたりする可能性がある．ワクチンで予防可能な感染症（vaccine preventable disease：VPD）を予防接種により適切に予防することは，疾病罹患時に渡航者自身の苦痛や負担を軽減できるほか，家族や同僚などの身の回りの人を含め，社会の安全にとっても重要である．

　渡航者の予防接種の多くは，自由診療による任意接種であるが，推奨されている予防接種を見直し，キャッチアップするよい機会となる．そのため，海外渡航時の適応に加えて，日常生活での予防接種の適応についても検討を行うことが望ましい．

　海外渡航に関する予防接種の適応は，それぞれの渡航者の滞在する地域，期間，活動などの内容によって，感染症に罹患するリスクや罹患した場合の影響を評価する必要がある．また，渡航者の基礎疾患，内服薬，既往歴，年齢，アレルギー歴，妊娠の有無などの特性を踏まえて検討を行う．さらには，予防にかけられる予算，予防接種に対する考え方，渡航までの期間，海外渡航時の医療アクセスなど，社会的要因についても考慮し，渡航者一人ひとりに最適な予防接種計画を検討する．

　渡航前に複数回の接種を要することもあるため，渡航者は出国する1ヵ月以上前にトラベルクリニックを相談受診することが望ましい．

接種するワクチンの分類

　渡航者に考慮されるワクチンは大きく**表1**の3つに分類される（2023年4月時点）．

a 国際保健規則（IHR）によって定められるワクチン（黄熱ワクチン）

　黄熱ワクチンは世界保健機関（WHO）憲章第21条に定められた国際保健規則（IHR2005）に基づき，国家間の流行の拡大を防ぐために，アフリカや中南米の黄熱流行地域に渡航する際には，国や地域ごとに接種が推奨または義務付けられている．入国時に予防接種証明書（イエローカード）の提出が求められる条件は，入国する国と流行国への渡航歴により異なる．イエローカードの有効期間は10年間と規定されていたが，2016年7月より有効期限が撤廃された[1]．予防接種証明書の発行できる医療機関は，国により管理されていることから，国内では全国の検疫所および関連医療機関で接種ができる．

　免疫不全等の理由で，接種が医学的に不適当と判断されれば接種免除証明書（waiver form）を発行することで，接種証明書に代用できることもある．

1．渡航者へのワクチン接種概論 **205**

表1　日本で実施されているワクチンの分類

1. 国際保健規則（IHR）によって定められるワクチン

黄熱

2. 国内の予防接種法によって定められるワクチン

ジフテリア，百日咳，ポリオ，麻疹，風疹，水痘（水疱瘡），日本脳炎，破傷風，結核（BCG），ヘモフィルスインフルエンザ菌b型（Hib），小児肺炎球菌（PCV13），HPV，B型肝炎，ロタウイルス，インフルエンザ，成人用肺炎球菌（PPSV23），新型コロナウイルス，RSウイルス

3. その他（任意接種など）のワクチン

・国内承認あり：A型肝炎，狂犬病，流行性耳下腺炎（おたふくかぜ），髄膜炎菌（血清型ACWY），エムポックス，腸チフス，ダニ媒介脳炎など
・国内承認なし：コレラ，髄膜炎菌（血清群B）など

IHRに基づき，国際的に懸念される公衆保健上の緊急事態（PHEIC）が宣言された際には，国際的な感染対策の一環として，3ヵ月ごとに開催される緊急委員会が出入国時の予防接種を推奨することがあるため，最新の情報を確認して対応することが望ましい．

b　国内の予防接種法によって定められるワクチン

国内では予防接種法により，「伝染のおそれがある疾患の発生及びまん延を予防するために，公衆衛生の見地から予防接種の実施が国民の健康保持に寄与する」ため，定期接種を規定している．これらのワクチンの対象者には，渡航先によらず，未接種の場合にはキャッチアップ接種を行う．また定期接種の非対象者であっても，既往歴，接種歴，予防対象となる疾患の流行状況，感染のリスクなどを考慮して，接種を検討する．また，時限的な措置として，定期接種の対象を拡大するプログラム（成人男性に対する風疹の追加的対策，HPVワクチンのキャッチアップ接種など）があれば，この制度を用いて接種を実施する．加えて，2020年のCOVID-19パンデミックに伴い，予防接種法に基づき，特例の臨時接種として生後6ヵ月以上を対象にCOVID-19ワクチンの接種が2024年3月末まで無料で実施されていた．

c　その他，予防接種法に定められないワクチン（任意接種ワクチン）

上記以外のワクチンは，必要性に応じ，任意接種を検討する．海外の渡航先では接種が推奨されている場合があり，就学，就職，結婚，入国時などには，現地で過去の接種歴の証明書を求められることもある．居住地のある自治体で任意接種の費用の一部を助成する制度がある場合には，これを活用する．加えて，渡航者に接種が推奨されるワクチンであっても，国内に薬事法上の製造販売を承認された製剤がない，または供給が制限されているなどの理由で，接種が困難な場合もある．そのような場合には，渡航先での接種を検討するほか，薬監証明制度を用いて医師個人が海外から必要なワクチンを輸入し，予防接種を実施している医療機関を活用することも検討する．

1）国内未承認ワクチン

海外渡航者への接種が推奨されるものの，国内で承認のないワクチンには，コレラ，髄膜炎菌（血清群B）などがある．これらのワクチンは輸入ワクチンを用いての接種が可能であるが，国内で承認された製剤とは異なり，製剤の流通，品質の保証などについても輸入を行う医師が責任をもってワクチンを提供する必要がある．また，接種後に健康被害が生じた際には，国内の法律が定める補償制度がないため，輸入代行業者が加入する自社補償制度を用

いる必要があるなど，承認ワクチンとの差異について被接種者に十分説明した上で，同意を取得して接種を行う．

予防接種の実施体制と注意事項

ワクチンの品質管理には，輸送や保管時に適切な温度管理（コールドチェーン）が徹底されていることが重要である．自記温度計により保管状態を定期的に確認し，停電時等に備えた電源を確保しておくことが望ましい．接種を実施する際には，ワクチンの種類，用量，接種方法，使用期限に誤りがないかどうか，ダブルチェックを行う．

接種直後に生じる可能性がある健康被害に対して，あらかじめ準備を行っておく必要がある．アナフィラキシー反応に備え，救急カートを事前に準備しておくほか，迷走神経反射による一過性意識消失に対しては，背もたれがある状態で接種を行う．接種後は，アレルギー反応などの重篤な副反応が生じないことを確認するため，30分程度待合室などの医療機関内で経過観察を行い，体調不良が生じた際には，すぐに医療従事者に声をかけるように伝える．

予防接種による副反応は，数時間から数週間後に生じることもあるため，接種部位の発赤，腫脹，疼痛，かゆみなどの局所反応や倦怠感，発熱などの全身反応まで，ワクチンに応じて生じやすい副反応をあらかじめ伝えておき，それらが生じた際には程度に応じて被接種者が連絡するための情報を提供する．一般に，日常生活に支障があるものについては，受診を促し，副反応のほか，異なる疾患の影響などの可能性も念頭に，診療による評価を行う．重篤なものを除き，ワクチン接種による副反応はほとんどが数日から1～2週間程度で自然軽快する．重篤な副反応が生じた際には，任意接種であれば国または製造販売会社に報告を行う（定期接種では国への報告が義務）．また同時に予防接種によって生じた健康被害に対する補償制度についても，被接種者に情報提供を行う．定期接種による健康被害については予防接種法によって，国内承認薬の任意接種による健康被害については（独）医薬品医療機器総合機構法（PMDA法）によって，未承認薬による健康被害については，多くの場合，輸入代行業社の自社補償制度によって，補償内容などが規定される．

予防接種実施に関する諸問題

1）同時接種について

一般に，複数の種類のワクチンを同時に接種することは，医師が必要と認めた場合には行うことができるとされ，乳児でのMMRワクチン（国内未承認）と黄熱ワクチンなどの一部例外を除いて，一般に同時接種による相互干渉で免疫原性の低下は生じず[2]，副反応が相乗的に増加したり，重症化したりすることもない[3]．このため，同時接種を積極的に活用することで被接種者の負担を軽減し，限られた時間内に適切な予防接種を実施することが可能となる．

複数本のワクチンを同時に接種する場合には，局所反応が生じた際に，原因となったワクチンを特定できるよう，両腕を用いて接種部位に約2.5～5cm（1～2インチ）以上の距離を置いて接種を行う．また接種したワクチンはロット番号を含め，副反応を確認できるよう接種部位を記録しておく[3]．

2）接種間隔について

異なるワクチン同士の接種間隔に関して，2020年10月よりワクチン製剤の添付文書の記載が変更され，弱毒生ワクチン同士（経口ワクチンを除く）の接種を除き，接種間隔の規定が撤廃された．弱毒生ワクチン同士の接種間隔については，2本目に接種したワクチンの免疫原性の低下がみられることなどから，1ヵ月以上の接種間隔を置く[4]．

3）妊婦や免疫不全者への予防接種について

原則，免疫不全者や妊婦などに弱毒生ワクチンを接種することは禁忌となる．妊婦に不活化ワクチンを接種することに関する安全性のデータは十分でないものもあるが，妊娠期間中に罹患した場合に重症化リスクが高い，母体から胎児への免疫の移行が出生後の疾患予防につながるなどの理由から，インフルエンザワクチン，百日咳ワクチン，COVID-19ワクチンなど，妊婦に対して積極的に接種が推奨されるものもある．また，2024年には出生時のRSウイルス感染症の予防を目的としたワクチンを妊婦（妊娠24〜36週）に接種することが薬事承認された．免疫不全者は，ワクチンの弱毒された抗原がもつ病原性が重篤な副作用につながるおそれがあることから弱毒生ワクチンの接種は禁忌となるが，不活化ワクチンの接種は可能である．免疫機能が低下した状態では，予防接種による免疫抗体反応が低下するため，それらを考慮し，免疫不全となる以前の接種または免疫不全状態の改善後の（再）接種などが勧められる．

予防接種の適応は原則として，接種によるメリットとデメリットのバランスにより決定され，個々の被接種者に関連する要素をすべて勘案したうえで判断を行う．判断が困難な場合には，適切な接種医療機関を紹介することも考慮する．

接種記録

予防接種の記録は，被接種者個人によって管理できるように，母子健康手帳や接種医療機関によって配布される冊子などにまとめて記載し，保管と渡航中の携帯を促す．記載事項は，海外の医療機関でも情報を確認できるように，英語を含めた日本語以外の言語を併記し，ワクチンは一般名で記載する．また，2回目以降の接種回数や接種時期の目安についても被接種者がわかりやすいように記載することが望ましい．

文　献

1）World Health Organization: Vaccines and vaccination against yellow fever WHO Position Paper-June 2013. Wkly Epidemiol Rec **27**: 269-284, 2013

2）King GE, et al: Simultaneous administration of childhood vaccines: an important public health policy that is safe and efficacious. Pediatr Infect Dis J **13**: 394-407, 1994

3）National Center for Immunization and Respiratory Diseases: General recommendations on immunization-recommendations of the Advisory Committee on Immunization Practices （ACIP）. MMWR Recomm Rep **60**: 1-64, 2011

4）General Immunization Practices, Vaccines, 6th ed., Plotkin SA, et al （eds.）, Elsevier, St. Louis, p88-112, 2012

5）Steffen R, et al: Vaccines in travel health: from risk assessment to priorities. J Travel Med **12**: 26-35, 2005

2. 未承認ワクチンについて

　未承認ワクチンとは，すでに海外で安全性・有効性が証明され，承認・流通されているが，日本では製造販売を承認されていないワクチンを指す（**表2**）．国内では薬監証明制度を用いて，医師による個人輸入という方法でワクチンを提供することが可能である．

　国立国際医療研究センターでは，2022年12月現在，A型肝炎ワクチン（Havrix®，小児用含む），狂犬病ワクチン（Verorab®），成人用破傷風・百日咳・ジフテリア三種混合ワクチン（Boostrix®），MMR（麻疹・ムンプス・風疹三種混合）ワクチン（Priorix®），髄膜炎菌B型ワクチン（Bexsero®），腸チフスワクチン（Typhim Vi®），ダニ媒介性脳炎ワクチン（FSME-IMMUN®，小児用含む）を使用可能である．

未承認ワクチンのメリット

1）より多くの種類の感染症を予防することができる

　国内で承認されているワクチンは近年増えてきている．たとえば従来国内未承認ワクチンとして使用していたメナクトラ®やラビピュール®はそれぞれ2015年，2019年に国内で承認され，より接種しやすい環境となった（メナクトラ®の供給停止につき，2024年現在は後継品であるメンクアッドフィ®が国内で利用可能）．しかしながら，海外渡航というセッティングでは国内承認ワクチンだけでは予防できない疾患が依然存在する．南アジアをはじめとする途上国における腸チフス，サハラ以南アフリカ・南アジア・中米におけるコレラ，中央ヨーロッパからロシア，そして北海道におけるダニ媒介性脳炎がその好例である．

2）より少ない回数で接種を完了することができる

　国内で承認されているワクチンよりも未承認ワクチンのほうが少ない接種回数で接種を完了できる場合がある．たとえばA型肝炎の予防に国内承認のあるエイムゲン®を用いた場合0，2～4週後，24週後の計3回接種が必要であるが，Havrix®を用いれば0，6ヵ月後の2回接種で済む．また，MMRワクチン（Priorix®）のような混合ワクチンを用いれば，単

表2　未承認ワクチンの一例

- ・A型肝炎ワクチン（Havrix®，Avaxim®，Vaqta®）
- ・B型肝炎ワクチン（Engerix®-B）
- ・A型肝炎・B型肝炎混合ワクチン（Twinrix®）
- ・弱毒生経口腸チフスワクチン（Vivotif®）
- ・不活化腸チフスワクチン（Typhim Vi®，Typbar TCV®）
- ・狂犬病ワクチン（Verorab®）
- ・成人用破傷風・百日咳・ジフテリア三種混合ワクチン（Boostrix®）
- ・六種（破傷風・百日咳・ジフテリア・不活化ポリオ・インフルエンザ菌b型・B型肝炎）混合ワクチン（Infanrix-Hexa®）
- ・MMR（麻疹・ムンプス・風疹三種混合）ワクチン（Priorix®）
- ・MMRV（麻疹・ムンプス・風疹・水痘四種混合）ワクチン（ProQuad®）
- ・髄膜炎菌B型ワクチン（Bexsero®など）
- ・ダニ媒介性脳炎ワクチン（FSME-IMMUN®など）
- ・経口不活化コレラワクチン（Dukoral®，Shanchol®など）

独のワクチンを複数回接種する必要がなくなる．

3) 国内で不足しているワクチンを供給できる

本邦での2012〜2013年の風疹の流行によって，風疹ワクチンの接種が積極的に行われた結果，国産の風疹ワクチンおよび麻疹・風疹混合ワクチンの供給が不安定となる事態に見舞われた．当センターでは海外からMMRワクチンを輸入し事態に対応したという経緯がある[1]．他にも，国産A型肝炎ワクチンや国産狂犬病ワクチンの供給量の不足問題に対して，未承認ワクチンが市場の需要を満たす一翼を担ってきた．

4) ワクチンシリーズを海外で完遂させる際の互換性を担保しやすい

渡航までに時間がない場合や，海外に長期滞在する場合には，本来定められたワクチンシリーズを国内で完遂できず，海外でシリーズを継続することがしばしばある．同一のワクチンでシリーズを完遂することが原則であり，海外で継続する際に混乱を生まないようにするため，このような状況が予想される場合には海外でも接種可能なワクチンとして未承認ワクチンを渡航前に選択することがある．ただし，一部のワクチンではワクチン間の互換性について確認されている．たとえばA型肝炎においては，エイムゲン®を2回接種し，3回目にHavrix®を接種した場合，エイムゲン®追加接種と同様に抗体価は上昇し，交差免疫があったと報告されている[2]．追加免疫がHavrix®になる予定のクライアントであっても基礎免疫に必ずしもHavrix®を用いる必要がないことが示唆されている．

未承認ワクチンのデメリット

1) 救済・補償制度の違い

国内で承認されているワクチンを接種した後に副反応による健康被害が生じた場合，それが定期接種であれば予防接種法に基づく予防接種健康被害救済制度の対象に，任意接種であれば独立行政法人医薬品医療機器総合機構法に基づく医薬品副作用被害救済制度または生物由来製品感染等被害救済制度の対象になる．いずれの場合も，健康被害が国に承認を受けた医薬品によるものであると厚生労働大臣に認定された場合に救済給付が行われる．

しかし，未承認ワクチンに由来する健康被害ではいずれの救済も適用されず，これが未承認ワクチンを使用する際のデメリットとなる．未承認ワクチンの有害事象に対する賠償責任は輸入した医師個人が負うことになる．医師に過失があれば医師個人が加入している賠償責任保険により救済が行われる．医師に過失がない場合には，多くの輸入代行業者が設けている自社補償制度による救済が検討されるが，制度全体で年間の補償金支払い額に上限があるなどの問題がある．

2) 社会に大きな影響を及ぼす可能性がある

未承認ワクチンを不適切に使用したことで予期せぬ事故が生じた場合には，承認ワクチン以上に予防接種による健康被害や接種のリスクが社会的に注目を集め，必要な未承認薬を使用しにくくなるという公衆衛生上のデメリットが生じる．未承認ワクチンの導入は，所属機関のみならず，本邦の予防接種診療の将来についても十分配慮したうえで，適切に実施されるべきである．

未承認ワクチンを導入するうえでの注意点

1）所属機関における承認

薬監証明制度は医師個人が行うものであるが，国内未承認薬の使用には所属機関での使用許可を得ることが必要であるため，事前に各施設で担当部署に確認を行う．

2）輸入代行業者の選定

取り扱っているワクチンの種類，卸値，自社補償制度などの条件を確認し，自施設にあった業者を選定する．

3）コールドチェーンの確認

コールドチェーン（cold chain）とは，生鮮食品や医薬品などを生産・輸送・消費の過程で途切れることなく適切な低温に保つ物流方式を指す．ワクチンもまた品質管理が重要であり，ワクチン搬送の物流管理および保管におけるコールドチェーンの確認はもっとも重要である．温度管理を適切に行うには，輸送および保管中の温度を記録でき，バックアップのための電源がある機器を使用することが望ましい．

4）カルタヘナ法の理解

2000年に採択されたカルタヘナ議定書を日本で実施するため，2003年に「遺伝子組換え生物等の使用等の規制による生物の多様性の確保に関する法律（カルタヘナ法）」が公布され，2004年に施行されている．カルタヘナ法では遺伝子組換え生物の使用形態により「第一種使用等」と「第二種使用等」に分け，それぞれの区分に応じて執るべき措置を定めている．遺伝子組換え生ワクチン（デング熱ワクチンのDengvaxia®，日本脳炎ワクチンのImojev®，エボラウイルス病ワクチンのErvebo®など）の接種は「第一種使用等」に該当し，未承認ワクチンの場合は薬監証明のみで個人輸入し使用することはカルタヘナ法に抵触する．使用に際しては，カルタヘナ法の規定に従い厚生労働大臣の承認を受ける必要がある．

文　献

1）藤谷好弘ほか：成人における麻疹・おたふくかぜ・風疹混合（MMR）ワクチンの安全性と副反応．感染症誌 **90**: 518-519, 2016

2）Fukushima S, et al: Immunogenicity of aluminum-adsorbed hepatitis A vaccine（Havrix®）administered as a third dose after primary doses of Japanese aluminum-free hepatitis A vaccine（Aimmugen®）for Japanese travelers to endemic countries. Vaccine **35**: 6412-6415, 2017

3. 小児への渡航前ワクチン接種

1）定期接種の接種およびキャッチアップ

海外に渡航する際，小児と成人の相違点として，渡航者本人が定期接種の対象者でありうる点が挙がる．定期接種で使用されるワクチンは基本的にどの国においても必要とされるものが多く，帰国後にも必要であるため，接種対象年齢であれば，可能な限り渡航前に接種を終了できるように調整を行う．各国の予防接種情報については，WHOのImmunization dataのページ（https://immunizationdata.who.int/listing.html）が参考になる．

2）他国の医療状況

海外では，日本のように医療アクセスがよく，幼児期の医療費補助などの制度が整っている国ばかりではない．他国における言語の壁や医療事情を考慮して，任意接種とされるワクチンに関しても，必要に応じて接種を勧める．

3）ワクチンや予防内服の年齢適応

小児特有の問題点として，免疫系の未熟性，移行抗体の存在，副反応の発現頻度の違い，代謝の未熟性，体格の違いなどがワクチン接種や予防内服において問題となる．以下，各論としてワクチンと予防内服における注意点を述べる．

A 型肝炎

1）適応年齢

全年齢（2013 年 3 月より）．

Havrix®，Vaqta®（国内未承認）：1 歳より（生後 6 ヵ月以降は検討してもよい）．

2）接種量，方法

エイムゲン®：0.5 mL 皮下注射，0，0〜2 週，24 週以降の 3 回接種．

Harvix®，Vaqta®：0.5 mL 筋肉注射（18 歳まで抗原量半量の小児用製剤），0，6〜12 ヵ月の 2 回接種．

3）その他

5 歳以下は不顕性感染が約 90％とされ，重症化が少ない．一方でウイルス排出は生じるため，感染源となりうる．免疫原性については，日本国産ワクチンの臨床試験では生後 6 ヵ月以上から比較的良好な免疫原性が確認されている[1]．母体の移行抗体が存在する場合には免疫原性が落ちると考えられる．海外の多くのワクチンについては 1 歳以上での接種を推奨している．食形態などからすれば，1 歳以上での接種がより望ましいと考えられるが，ACIP では生後 6 ヵ月以降の罹患リスクが高い地域に渡航する場合は接種を推奨している．ただし，国内未承認ワクチンの添付文書上は 1 歳未満の接種についての記載がないため，接種をするならばエイムゲン®での接種が無難である．

B 型肝炎

1）適応年齢

全年齢．母子感染予防においては生直後（生後 12 時間以内を目安）からの接種を行う．

2）接種量，方法

10 歳未満：0.25 mL 皮下注射，10 歳以上：0.5 mL 皮下注射／筋肉注射，0，4 週後，20〜24 週後の 3 回接種．

3）その他

乳児から思春期にかけての免疫原性は 95％以上と非常に高く，40 歳を超えた頃から徐々に免疫原性は低下する．性交渉以外にも不明感染経路が存在し，流行国で中長期に滞在を検討している場合には接種が推奨される．免疫持続性については，抗体価の低下は認められるが，免疫記憶による発症防御が可能とされ，抗体が陽転した者における再接種は不要とされる．

狂犬病

1）適応年齢

全年齢.

2）接種量，方法

ラビピュール® : 1.0 mL 筋肉注射，Verorab®（国内未承認）: 0.5 mL 筋肉注射.

0，1 週後，3〜4 週後の 3 回接種（詳細は p236「狂犬病ワクチン」参照）.

3）その他

接種方法については成人との差はないが，小児は狂犬病の罹患，重症化のリスクとされ，事実，狂犬病患者の 40％は 15 歳未満の小児である[2]．理由としては中枢神経に近い場所に咬傷を受けやすい，動物に対する警戒心に乏しい，軽度の咬傷であると保護者に報告をしないなどの理由がある．親から離れて外出が可能な年齢の小児がリスク地域へ渡航する場合には，曝露前の予防接種を推奨する.

日本脳炎

1）適応年齢

生後 6 ヵ月以降，定期接種としての標準的年齢は 3〜5 歳.

2）接種量，方法

3 歳未満 : 0.25 mL，3 歳以上 : 0.5 mL 皮下注射，0，1〜4 週後，おおむね 1 年後（2 回目から 6 ヵ月以上あけて）の 3 回接種＋2 期（9 歳以降）.

3）その他

各国で日本脳炎の接種開始年齢は定まっていないが，生後 6 ヵ月から 3 歳における臨床試験において抗体陽転率は約 99％と，良好な免疫原性を示した[3]．1 期定期予防接種は，3 歳が標準接種年齢だが，生後 6 ヵ月以降で接種が可能である.

水 痘

1）適応年齢

1 歳以上.

2）接種量，方法

0.5 mL 皮下注射．定期接種では生後 12〜36 ヵ月を対象に 3 ヵ月以上あけて 2 回接種．ACIP では，13 歳未満では 3 ヵ月以上あけて 2 回接種，13 歳以上で 4 週以上あけて 2 回接種を推奨.

3）その他

麻疹や風疹などと同様に感染力が強いが，定期接種に取り入れている国が少なく，海外でワクチンの入手が困難であることなどから，渡航前の接種が推奨される．1 回のワクチン接種後にも 6〜12％で水痘を発症することがある（breakthrough varicella）．2 回の接種により breakthrough varicella の発生を抑えることができる[4]ため，渡航までに十分な期間がある場合には，2 回の接種を検討する.

麻疹

1）適応年齢

生後 6 ヵ月以上，定期接種としては 1 歳以上．

2）接種量，方法

0.5 mL 皮下注射．定期接種は 1 歳，就学前 1 年（5～6 歳）で MR（麻疹・風疹混合）ワクチンを使用．

3）その他

東南アジアやアフリカにおいては散発的な流行がみられ，成人においても合併症が多く，全身状態も不良となりやすい疾患である．東南アジア諸国などでの定期接種は，生後 9 ヵ月とやや早い段階での接種が勧められている．高度流行地への渡航に際して，生後 12 ヵ月未満での接種が考慮されるが，乳児早期での接種では免疫系の未熟性やときに移行抗体の残存により，免疫原性は 7 割程度に低下するとされる．生後 12 ヵ月未満で接種を実施した場合，生後 12 ヵ月を超えた時点で再接種することで，90％以上が免疫獲得に至ることから，必要に応じて，生後 12 ヵ月未満の早期に麻疹単独ワクチンを接種し，さらに 1 歳以降に 2 回の MR ワクチン［海外の多くの国では MMR（麻疹・ムンプス・風疹三種混合）ワクチン］を接種する[5]．

髄膜炎菌

1）適応年齢

ACWY（メンクアッドフィ®）2 歳以上（EMA では生後 12 ヵ月以上）．

B［Bexsero®（国内未承認）］2 ヵ月以上（ヨーロッパ，カナダ，豪州）（米国 FDA は 10 歳以上）．

2）接種量

メンクアッドフィ® 0.5 mL 筋肉注射，1 回（2 歳未満では 3 ヵ月以上あけて 2 回）．

Bexsero® 0.5 mL 筋肉注射（スケジュールについては p239「髄膜炎菌ワクチン」参照）．

3）その他

接種年齢やスケジュールの詳細は p239「髄膜炎菌ワクチン」を参照．

腸チフス

1）適応年齢

Typhim Vi（国内未承認）2 歳以上．

2）接種量

0.5 mL 筋肉注射，1 回．

3）その他

多糖体ワクチンであり，免疫原性の観点から 2 歳以上から接種可能となっている．欧米の承認を受けていないが，WHO 事前承認を受けたタンパク結合型ワクチンである Typbar-TCV® は生後 6 ヵ月から接種が可能である．

表3 小児におけるマラリア予防薬の用量

	アトバコン・プログアニル配合剤 小児用（62.5/25 mg 錠）	メフロキン（275 mg 錠）	ドキシサイクリン
内服期間	1日1回，リスク地域を出て7日間	週1回，リスク地域を出て28日間	1日1回，リスク地域を出て28日間
1回量	・体重5〜8kg： 　小児用1/2錠（31.25/12.5 mg） ・9〜10kg： 　小児3/4錠（46.88/18.8 mg） ・11〜20kg： 　小児用1錠（62.5/25 mg） ・21〜30kg： 　小児用2錠（125/50 mg） ・31〜40kg： 　小児用3錠（187/75 mg） ・>40kg： 　成人用1錠（250/100 mg）	・≦体重9kg：5 mg/kg ・>9〜19kg： 　62.5 mg（1/4錠） ・>19〜30kg： 　125 mg（1/2錠） ・>30〜45kg： 　187 mg*（3/4錠） ・>45kg：250 mg* *上記はメフロキン塩基としての用量であり，添付文書にはそれぞれ206.25 mg，275 mgと塩酸塩としての用量が記載されている．	・8歳以上： 　2.2 mg/kg（100 mgまで）．
備考	国内で小児への使用適用がある唯一の薬剤であるが，体重11kg未満の児に対しては適応外使用である．	予防内服について幼児は禁忌と記載され，体重30kg未満の小児への用量が設定されていないため，適応外使用である． 比較的嘔気などの副作用が成人より少ないとされる．	マラリア予防としての国内承認はなく，成人を含めて適応外使用である．

黄 熱

1）適応年齢

生後9ヵ月以上（WHOの推奨も同様）．

2）接種量

0.5 mL 皮下注射，1回．

3）その他

小児における適応については，生後6ヵ月未満における神経学的副反応が多かったため，生後9ヵ月以上での推奨年齢となった．生後9ヵ月未満の乳児における接種については原則，渡航期間を延長するように促す．国際保健規則では生後9ヵ月未満の乳児への予防接種証明書の提出を求めないとされている．ただし，渡航時のトラブルを避けたいということであれば接種免除証明書（waiver form）の発行を考慮してもよい．

マラリア予防 [6]

現在，日本で流通しているアトバコン・プログアニル配合剤，メフロキン，ドキシサイクリンの小児用量について述べる（**表3**）が，国内では小児への予防適応をもつ製剤はアトバコン・プログアニル配合剤のみである．メフロキンは医学的に処方が認められているが，乳児は禁忌と記載されてしまっており，体重30kg未満の小児に対する用量が設定されてい

ない．そのため，処方する場合には服用のメリットとデメリットについての保護者に対する十分なインフォームドコンセントが必須となる．なお，詳細はマラリア予防内服の項を参考にされたい．

文　献

1) 白木和夫ほか：DCK-171（乾燥組織培養不活化 A 型肝炎ワクチン）の小児領域第Ⅲ相臨床試験. 小児内科 **27**: 313-319, 1995
2) World Health Organization: Rabies fact sheet. 2013 <http://www.who.int/mediacentre/factsheets/fs099/en/>（2014 年 9 月閲覧）
3) 阪大微生物病研究会：医薬品インタビューフォーム ジェービック V. 2013 <http://www.biken.or.jp/medical/product/images/jebik_v_tk/interviewform.pdf>（2014 年 9 月閲覧）
4) Nguyen MD, et al: Incremental effectiveness of second dose varicella vaccination for outbreak control at an elementary school in Philadelphia, pennsylvania, 2006. Pediatr Infect Dis J **29**: 685-689, 2010
5) Mackell SM: Section 3, Chapter 13 Pediatric travel vaccinations. Travel Medicine, 3rd ed., Keystone JS, et al（eds.）, p125-133, Saunders, Philadelphia, 2013
6) Kathrine RT, et al: Malaria. CDC Health Information for International Travel 2020: the yellow book, Brunette GW, et al（eds.）, Oxford University Press, Oxford, p267-287, 2019

4. アナフィラキシーへの対応

　すべての医療者は，ワクチン接種による副反応についての十分な知識を必要とする．副反応の多くは対症療法や経過観察のみで軽快するが，重篤なものとしてアナフィラキシーがある．ワクチン接種によるアナフィラキシーの発生頻度は 100 万接種あたり約 1 件と低い頻度である[1,2] ものの，生命に関わる重篤な病態であり，適切かつ緊急の対応が求められる．ワクチン接種に携わる医療者は，いつアナフィラキシーが起きてもよいように普段から正しい知識を身につけることが重要である．また医療機関ではアナフィラキシー対応に備えた日頃からの訓練と，対応フローチャートを作成しておくことが望ましい．

アナフィラキシーの診断と対応

　ワクチン接種によるアナフィラキシーは，接種後 5〜60 分以内に発症する．通常は接種後 15 分以内に起こることが多いとされる[3]．そのため医療者には迅速な判断と速やかな治療開始が求められる．日本アレルギー学会が作成している「アナフィラキシーガイドライン 2022」[2] では（**表 4**）の診断基準が提唱されている．治療に関してはアドレナリン筋注が第一選択となる．投与量と投与経路に関しては理解しておく必要がある．また二相性反応は成人のアナフィラキシーの最大 23％に生じ，初回反応から 6〜12 時間後に出現することが知られており，注意が必要である[4]．

　また国際感染症センタートラベルクリニックでは初期対応および初期治療のためのフローチャート（**図 1，2**）を作成し，年に数回，多職種のスタッフが参加する訓練を実施している．

表4 アナフィラキシーの診断基準

以下の2つの基準のいずれかを満たす場合、アナフィラキシーである可能性が非常に高い．

1. 皮膚，粘膜，またはその両方の症状（全身性の蕁麻疹，瘙痒または紅潮，口唇・舌・口蓋垂の腫脹など）が急速に（数分〜数時間で）発症した場合．
   皮膚症状に加え，下記A〜Cの少なくとも1つを伴う
   A. 気道/呼吸：呼吸不全（呼吸困難，呼気性喘鳴・気管支攣縮，吸気性喘鳴，PEF低下，低酸素血症など）
   B. 循環器：血圧低下または臓器不全に伴う症状［筋緊張低下（虚脱），失神，失禁など］
   C. その他：重度の消化器症状［重度の痙攣性腹痛，反復性嘔吐など（とくに食物以外のアレルゲンへの曝露後）］

2. 典型的な皮膚症状を伴わなくても，当該患者にとって既知のアレルゲンまたはアレルゲンの可能性がきわめて高いものに曝露された後，血圧低下[※1]または気管支攣縮または喉頭症状[※2]が急速に（数分〜数時間で）発症した場合．

[※1] 血圧低下は，本人のベースライン値に比べて30%を超える収縮期血圧の低下がみられる場合，または以下の場合と定義する．
   i 乳児および10歳以下の小児：収縮期血圧が（70＋［2×年齢（歳）］）mmHg未満
   ii 成人；収縮期血圧が90 mmHg未満
[※2] 喉頭症状；吸気性喘鳴，変声，嚥下痛など．

［日本アナフィラキシー学会：アナフィラキシーガイドライン2022 <https://anaphylaxis-guideline.jp/wp-content/uploads/2022/12/anaphylaxis_guideline2022.pdf>（2024年6月閲覧）より］

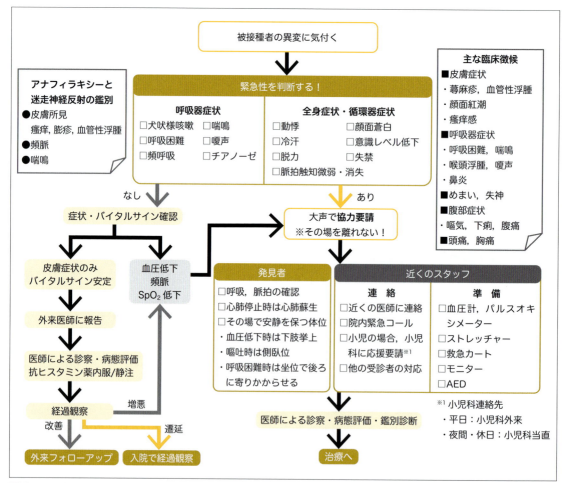

図1 予防接種後のアナフィラキシーの初期対応フローチャート

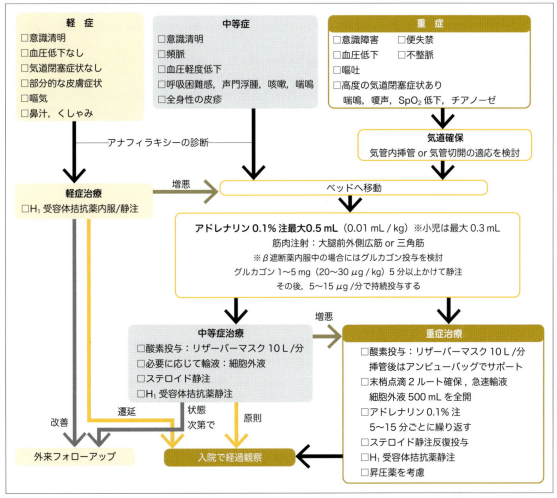

図2 予防接種後のアナフィラキシーの初期治療フローチャート

医療対応後の措置

　上述のような医療対応を行ったうえで，重症度と接種形態（定期接種，任意接種）を勘案のうえ，医薬品医療機器総合機構を通じて厚生労働省に副反応報告を行う．詳細は同省ホームページ「予防接種後副反応報告制度」[5]を参照のこと．また別途，健康被害救済制度の適用を検討するほか，問題が生じた被接種者に，同製剤による接種が繰り返されないためにも，診断書作成などの適切な情報提供を行う．

文　献

1）厚生労働省：予防接種後副反応報告書集計報告書・予防接種後健康状況調査集計報 <https://www.mhlw.go.jp/stf/seisakunitsuite/bunya/kenkou_iryou/kenkou_kekkaku-kansenshou/yobou-sesshu/syukeihou.html>（2024年6月閲覧）
2）日本アナフィラキシー学会：アナフィラキシーガイドライン2022 <https://anaphylaxis-guideline.jp/wp-content/uploads/2022/12/anaphylaxis_guideline2022.pdf>（2024年6月閲覧）
3）World Health Organization. Brief overview of anaphylaxis as an adverse event following

immunization（AEFI）and practical guidance on its identification, case management and response in a primary care setting <https://apps.who.int/iris/handle/10665/342195>（2024 年 6 月閲覧）

4）Le TM, et al: Low preparedness for food allergy as perceived by school staff: a EuroPrevall survey across Europe. J Allergy Clin Immunol Pract **2**: 480-482, 2014

5）厚生労働省：予防接種法に基づく医師等の報告のお願い <https://www.mhlw.go.jp/bunya/kenkou/kekkaku-kansenshou20/hukuhannou_houkoku/index.html>（2024 年 6 月閲覧）

国境なき医師団に参加してみた

　国境なき医師団（MSF）は民間，非営利の医療・人道援助団体だ．紛争や自然災害，貧困などで困窮する人たちに医療援助を届けている．

　医療者が MSF に参加する目的はなにか．人によって様々だろう．私の場合，それは大変な状況にある患者さんの役に立ちたいということに加え，日本では診ることのできない感染症を診ることだった．教科書でしか読んだことのないエキゾチックな感染症を熱帯地域で診療したい．そんな風に意気込んで海外派遣スタッフ登録に至ったが，2014 年 1 月，私は極寒のアルメニア・エレバンに派遣された．これだから人生は予測がつかなくて面白い．アルメニアは，トルコ，ジョージア，アゼルバイジャン，イランに囲まれたコーカサス地方の小さな国だ．私の参加したプロジェクトは，国の結核プログラムを通じて多剤耐性結核（MDR-TB）の治療をサポートしていた．当時，アルメニアでは新規結核診断例の約 1 割，再治療例の半分近くが MDR-TB だった．超多剤耐性結核に対しては，当時未承認だったベダキリンの compassionate use program（生命に関わる疾患をもつ患者の救済のため，既承認の代替薬がない場合に例外的に未承認薬の使用を認める制度）も行っていた．資源の不十分な環境で新規抗結核薬のエビデンスが築かれていく過程に携われたことは，とても勉強になった．

　私が初めての派遣で学んだのは，「わからない」とはっきり言うことの大切さだ．これは謙虚でいるという心構えであると同時に，異文化で安全に働くために学んだ教訓でもある．活動の内容や性質にもよるが，現地の事情，人，病気については現地の人たちがもっともわかっている．私がどんなに教科書や論文を読んでみても，彼らの経験や肌感覚にはかなわない．現場では私はもっとも MDR-TB の診療経験が乏しく，現地の医師から教えてもらうことのほうが圧倒的に多かった．わかる振りをしても仕方がないし，わかっていると思われても危ない．でも，もちろん私にできることもあった．現地の医師・看護師たちと，結核以外の鑑別診断を話し合ったり，血糖モニタリングの改善方法を考えたり，心電図に定規をあてて QT 間隔を測定したりした．それは派遣前に私が期待していたものとは少し違ったが，そこにはとても素朴でさわやかなやりがいがあった．

　このマニュアルを手に取った，熱帯医学や渡航医学に興味がある医療者にとって，MSF はとても魅力的なキャリアパスだ．私が期待したようにエキゾチックな感染症に出会えるかもしれない．でも，そうでなくても，柔軟に構え，ともに働く人を大切にし，自分にできることとできないことに誠実であれば，きっと得がたい経験ができるはずだ．

E 各種ワクチンを押さえる

1. 国際保健規則によって定められるワクチン（黄熱ワクチン）

予防する疾患の概要

黄熱はネッタイシマカなどのヤブ蚊〈*Aedes*〉属によって媒介される黄熱ウイルスによる発熱性疾患で，軽症例は風邪症状で回復するが，重症例では黄疸，出血傾向，タンパク尿などの多臓器障害をきたし，死亡に至ることもある．2023年時点でアフリカ34ヵ国および中南米13ヵ国で流行を認め，2022年には217例の検査確定例が報告された[1,2]．一方で，検査体制の不備などから過小評価されていると考えられ，抗体検査結果および疫学調査から推計した2013年のアフリカでの黄熱患者数および死亡者数はそれぞれ13万人，7.8万人にものぼるとされる[3]．

ワクチンの種類

現在，世界で流通している遺伝子型17Dの黄熱ウイルス株を用いた弱毒生ワクチンは1936年に開発され，流行地域や流行地域への渡航者に広く使用されている．国際保健規則に基づき，国の指定した医療機関で接種を行う必要があり，国内での接種は，巡回診療を含めて11ヵ所の検疫所と10ヵ所の医療機関が接種を実施している（2023年5月現在）[4]．以前の黄熱ワクチンは1バイアル5人分の凍結乾燥製剤であったが，2019年8月より1人用の黄熱ワクチンが利用可能になったことから，予約の管理などが容易となった．

適　応

生後9ヵ月以上の渡航者が黄熱の流行地域へ渡航する際には，WHO憲章第21条に基づく国際保健規則［IHR（International Health Regulation）2005］によって，流行のある国や地域ごとに黄熱の予防接種が推奨または義務づけられている（巻頭マップ集p.xv参照）．渡航地域による詳細はWHO International Travel and Health, Country List[2]から確認できる（厚生労働省検疫所のホームページFORTHに日本語訳あり[4]）．

投与量，投与法

0.5 mL，皮下注射．

副反応

　黄熱予防接種による副反応は一般的に軽度で，予防接種から10日以内に，約10〜30％の被接種者において，発熱，頭痛，筋肉痛，倦怠感，ワクチン接種部位の局所的な痛みなどを認める[5]．アレルギー反応や深刻な副反応の報告はきわめてまれであり，アナフィラキシー反応の頻度は10万回接種あたり0.8〜1.8回とされる．

　ワクチン関連の神経疾患（YEL-AND），および日本からの報告もある臓器疾患（YEL-AVD）のリスクは被接種者の年齢によって異なる（生後9ヵ月未満，60歳以上で高くなる）が，それぞれ10万回接種あたり0.4〜2.3回，0.3〜3.2回と同様にまれである．

禁　忌

- ・生後9ヵ月未満の者
- ・アレルギー（卵白に対するアレルギーは0.8〜1.8／10万例）：卵に対する軽度または局所的アレルギー反応のみの場合は黄熱ワクチンの禁忌ではなく，スキンテストも必要ない．
- ・乳児：生後9ヵ月未満では神経疾患（YEL-AND）が生じやすく，接種禁忌となっている．
- ・免疫不全者：免疫不全者への接種は他の弱毒生ワクチン同様に禁忌．
- ・胸腺不全者，DiGeorge's syndrome，胸腺切除術を施行した場合も禁忌となる．

以下は，ベネフィットが感染や副反応のリスクを上回ると判断された場合には接種可能.

- ・妊婦：胎内感染のリスクは低いものの生じうる（1〜2％程度）．胎児奇形との関連性を示唆する報告はない．
- ・授乳婦：母乳からの経口感染の報告が3例あり．接種後はウイルス血症が生じる期間（接種から3〜4日後がピーク，通常は7〜10日後まで）は授乳を中止することが望ましい．4週間以上が経過すれば授乳を再開しても問題が生じる可能性は考えにくい．
- ・症状のないHIV罹患者：CD4カウントが200／μL以上である場合は，免疫が獲得され，副反応もなかったとする報告がある[6]．

免疫応答，臨床的有用性

　WHOにより規定されている17D株由来の黄熱ワクチンは接種後の中和抗体の獲得率は95％以上とされる．予防効果は少なくとも20〜35年以上持続することが報告されている[7]．接種証明書（イエローカード）の有効期間は10年間と定められていたが，2014年5月の世界保健総会にて生涯有効に変更され，2016年7月11日以降にすべての国がこの変更に批准することとなった．

Controversy

　予防接種の適応はリスクとベネフィットのバランスをよく考慮する必要がある．上述したIHRの規定のほか，感染リスク，社会的要因，健康状態，被接種者の意見などによっても接種の適応は異なる．とくに60歳以上の高齢者，免疫抑制薬使用者，妊婦，授乳婦などには注意を要する．接種が不適当であると判断した医師は，英文でその理由を示した接種免除証明書を発行することで，接種証明書に代用できることもある．

その他

　WHO は 10 年の有効期限が記載された過去の接種証明書は，10 年経過後も有効として取り扱うことができることを示しているが，各国の要求条件によって，再接種による接種証明書の再発行が必要な事例も散見される．

　生後 12 ヵ月の乳児では，MMR ワクチン接種後，30 日以上の間隔を置いて黄熱ワクチンを接種した場合と比べて，MMR ワクチンを黄熱ワクチンと同時接種した場合，風疹，黄熱，ムンプスの抗体陽転率が各 97 → 90％，87 → 70％，71 → 61％に低下するとの報告があり[8]，乳児での MMR ワクチン（2024 年 6 月時点で国内未承認）との同時接種は避けることが望ましい．

ポイント

- ☑ 国際保健規則により入国時に黄熱ワクチンの接種証明書の提示を求められることがあるため，アフリカや中南米への渡航の際には，接種適応を確認する．
- ☑ 古くから世界中で使用されてきた実績に基づき安全性と有効性が確立したワクチンであるが，非常にまれに生じうる重篤な副反応のリスクが高齢者などにおいて高まることから，ハイリスク者には，より慎重に接種適応を判断する．

文　献

1）World Health Organization: Fact sheets, yellow fever (31, May 2023) <https://www.who.int/news-room/fact-sheets/detail/yellow-fever>（2024 年 4 月閲覧）
2）World Health Organization: Reported cases of vaccine-preventable diseases (VPDs) globally. <https://immunizationdata.who.int/>（2024 年 4 月閲覧）
3）Garske T, et al: Yellow fever in Africa: Estimating the burden of disease and impact of mass vaccination from outbreak and serological data. PLoS Med **11**: e1001638, 2014
4）厚生労働省検疫所 FORTH：黄熱について <http://www.forth.go.jp/useful/yellowfever.html>（2023 年 5 月閲覧）
5）Staples JE, et al: Center for Disease Control and Prevention (CDC): Yellow fever vaccine: recommendations of the Advisory Committee on Immunization Practices (ACIP). MMWR Recomm Rep **59**: 1-27, 2010
6）Tattevin P, et al: Yellow fever vaccine is safe and effective in HIV-infected patients. AIDS **18**: 825-827, 2004
7）World Health Organization: WHO position paper on Yellow fever
8）Silva JRN, et al: Mutual interference on the immune response to yellow fever vaccine and a combined vaccine against measles, mumps and rubella. Vaccine **29**: 6327-6334, 2011

2．予防接種法によって定められる（定期接種）ワクチン

2-1．破傷風トキソイド（ジフテリア，百日咳を含む）

予防する疾患の概要

　p132「破傷風」を参照．

ワクチンの種類

破傷風菌を純培養し得られた毒素をホルマリンで無毒化したトキソイドであり，アジュバントとしてアルミニウム塩が使用されている．国内では2つの製造販売元がワクチンを製造している．ジフテリア，百日咳，破傷風混合ワクチン（DPT）とジフテリア破傷風混合トキソイド（DT）についても同様の工程で作成され，アルミニウム塩を含む．

適　応

本邦では1968年から定期接種が開始され，以降は破傷風の報告数が激減した．破傷風は世界中の土壌や動物の消化管内，糞便中に存在するため，渡航中の感染予防に加え，定期接種のキャッチアップや追加接種の観点からも，すべての渡航者に接種を検討する必要がある．定期接種は第1期として生後3～12ヵ月の期間に20～56日の間隔をあけてDPT［2012年11月からは不活化ポリオワクチンを含む四種混合ワクチン（DPT-IPV）］を3回接種する．さらに3回目から12～18ヵ月の間隔をおいて1回の計4回の接種を行い，第2期として11～12歳の期間にDTの追加接種を行う．3回の破傷風含有ワクチン接種により基礎免疫が獲得され，その後は10年ごとの追加接種が推奨されている[1,2]．本邦では成人思春期用3種混合ワクチン（Tdap）が承認されていないため，成人に百日咳，ジフテリアの予防を行う場合はDPT接種が適応となる．ジフテリアについては最終接種から10年経過している場合はDPTでの追加接種を検討する．百日咳については，各妊娠時と，定期接種終了後にDPTの追加接種を受けていない場合に，1回の追加接種を検討する[1]．

投与量・投与法

破傷風トキソイド0.5 mL，皮下注または筋注．
・3回以上の接種歴がある場合：最終接種から10年経過していれば1回追加接種．
・接種歴がない，または接種歴が不明確である場合：0, 3～8週後, 6～18ヵ月後の3回接種．

副反応

疼痛などの軽度の局所反応は50～80％に生じ，含有されているアルミニウム塩の影響でまれに結節が生じるが，自然に消退する．発熱や筋肉痛などの軽度の全身症状は0.5～10％に生じる．局所反応，全身症状ともに接種回数が増えるごとに増加する傾向にある．重篤な有害事象はきわめてまれであり，アナフィラキシーは100万回接種あたり1.6例と報告されている[2]．

禁　忌

破傷風トキソイドの成分を含むワクチン接種後にアナフィラキシーを起こした症例など，一般的な予防接種の接種不適当者は禁忌である．

免疫応答・臨床的有用性

4週間隔で2回接種することにより，接種2～4週後には抗体価が感染防御効果の閾値を超えるが，1年程度で抗体価が減衰する．年齢により抗体獲得率には差があるものの，3回

の接種ではほぼ100％が抗体を獲得する[2]．また，破傷風トキソイドの破傷風に対する予防効果を示したランダム化比較試験はないが，疫学的データから臨床的な有用性も確立している[1,2]．

Controversy

DPTはジフテリア抗原の含有量が多いため，接種歴のある成人では局所の副反応が強く出る可能性がある．このため米国ではジフテリア抗原と百日咳抗原を減量したTdapが2006年に承認され，小児期と成人への追加接種に使用されている[1]．Tdapは本邦では承認されていないため，副反応について説明を行ったうえでDPTを接種することになる．また，DPT接種は先進国においても百日咳の重症化リスクの高い新生児を守る観点から重要である．米国では10歳代でTdapの定期接種を行っているほか，妊婦や新生児の世話をする機会がある成人，医療従事者にTdapの接種を推奨しているが，百日咳の抗原量が少ないため持続予防期間が短い点に注意する必要がある[1,3]．本邦でも第2期接種をDTからDPTへ変更する検討が行われている．これらの背景から，渡航前に破傷風含有ワクチンの追加接種を検討する場合は，局所反応について説明したうえでDPT接種，もしくは適応外使用でのTdap任意接種を検討する必要がある．

ポイント

- ☑ 破傷風含有ワクチンは渡航先に加え，国内での感染予防のためにも重要である．
- ☑ 最終接種から10年経過している場合は追加接種を検討する．
- ☑ 追加接種の際はジフテリア・百日咳・破傷風三種混合ワクチンの接種を検討する．

文 献

1）Liang JL, et al: Prevention of Pertussis, Tetanus, and Diphtheria with Vaccines in the United States: Recommendations of the Advisory Committee on Immunization Practices（ACIP）. MMWR Recomm Rep **67**: 1-44, 2018
2）World Health Organization: Tetanus vaccines. Wkly Epidemiol Rec **92**: 53-76, 2017
3）厚生労働省：百日せきワクチンファクトシート <https://www.mhlw.go.jp/file/05-Shingikai-10601000-Daijinkanboukouseikagakuka-Kouseikagakuka/0000184910.pdf>（2023年1月30日閲覧）

2-2．ポリオワクチン

予防する疾患の概要

ポリオウイルスはピコルナウイルス科エンテロウイルス属に属する一本鎖RNAウイルスである．血清型は1型，2型，3型に分類される．感染経路は糞口感染および飛沫感染である．ウイルスは口から侵入し，咽頭や消化管で増殖する．感染後は鼻咽頭からの分泌物中に1〜2週間，便中に3〜6週間にわたりウイルスが排泄される．発症すると，全身倦怠感，発熱などの非特異的な症状に始まり，下位運動神経細胞（脊髄前角細胞，とくに腰髄）の不可逆的障害により急性弛緩性麻痺を呈する（感染者の1％未満）．軽症例では軽い感冒症状ま

たは胃腸症状のみで回復する.

1988年に世界ポリオ根絶計画（Global Polio Eradication Initiative：GPEI）が開始され，ポリオに感染するリスク国が激減した. 2型野生株は2015年に根絶が宣言された. また，3型野生株についても2012年以降検出されておらず，2023年1月時点では，1型野生株のポリオ蔓延国とされたのはパキスタン，アフガニスタンの2国まで減少した[1]. しかし，サハラ以南のアフリカ，アジア，ヨーロッパ，北米では，循環型ワクチン由来株（cVDPV）によるポリオ患者の発生があり，新たな問題となっている. 2014年5月にはWHOより「国際的に懸念される公衆衛生上の緊急事態（Public Health Emergency of International Concern：PHEIC）」が宣言され，流行国から出国する際には，ポリオの予防接種歴を確認することが求めることが推奨されている.

ワクチンの種類とワクチン関連ポリオ麻痺

OPVは投与方法が容易であること，コストが低いこと，腸管免疫が獲得できること，免疫の長時間持続，アウトブレイク時の有効性などの利点があるため，流行抑制のために日本でも用いられてきた. しかし，OPV投与200万〜300万人に1人の割合でワクチン関連ポリオ麻痺（vaccine associate polio paralysis：VAPP）が発生するとされ[2]，これが社会問題になり不活化ポリオワクチンが導入された. Sabin株を用いた弱毒生経口ポリオワクチン（OPV）は2014年に生産終了した. 現在の日本には，Salk株を用いた不活化ポリオワクチン（IPV），Salk株を用いた混合ワクチン（DPT-IPV），Sabin株を用いたDPT-IPVが存在する. OPVによる定期予防接種は1964年から開始され，2012年9月よりIPVの接種に切り替わった. またWHOによるポリオ根絶計画により，2型野生株が根絶されたが，2型cVDPVによるVAPPが問題となり，世界的に1〜3型を含む3価経口ワクチン（tOPV）の使用は2016年から中止された[3]. 現在は血清型1型と3型を含んだ2価OPVが使われているが，アフリカ諸国では2型cVDPVの流行が断続的に発生している. また，先進国においては，2022年に英国の下水から複数回2型cVDPVが検出され，米国では2型cVDPVによる急性弛緩性麻痺を呈した患者が発生した.

適応

定期接種対象者のほか，ワクチンの未接種者（キャッチアップ接種），後述するリスク地域への渡航（ブースト接種），ポリオウイルスを用いた研究に従事する者などがワクチン接種対象となる. とくに，感染症流行予測調査における抗体保有状況によって1975〜1977年生まれの人の1型の抗体価が低いことが知られており，リスク地域へ渡航する際には追加接種を検討する. 年齢としては生後3ヵ月以降から接種が可能である. 混合ワクチンは医薬品医療機器等法では小児（15歳未満）を対象として製造販売承認されているので，成人に接種する場合は適応外接種となる.

1）リスク地域への渡航時の追加接種について

海外のポリオ常在国や，cVDPVに感染するリスクのある国に渡航する場合，渡航前の追加接種が検討される. 2022年1月現在，WHOは，国際保健規則（International Health Regulations：IHR）に基づくポリオウイルス国際流行に関する緊急委員会において，下記

のとおり勧告をしている.

野生株, 1 型 cVDPV, 3 型 cVDPV の発生地域

・4 週より長い渡航：2 価 OPV もしくは IPV を入国 4 週〜12 ヵ月前までの接種推奨.

・4 週以内の渡航で 2 価 OPV もしくは IPV 接種を入国 4 週〜前 12 ヵ月以内に受けていない場合：頻回渡航などのリスクに応じて渡航国を出るまでにポリオワクチン接種推奨.

2 型 cVDPV の発生地域

・4 週より長い渡航：入国 4 週〜12 ヵ月前までに IPV 接種が推奨.

これらのリスク国は, Global Polio Eradication Initiative のウェブサイトを参照するとよい[1].

投与量, 投与法

a 定期接種 (全 4 回)

・初回免疫：生後 2 ヵ月以降に開始し, 3 週間以上（標準的には 8 週間まで）あけて 3 回の接種（制度としては生後 2〜90 ヵ月未満まで定期接種としての接種は可能）.

・追加免疫：初回免疫後 6 ヵ月以上あけて 1 回接種（標準的には 12〜18 ヵ月あけて）.

イモバックスポリオ® (IPV) 0.5 mL, 皮下注射

テトラビック®, クアトロバック®, ゴービック®, クイントバック®, スクエアキッズ®（混合ワクチン）0.5 mL, 皮下注射

・米国 CDC：生後 2 ヵ月, 生後 4 ヵ月, 生後 6〜18 ヵ月で合計 3 回接種し, さらに 4〜6 歳で 4 回目の接種.

b キャッチアップ接種 (未接種者あるいは不完全接種者へのワクチン接種)

1) 日本

定期接種に準ずる. 不完全接種の場合, IPV もしくは OPV が合計 4 回接種になるように接種する.

2) 米国 CDC

4 週あけて 2 回目の接種, 2 回目から 6 ヵ月あけて 3 回目の接種.（3 回目の接種が 4 歳以上なら 4 回目は不要. 3 回目が 4 歳未満である場合には routine immunization に準じて 4 歳以降に 4 回目を接種）. 不完全接種の場合には年齢やワクチンの種類によらず, 合計 4 回の接種となるように IPV を接種. 米国にいる限り 18 歳以上の者には routine immunization を勧めない[4].

主な副反応

1) IPV

・イモバックスポリオ®：紅斑 (77.0%), 発熱 (33.8%), 痙攣 (1.4%)[5].

2) 混合ワクチン

・テトラビック®：発熱（1 回目 9.3%, 2 回目 20.2%, 3 回目 11.3%, 4 回目 16.0%）, 注射部位紅斑（1 回目 32.0%, 2 回目 64.4%, 3 回目 51.0%, 4 回目 36.5%）, 注射部位腫脹（1

回目 8.1%，2回目 26.7%，3回目 15.4%，4回目 15.2%）[6]
- クアトロバック®：発熱（46.6%），注射部位紅斑（68.3%），注射部位腫脹（31.2%）[7].
- ゴービック®：注射部位紅斑（72.9%），発熱（60.8%）[8].
- クイントバック®：注射部位紅斑（75.7%），注射部位硬結（51.8%），注射部位腫脹（38.1%），発熱（65.2%）[9].

禁　忌

本剤に強いアレルギー反応を起こした既往のある者.

免疫応答，臨床的有用性

IPV の免疫原性は非常に良好であり，3回接種後の抗体陽転率は多くの検討で 100%近くと報告されている．ワクチンの有効性に関しては，約40万人の小児を対象とした IPV とプラセボのランダム化比較試験や，20万人の小児の観察研究で，急性弛緩性麻痺に関しては80〜90%，すべてのポリオウイルス感染に関しては60〜70%の有効性があるとされている[10].

Controversy

1）IPV 接種スケジュール

諸外国では，就学前に追加接種を行うことで抗体価を持続させている（米国 CDC は4回目の接種を就学前に定めている）．日本の定期接種では初回接種から18ヵ月までに追加接種が終了するため，諸外国より早期に4回の接種が終了する．また就学前に5回目の接種を行っている国もある．国内における IPV 接種後長期にわたる抗体価の経年変化は明らかになっていないが，中和抗体価は4歳にかけて経年的に低下傾向にあるものの，10歳未満の小児を対象とした報告では，抗体保有率は80%以上と高く維持されていた[11]．ポリオワクチンの5回目接種の必要性については，現在厚生労働省の審議会で検討されている．

ポイント

- ☑ 世界ポリオ根絶計画が開始され，ポリオに感染するリスク国が激減したが，一部の海外のポリオ常在国や，ワクチン由来ポリオウイルスに感染するリスクのある国に渡航する場合，渡航前の追加接種が検討される．
- ☑ これらのリスク国は，Global Polio Eradication Initiative のウェブサイトを参照するとよい．

文　献

1）Global Polio Eradication Initiative <https://polioeradication.org>（2023年1月閲覧）
2）ポリオ（急性灰白髄炎・小児麻痺）とは．国立感染症研究所 IDWR 2001年第26号 <https://www.niid.go.jp/niid/ja/kansennohanashi/386-polio-intro.html>（2023年1月閲覧）
3）Travel-Associated Infections & Diseases, Poliomyelitis, CDC Yellow Book 2024 <https://wwwnc.cdc.gov/travel/yellowbook/2024/infections-diseases/poliomyelitis>（2024年6月閲覧）
4）Recommended Catch-up Immunization Schedule for Children and Adolescents Who Start Late or Who Are More than 1 Month Behind <https://www.cdc.gov/vaccines/schedules/

hcp/imz/catchup.html#table-catchup>（2023 年 1 月閲覧）

5）サノフィ株式会社：イモバックスポリオ®皮下注添付文書，2023 年 4 月改訂（第 3 版）<https://www.e-mr.sanofi.co.jp/dam/jcr:30989ad9-67ca-4250-8fdb-6201b13cd84b/imovax_polio.pdf>（2024 年 7 月閲覧）

6）田辺三菱製薬株式会社：テトラビック®皮下注シリンジ添付文書，2023 年 4 月改訂（第 3 版）<https://medical.mt-pharma.co.jp/di/file/dc/btr_a.pdf>（2024 年 7 月閲覧）

7）KM バイオロジクス株式会社：クアトロバック®皮下注シリンジ添付文書，2024 年 6 月改訂（第 5 版）<https://www.kmbiologics.com/medical/pdf/vaccine/quattro_pi_2406_05.pdf>（2024 年 7 月閲覧）

8）田辺三菱製薬株式会社：ゴービック®水性懸濁注シリンジ添付文書，2024 年 2 月改訂（第 3 版）<https://pins.japic.or.jp/pdf/newPINS/00070807.pdf>（2024 年 7 月閲覧）

9）KM バイオロジクス株式会社：クイントバック®水性懸濁注射用添付文書，2024 年 2 月改訂（第 2 版）<https://www.kmbiologics.com/medical/pdf/vaccine/quintovac_pi_2402_02.pdf>（2024 年 7 月閲覧）

10）Plotkin S, et al: Poliovirus vaccine-inactivated. Vaccines, 5th ed., Plotkin S, et al（eds.）, Elsevier, p605-629, 2008

11）第 14 回厚生科学審議会 予防接種・ワクチン分科会 予防接種基本方針部会：ワクチン評価に関する小委員会資料 <https://www.mhlw.go.jp/content/10906000/000565710.pdf>（2023 年 1 月閲覧）

2-3. 日本脳炎ワクチン

予防する疾患の概要

　日本脳炎は，蚊（コガタアカイエカなど）に媒介される日本脳炎ウイルスによって引き起こされる．ヒトからヒトへの感染はなく，ブタなどの動物の体内でウイルスが増殖した後，ブタなどから吸血した蚊がヒトを刺すことによって感染する．流行地域は東南アジア，南アジア，東アジア，オセアニア（巻頭マップ集 p xvi 参照）．2021 年以降にはオーストラリアから多くの症例が報告されている．

　多くは不顕性感染であるが，推定患者数は年間約 6.8 万人とされている．日本脳炎による入院患者の 20〜40％が死亡し，約 50％が麻痺，認知障害，精神障害などの長期にわたる後遺症を呈する[1]．

ワクチンの種類

　日本脳炎ワクチン（不活化ワクチン）．現在，国内で製造販売され，使用されているワクチンはジェービック V®とエンセバック皮下注用®の 2 種類．

適　応

　定期接種としては 3 歳以降に合計 4 回の接種が実施されている．ただし流行地域に渡航・滞在する小児，最近日本脳炎患者が発生した地域やブタの日本脳炎抗体保有率が高い地域に居住する小児に対しては，生後 6 ヵ月から日本脳炎ワクチンの接種を開始することが推奨されている．また 2005 年 5 月からの積極的な勧奨の差し控えを受けて，1995 年 4 月 2 日から 2007 年 4 月 1 日生まれの児は，20 歳未満まで定期接種の対象となる[2]．

　海外渡航者については，流行地域への移住者，長期渡航者（一般的に 1 ヵ月以上），頻繁

な渡航者に接種が推奨される．また，1ヵ月未満の短期渡航者であっても，ウイルス伝搬が多い季節に，農村部に滞在し，屋外活動や夜間活動が多いなど，感染リスクが高くなる場合や，活動や目的地が不明確な場合には接種を考慮する必要がある[3]．

投与量・投与法

1) 定期接種
・初回1期：0.5 mL ずつを2回，1〜4週間の間隔で皮下注．（3歳未満の場合，0.25 mL）．
・初回追加：初回免疫終了後おおむね1年を経過した時期に，0.5 mL を1回皮下注．（3歳未満の場合，0.25 mL）．
・2期：9〜12歳時に0.5 mL を1回皮下注．

2) 渡航者
・初回1期と追加の3回接種．

副反応

・ジェービックV®：発熱（6.1％），咳嗽（1.6％），鼻漏（1.3％），注射部位紅斑（17.5％）[4]．
・エンセバック皮下注用®：発熱（7.6％），鼻漏（1.1％），咳嗽（1.0％），頭痛（0.9％），下痢（0.5％），注射部位紅斑（7.0％）[5]．
　※急性散在性脳脊髄炎（ADEM）：非常にまれ．1,206万回接種がされた期間に，接種後にADEMを発症したとする副反応が13例報告されている．

禁忌

・有熱者，重篤な急性疾患患者．
・本剤の成分にアナフィラキシーの既往がある者．

免疫応答・臨床的有用性

　ジェービックV®，エンセバック皮下注用®の国内第Ⅲ相試験における3回接種後の抗体陽転率は100％である．

　日本国内においては毎年夏に増幅動物であるブタの日本脳炎ウイルス抗体獲得状況から間接的に日本脳炎ウイルスの蔓延状況が調べられている．東北から沖縄にかけて広い範囲で日本脳炎ウイルスをもった蚊が発生し，国内でも感染の機会があることが示されている[6]．しかし，近年の国内における日本脳炎の年間症例届出数はほぼ10例以下で推移しているため，疫学データからは日本脳炎ワクチンによる高い予防効果が示唆される．

Controversy

　現在日本国内で使用可能な日本脳炎ワクチンは乾燥細胞培養ワクチンであるが，過去に使用されていたマウス脳由来ワクチンを2回接種した後に，乾燥細胞培養ワクチンを接種した場合も有意な抗体価の上昇が認められており，交差免役原性が確認されている[7]．また3例の検討ではあるが，1期にジェービックV®を接種し，2期でエンセバック皮下注用®を接種した症例についても抗体価の上昇を認めている[8]．海外で流通している日本脳炎ワクチンと

の交差免疫原性についてはデータが限られているため，互換性が確立されていない．

ポイント

- ☑ 積極的推奨の差し控えを受けて，未接種の割合が高い若年者層が存在するため，トラベルクリニック受診時には年齢や接種歴を確認し，積極的なキャッチアップを行う必要がある．
- ☑ 日本脳炎ウイルス感染後の発症率は低いが，発症した際には致命率が高いため，海外渡航者に対してはリスクと本人の希望を考慮のうえでワクチン接種を検討する．

文　献

1 ）国立感染症研究所：日本脳炎とは <https://www.niid.go.jp/niid/ja/kansennohanashi/449-je-intro.html>（2023 年 2 月 13 日閲覧）
2 ）日本小児科学会：日本小児科学会が推奨する予防接種スケジュールの変更点 <http://www.jpeds.or.jp/uploads/files/vaccine_schedule.pdf>（2023 年 2 月 13 日閲覧）
3 ）Hills S, et al: Japanese Encephalitis, CDC Yellow Book 2024 <https://wwwnc.cdc.gov/travel/yellowbook/2024/infectiond-diseases/japanese-encephalitis>（2024 年 6 月 10 日閲覧）
4 ）独立行政法人医薬品医療機器総合機構：再審査報告書　ジェービック V <https://www.pmda.go.jp/drugs_reexam/2018/P20181009001/630144000_22100AMX00439000_A100_1.pdf>（2023 年 2 月 13 日閲覧）
5 ）独立行政法人医薬品医療機器総合機構：再審査報告書　エンセバック皮下注用 <https://www.pmda.go.jp/drugs_reexam/2020/P20200226002/261976000_22300AMX00412_A100_1.pdf>（2023 年 2 月 13 日閲覧）
6 ）国立感染症研究所：ブタの日本脳炎抗体保有状況－2022 年度速報第 12 報 <https://www.niid.go.jp/niid/ja/je-m/2075-idsc/yosoku/sokuhou/11590-je-yosoku-rapid2022-12.html>（2023 年 2 月 13 日閲覧）
7 ）岡部信彦ほか：ワクチン戦略による麻疹および先天性風疹症候群の排除，およびワクチンで予防可能疾患の疫学並びにワクチンの有用性に関する基礎的臨床的研究．厚生労働科学研究費補助金新型インフルエンザ等新興・再興感染症研究事業．平成 22 年度総括・分担研究報告書
8 ）岡部信彦ほか：ワクチン戦略による麻疹および先天性風疹症候群の排除，およびワクチンで予防可能疾患の疫学並びにワクチンの有用性に関する基礎的臨床的研究．厚生労働科学研究費補助金新型インフルエンザ等新興・再興感染症研究事業．平成 23 年度総括・分担研究報告書

2-4．麻疹，ムンプス，風疹，水痘ワクチン

予防する疾患の概要

　麻疹，風疹，ムンプス，水痘は感染力の強い急性ウイルス性疾患であり，ワクチンが開発される以前はほとんどの小児が自然感染し大きな流行がみられた．重症者は脳炎や髄膜炎など重篤な病態を呈する場合もある．

ワクチンの種類

　4 種ともすべて生ワクチンである．日本では，それぞれの単独のワクチンと，MR（麻疹＋風疹の 2 種）ワクチンがある．国外ではムンプスを含む MMR ワクチンが主に用いられ，さらには水痘を含む MMRV ワクチンもある．

表1 追加接種を積極的に検討すべき対象者（定期2回接種の対象となっていない人）

麻疹	1990年4月1日までに生まれた人
風疹	1990年4月1日までに生まれた人 1962～1989年度に生まれた女性，および1979～1989年度に生まれた男性は定期接種1回のみ. 1979年4月1日以前に生まれた男性は定期接種なし.
おたふくかぜ	すべての人（これまで定期接種対象疾患とされていない）
水痘	2011年10月1日までに生まれた人 2009年10月2日～2011年10月1日生まれで罹患歴のない人は2014年10月～2015年3月までに1回の接種が可能だった. 2009年10月1日までに生まれた人は定期接種対象外.

適応

1歳以上～成人. ただし，麻疹の高度流行地に渡航する場合は生後6ヵ月以上で接種が勧められることもある（その場合には1歳以降に1回目としての再接種が推奨される）.

日本の定期接種では，2024年6月現在，MRワクチンを1歳児と小学校入学前1年間の2回接種することが推奨されている[1]. 水痘ワクチンは生後12～36ヵ月未満のうちに3ヵ月以上（標準的には6～12ヵ月）あけて計2回接種することが推奨されている. また，1962年4月2日～1979年4月1日までに生まれた世代は小児期には女性のみ接種対象だったため，男性対象に風疹のHI抗体価が8以下（デンカ生研EIA法では6.0未満，シーメンスEIA法では15未満相当[2]）の場合，定期接種制度での接種が可能である（2024年度までの予定）[3].

各疾患の接種歴または罹患歴がなければ，上記の定期接種対象者以外の人（**表1**）も，任意での接種が推奨される. とくに海外渡航前は母子手帳などで接種歴を確認して接種適応を検討する.

いずれも生ワクチンのため，妊娠中は接種できないが，妊娠中に罹患することで，胎児に深刻な影響を及ぼすおそれがあるため，とくに妊娠を希望する女性に妊娠前の接種が推奨される. 接種歴が不明で妊娠中に抗体が低値であることが判明した場合は，出産後なるべく早期に追加接種を検討する.

投与量，投与

いずれも1回0.5 mLを皮下注射で投与. すべて生ワクチンのため，投与前後27日間は他の生ワクチンの接種を避けるが，他のワクチンとの同日接種は可能.

抗体含有血液製剤（グロブリン，赤血球輸血など）の使用前2週間～使用後最大11ヵ月以内の接種は効果が得られない可能性がある[1].

副反応

・比較的起こりやすいもの：接種部位の腫脹・発赤・疼痛，関節痛，発熱，発疹，リンパ節腫脹，感冒様症状
・頻度の低いもの：熱性痙攣，全身蕁麻疹，アナフィラキシー様反応，血小板減少性紫斑病，脳炎
・ムンプスワクチン特異的なもの：耳下腺腫脹. まれに難聴，無菌性髄膜炎，精巣炎

禁　忌

・妊娠中（女性には接種後 2 ヵ月は避妊を指導，出産後から接種可能）

・各ワクチンの成分で重症アレルギー反応の既往がある場合

・造血幹細胞移植後 2 年以内

・ステロイド使用

・抗がん薬・免疫抑制薬・抗 TNFa 抗体製剤使用中

・CD4＜200/mm^3，またはリンパ球数＜500/mm^3 の細胞性免疫低下患者

・先天性免疫不全

免疫応答，臨床的有用性

いずれも 1 回接種後に 90％以上の抗体陽転率が得られる．抗体価は接種後およそ 1〜2 週間で上昇する．経年的に抗体陽性率は低下していくため，抗体価を保つためにいずれも 2 回目の接種を行うことが望ましい．

水痘ワクチンを成人に接種した場合，50〜69 歳で約 90％，70 歳代で約 85％に水痘・帯状疱疹ウイルスに対する細胞性免疫が上昇したとの報告がある[4]．

Controversy

日本の定期接種にはムンプスワクチンが含まれていないが，小児科学会から，ムンプスワクチンは 1 歳以降に 1 回接種し，就学前までに 2 回，任意で接種することが推奨されている．

麻疹と水痘に関しては，曝露後 72 時間以内に接種することで発症を予防できる可能性が高いとされているが，風疹については予防効果のエビデンスはない．しかし，風疹についても潜伏期間が 2〜3 週間あるため，理論的には発症抑制効果が得られる可能性があり，接種歴や罹患歴なく曝露した場合は曝露後早期の接種を検討したい．

ポイント

☑ 保育園・幼稚園・小学校など集団生活の開始や，ワクチンプログラムが進んでいない国への渡航や各国から多くの人が集合するイベントへの参加は，MMRV 感染のリスクであり，この 4 種の予防接種をすませておくことが望ましい．

☑ MR（麻疹風疹）ワクチンや MMR（麻疹ムンプス風疹）ワクチンなど混合ワクチンを使用する場合，そのうちの一部について，すでに 2 回以上の接種歴や，罹患歴があってもその疾患のワクチンを接種することに問題はない．

文　献

1）厚生労働省：予防接種情報．定期接種で予防できる病気について．<https://www.mhlw.go.jp/stf/seisakunitsuite/bunya/kenkou_iryou/kenkou/kekkaku-kansenshou/yobou-sesshu/index.html>（2024 年 6 月 23 日閲覧）

2）国立感染症研究所：風疹の HI 抗体価と他法による抗体価の相関性および抗体価の読み替えに関する検討．<https://www.niid.go.jp/niid/images/idsc/disease/rubella/Rubella-HItiter8_Ver2.pdf>（2024 年 6 月 23 日閲覧）

3）厚生労働省：風しんの追加的対策について．<https://www.mhlw.go.jp/stf/seisakunitsuite/

bunya/kenkou_iryou/kenkou/kekkaku-kansenshou/rubella/index_00001.html>（2024 年 6 月 23 日閲覧）

4）Takahashi M, et al: Enhancement of immunity against VZV by giving live varicella vaccine to the elderly assessed by VZV skin test and IAHA, gpELISA antibody assay, Vaccine **21**: 3845-3853, 2003

3. その他のワクチン（任意接種ワクチン）

3-1. A 型肝炎ワクチン

予防する疾患の概要 [1]

　　A 型肝炎は A 型肝炎ウイルス（hepatitis A virus：HAV）の感染によって発症する急性肝炎である．2～6 週間の潜伏期間の後，発熱，倦怠感，筋肉痛，食思不振，腹痛などの症状に続いて黄疸，肝腫大などの症状が出現し，2～3 ヵ月で自然治癒する．まれに劇症肝炎を引き起こすことがある．小児が感染した場合は約 90％が不顕性感染で終わるが，成人が感染した場合は 90％が発症する．致命率は A 型肝炎全体では 0.5％未満，50 歳以上では 2.7％である．感染経路は主に経口感染で HAV に汚染された食物や水を摂取することで感染する．本邦では生活環境の整備により感染の機会は少なく抗体保有率は低い．感染の原因食物として報告されたものには二枚貝類などの魚介類が多く，とくに国内感染例の 9 割は寿司を含む魚貝類と推定されている．また近年では性感染症として感染することもある．A 型肝炎は感染症法の四類感染症であり，無症状病原体保有者を含む全数届出疾患である．2003 年から 2017 年までは平均 210 例/年の A 型肝炎が報告されたが 2018 年は 926 例/年と多かった [2]．性的接触（53％）が過去の報告（4％）と比較して多く，男性が 90％を占め，ウイルス株の塩基配列が台湾やヨーロッパの MSM（men who have sex with men）間で流行が報告されているウイルス株の塩基配列と一致したことより MSM を中心に流行した A 型肝炎であったと考えられた．

ワクチンの種類

　　薬事承認されたワクチンとして不活化 A 型肝炎ワクチンエイムゲン® がある．

　　米国では A 型肝炎ワクチンとして Havrix® と Vaqta®，B 型肝炎ワクチンとの混合ワクチンである Twinrix® がある．

適　応 [1, 3]

　　米国では子どもの定期接種となっているが，本邦では任意接種である．ワクチン接種の適応は，

・A 型肝炎流行国への渡航者（出張，旅行，留学，赴任など）

・魚介類を扱う生産者，調理従事者

・A 型肝炎患者との接触の機会が多い医療従事者，介護従事者

・HAV 抗体陰性の慢性肝疾患患者

・MSM

などである．米国CDCは，HIV陽性者がHAVに罹患するとウイルス排出期間が遷延するため1歳以上のすべてのHIV感染症患者にA型肝炎ワクチンを接種することを推奨している．また妊娠中の接種に関する安全性は確立していないため妊婦においては有益性が危険性を上回る場合のみ接種する．

投与量・投与法

エイムゲン® 0.5 mLを2〜4週間間隔で2回，筋肉内に接種する．さらに初回接種後24週を経過した後に0.5 mLを追加接種する．長期に抗体価を維持するためには3回目の追加接種をすることが望ましい．

エイムゲン®の使用について年齢制限はないがWHOのガイドラインでは1歳以上の小児への接種が推奨されている．

家庭内でA型肝炎の二次感染が起きるリスクは20〜50％と報告されている．米国CDCは直近2週間以内にHAVに曝露し，A型肝炎ワクチンの接種歴がない場合は曝露後予防としてA型肝炎ワクチンをできるだけ早く接種することを推奨している．免疫グロブリンも曝露後予防として使用可能であるが，長期間効果を発揮することや接種がしやすいことよりA型肝炎ワクチンが適している．

副反応[4]

重大な副反応はまれである．接種者の0.1〜5.0％に発熱，下痢，全身筋肉痛，注射部位の疼痛，発赤，瘙痒感，腫脹，硬結，圧痛が出現した．

禁　忌[4]

・重篤な急性疾患患者
・A型肝炎ワクチンの成分によってアナフィラキシーを呈したことがある者
など．

免疫応答・臨床的有用性[1]

筋注用ヒト免疫グロブリンの予防効果からA型肝炎の発症予防に有効な抗体価は10 mIU/mLとされている．2回接種後4週の抗体陽転率は100％であったと報告されている[1]．成人にエイムゲン®を接種した報告では3回接種後60ヵ月（5年）まで高い抗体価を維持した．また10〜20年以上の長期にわたり追加接種は不要との報告もある[1]．

免疫不全のあるHIV陽性者は非HIV陽性者と比較してワクチンに対する反応が減弱していることがあるので接種1ヵ月後以降にHAV-IgGを確認する．抗体価が10 mIU/mL未満であったHIV陽性者は再度，ワクチン1シリーズを接種することを検討する．再接種後の血液検査でHAV IgGが10 mIU/mL未満であったとしても3シリーズ目の接種は推奨されていない[3]．

Controversy

エイムゲン®を3回接種することで予防効果は長期間保持され，10〜20年以上，追加接種は不要と報告されている．エイムゲン®と海外のA型肝炎ワクチンの互換性についての研究はされていない．

ポイント

☑ A型肝炎は南アジアやアフリカを中心に世界中に広く流行し，喫食や性交渉で感染するためワクチン接種により予防することが望ましい．

文　献

1）日本ワクチン産業協会：A型肝炎．予防接種に関するQ&A集 2022年版，2022
2）国立感染症研究所：感染症発生動向調査年別一覧表 2021
3）Nelson NP, et al: Prevention of hepatitis A vaccination in the united states: Recommendations of the advisory committee on immunization practices, 2020. MMWR **69**: 1-38, 2020
4）エイムゲン，医薬品インタビューフォーム，第14版，2020

3-2. B型肝炎ワクチン

予防する疾患の概要

B型肝炎は世界中に分布するが，中国，東南アジア，太平洋諸島，サハラ以南アフリカなどでとくに有病率が高い（巻頭マップ集 p xvii 参照）[1]．ウイルスは一般に感染者との性交渉などにより，血液や性液などを介して感染する事例が多く，日常生活における感染のリスクは低い．一方で，慢性感染者（キャリア）の睡液，涙，汗などの体液からもウイルスが検出され，体液との濃厚接触による感染事例も報告されていることから，確実に感染を予防することはむずかしい．感染後のキャリア化のリスクは感染年齢やウイルスの遺伝子型により異なるが，キャリア化後の周囲への感染拡大や病態の進行（肝便変，肝痛）による疾病負荷が世界的にも問題となっている．

ワクチンの種類

国内で流通しているワクチンはビームゲン®とヘプタバックス®-Ⅱの2種類があり，いずれも酵母由来の組換え沈降B型肝炎ワクチンであるが，ビームゲン®は遺伝子型C（血清型adr），ヘプタバックス®-Ⅱは遺伝子型A（血清型adw）のHBV-DNAを用いて製造されている．

適　応

中〜高度蔓延国へ長期間滞在する渡航者には，予防接種が推奨される[1]．また，WHOはB型肝炎ワクチンをすべての小児が接種すべきユニバーサルワクチンとして位置づけており[2]，接種歴のない日本人の渡航者においてもユニバーサルワクチンとして接種を考慮してもよい．

投与量，投与法

ビームゲン®とヘプタバックス®-Ⅱいずれも0.5 mL，皮下または筋肉注射（10歳未満では0.25 mL，皮下注射）．0，4週後，20〜24週後の3回接種．

筋肉注射では皮下注射と比較して免疫原性が優れるため，免疫反応が低下する高齢者への接種では筋肉注射を優先することが望ましい．

副反応

10%前後に軽度の倦怠感，頭痛，同所の腫脹，発赤，疼痛などの副反応が認められるが，いずれも多くは一過性である．ヘプタバックス®-Ⅱのバイアルゴム栓にはラテックスが含まれているため，被接種者ではラテックスアレルギーに注意が必要である．

禁忌

本剤の成分に対するアナフィラキシーの既往など，一般的な予防接種不適当者は禁忌である．

免疫応答，臨床的有用性

抗体獲得率は25歳未満で98%，50歳未満で90%以上，65歳以上になると約65%であった[3]．3回のワクチン接種後，約5年で半数の接種者は抗HBs抗体が陰性化するが，細胞性免疫の働きなどにより肝炎の発症予防効果は持続するため，健常者では追加接種は推奨されていない[2,4]．

Controversy

健常者の抗体獲得率は高く，一般にワクチン接種後の抗体検査は推奨されていない．しかし，ハイリスクの集団（医療従事者，免疫不全者，Hepatitis B surface antigen（HBs抗原）陽性者のパートナーなど）では接種後の抗体検査が推奨される[2]．また，接種後にも十分な免疫を獲得できなかった者に対しては再度3回の接種を行うことで，44〜100%で有効な抗体獲得が期待される．一方で合計7回以上の接種による効果は確立しておらず，推奨されない[4]．

接種を中断した場合も初回から再接種を行う必要性は少ないと考えられている．3回目の接種を終えていない場合は，速やかに接種を1回追加するのみでよい[2,4]．

ビームゲン®とヘプタバックス®-Ⅱの互換性については厚生労働省の通知によると，「3回の接種を同一の製剤で行うことが望ましいと考えられるが，1歳未満児を対象として，Kバイオロジス社製のワクチン（ビームゲン®注）とMSD社製のワクチン（ヘプタバックス®-Ⅱ）を組み合わせて接種した場合の互換性は確認されていることを踏まえて，ワクチンを選択していただくこと」[5]とされている．

なお，異なる遺伝子であっても血清型が重複することなどから，予防効果があるとされる．また，特定の遺伝子型によるB型肝炎ワクチンの導入によって，異なる遺伝子型のB型肝炎罹患率が低下していることからも，異なる遺伝子型ウイルスに対するワクチンの有効性が疫学的に示唆される[6]．

その他

　国外で使用されているワクチン（Engerix®-B や Twinrix®）では accelerated schedule（Engerix®-B だと 0, 1 ヵ月後, 2 ヵ月後. Twinrix® だと 0, 7 日後, 21～30 日後）が提示されているが, この場合, 初回接種から 12 ヵ月後にブースターが推奨されている. また, 日本で承認されていない点に留意が必要である[1].

ポイント

☑ 渡航相談時には, Ｂ型肝炎に関する渡航先での感染経路, 予防方法, 感染のリスクなどについて, 基本的知識を普及啓発することがリスク行動の回避につながる.

☑ 国内でも多くの急性Ｂ型肝炎が報告されていることや, 抗体獲得後の予防効果が長期間持続することなどから, 海外渡航に限らず国内の日常生活における感染リスクも考慮して, 接種適応を検討する.

文　献

1）Aaron M H: Hepatitis B. Centers for Disease Control and Prevention, 2019. <https://wwwnc.cdc.gov/travel/yellowbook/2020/travel-related-infectious-diseases/hepatitis-b>（2023 年 2 月閲覧）

2）World Health Organization: Hepatitis B vaccines: WHO position paper. World Health Organization. 2017. <https://www.who.int/publications-detail-redirect/WER9227>（2023 年 2 月閲覧）

3）Van Der Meeren O, et al: Characterization of an age-response relationship to GSK's recombinant hepatitis B vaccine in healthy adults: An integrated analysis. Hum Vaccin Immunother **11**: 1726-1729, 2015

4）Schillie S: Prevention of Hepatitis B Virus Infection in the United States: Recommendations of the Advisory Committee on Immunization Practices. MMWR Recomm Rep **67**: 1-31, 2018

5）厚生労働省：組換え沈降Ｂ型肝炎ワクチン（酵母由来）の安定供給に係る対応について（協力依頼）, 令和元年 8 月 9 日, <https://www.mhlw.go.jp/content/000537405.pdf>（2024 年 4 月閲覧）

6）Cassidy A, et al: Hepatitis B vaccine effectivene3ss inf the face of global HBV genotype diversity. Expert Rev Vaccines **10**: 1709-1715, 2011

3-3. 狂犬病ワクチン

予防する疾患の概要

　p136「狂犬病（曝露後予防を含む）」を参照.

ワクチンの種類

　2019 年 3 月に GSK 社の製造する狂犬病ワクチンであるラビピュール®筋注用が製造販売承認された. 同年 7 月 26 日に国内での販売が開始されて以降, 広く用いられるようになった. 従来, 国内で使用されていた KM バイオロジクス社の製造する組織培養不活化狂犬病ワクチンは, 2019 年 7 月以降は欠品しており, 2022 年 12 月時点でも供給再開時期は未定のままである.

表2 ACIP における狂犬病のリスクカテゴリーと曝露前接種の推奨

リスクカテゴリー	該当者	推奨
1（最高リスク）	・研究室で狂犬病ウイルスを取り扱う人	・ワクチン 2 回接種（0，7 日後） ・6 ヵ月ごとに抗体価を確認し[†]，0.5 IU/mL 未満であればブースト接種
2	・頻繁に以下のいずれかを行う人 　▶コウモリを扱う 　▶コウモリと接触する 　▶洞窟のようなコウモリの密度が高い場所へ入る 　▶動物の死体を解剖する	・ワクチン 2 回接種（0，7 日後） ・2 年ごとに抗体価を確認し[†]，0.5 IU/mL 未満であればブースト接種
3	・狂犬病に罹患しうるコウモリ以外の哺乳類と，ワクチン接種後 3 年以上関わる予定の人 （例：獣医，動物の専門家，動物管理者，生物学者，洞窟探検家など） ・一部の渡航者 　▶狂犬病媒介動物に曝露するリスクが高い活動をする場合 　▶迅速に曝露後予防できない可能性がある場合	・ワクチン 2 回接種（0，7 日後） ・以下の①または② ①2 回接種後 1〜3 年以内に抗体価を 1 回確認し[†]，0.5 IU/mL 未満であればブースト接種 ②初回接種後 3 週間〜3 年の間に 1 回ブースト接種
4	・カテゴリー 3 のリスクに該当するが，哺乳類との接触がワクチン接種後 3 年以下の予定の人	・ワクチン 2 回接種（0，7 日後）
5（最低リスク）	・一般の米国国民*	なし

*日本は狂犬病清浄国であるため，同様に最低リスクと考えてよい.
†日本国内では，商業ベースでヒトの抗狂犬病抗体の測定はできない.

［Rao AK, et al: MMWR Morb Mortal Wkly Rep **71**: 619-627, 2022 をもとに作成］

　もともとは動物の神経組織に由来するワクチンが海外では用いられていたが，より安全性・免疫原性が高い細胞培養ワクチン（purified cell-culture vaccines：CCVs）を使用することを WHO は推奨している[1]．ラビピュール®は精製ニワトリ胚細胞ワクチン（purified chick embryo cell vaccine：PCECV）であることから CCVs に含まれる．海外では精製ベロ細胞ワクチン（purified Vero cell rabies vaccine：PVRV）である Verorab® などの CCVs も用いられている.

適　応

　狂犬病媒介動物との接触前に接種する曝露前接種と，咬傷後に接種する曝露後接種の 2 種類の接種方法があり，以下では主に曝露前接種について述べる（曝露後予防については p136「狂犬病（曝露後予防を含む）」を参照）.

　狂犬病流行地に渡航し，狂犬病ウイルスへの曝露リスクが高い渡航者に曝露前接種が推奨される．米国予防接種諮問委員会（ACIP）からは 5 段階に分類された曝露リスクが示されており，参照しやすい（**表2**）[2]．曝露リスクに加えて，現地での医療へのアクセスも考慮し接種適応を決定する．また，狂犬病媒介動物とのハイリスクな接触があった場合，曝露前

接種を行っていても曝露後接種が必要である点は十分に説明しておく必要がある.

投与量，投与法

曝露前接種の投与方法は以下のとおりである.
・ラビピュール®：1.0 mL. 筋肉注射. 0，7日後，21または28日後の3回接種.
・Verorab®：0.5 mL. 筋肉注射. 0，7日後，21または28日後の3回接種.

副反応

副反応は注射部位の疼痛（55.9％），紅斑（20.6％），瘙痒感（20.6％），腫脹（11.8％）といった局所反応が主体で，頭痛（26.5％），筋肉痛（17.6％），疲労（11.8％）といった全身症状も一部の被接種者でみられる[3].

禁　忌

ラビピュール®は重篤な急性疾患にかかっていることが明らかな者，同剤の成分によってアナフィラキシーを呈したことがあることが明らかな者などが接種不適当者に該当する. また，添加物としてゼラチン由来物質を含むことからゼラチン含有製剤・食品に対して過敏症の既往がある者などは接種要注意者に該当する.

免疫応答，臨床的有用性

有効性を検討したランダム化比較試験は存在せず，曝露後接種や免疫原性のデータをもとに評価される. 国内臨床試験では，ラビピュール®を計3回筋肉内接種した後の中和抗体保有率は99.0％であった[3].

Controversy

従来，狂犬病ワクチンの曝露前接種は合計3回の接種が推奨されていた. しかし，2018年のWHO position paperでは2回の接種で十分であるという推奨に変更された[1]. これに追随する形で，2022年に米国ACIPも原則2回の接種を推奨としつつも，被接種者の曝露リスクに応じて抗体価の測定やブースト接種を行うことを推奨している（**表2**）.

しかしながら，日本でこのプラクティスをそのまま適用しにくい面もある. 理由として，日本国内では狂犬病ウイルスに対する抗体価の測定が困難であること，添付文書上3回接種で用いる医薬品であること，渡航国によっては2回接種が適切な曝露前接種とみなされず曝露後の接種回数が増える可能性があることなどが挙げられる. 国立国際医療研究センターでは3回接種を原則としているが，渡航が差し迫っている相談者/受診者などで上記の懸念点をお話しし理解いただいたうえで，WHOやACIPに準じた2回接種を行うこともある. 一般的な渡航者がリスクカテゴリー1または2に該当することはまれであることから，国立国際医療研究センターでは狂犬病ワクチンのブースト接種は積極的に推奨とはしておらず，相談者の希望に応じて対応している.

3. その他のワクチン（任意接種ワクチン）   **239**

ポイント

- ☑ 狂犬病は発症後の致命率がきわめて高い．リスクカテゴリーに準じたリスク評価を行うとともに，現地での医療へのアクセスも加味し曝露前接種の適応を決定する．
- ☑ 曝露前接種の有無によらず，狂犬病の曝露後予防法についてもあわせて説明しておく必要がある．

文　献

1）Rabies vaccines: WHO position paper-April 2018 <https://www.who.int/publications/i/item/who-wer9316>（2022 年 12 月 18 日閲覧）
2）Rao AK, et al: Use of a Modified Preexposure Prophylaxis Vaccination Schedule to Prevent Human Rabies: Recommendations of the Advisory Committee on Immunization Practices-United States, 2022. MMWR Morb Mortal Wkly Rep **71**: 619-627, 2022
3）ラビピュール®，添付文書

3-4.　髄膜炎菌ワクチン

予防する疾患の概要

　　髄膜炎菌は莢膜を有するグラム陰性双球菌で，主に飛沫感染により伝播する．一部の感染者では，突然発症し短時間で致命的な転帰に至る劇症型の経過を示す．

ワクチンの種類

　　莢膜多糖体ワクチンとタンパク結合型ワクチンが存在し，カバーする血清群がワクチンによって異なる．多糖体ワクチンについては T 細胞を介さず免疫記憶が付かないことや免疫原性が低いなどの理由から多くの国で使用されなくなってきており，本項では取り上げない．ヒトの感染で同定される主な血清群は A，B，C，Y，W-135 の 5 種類であるが，ACWY をカバーするもの（MenACWY），血清群 B をカバーするタンパク結合型ワクチン（MenB）を中心に述べる．

適　応

　　予防接種適応者は，主に髄膜炎ベルト（巻頭マップ集 p xx 参照）および周辺国渡航者（とくに乾季），入寮者，メッカ巡礼者，兵役者，免疫不全者（HIV 感染症，無脾症患者など）．その他，渡航国の immunization program に同ワクチン採用されている場合に用いる．
- ・**MenACWY**：2 歳以上（海外ではワクチンにより年齢やスケジュールが異なる）
- ・**MenB（国内未承認）**：ヨーロッパ生後 2 ヵ月以上，米国 10 歳以上（**表 3** 参照）

投与量，投与法（インタビューフォームや package insert 参照）

- ・**メナクトラ®（MenACWY）0.5 mL 筋肉注射，1 回接種**
  海外製品メナクトラ® では生後 9～23 ヵ月：3 ヵ月（最短 2 ヵ月）以上あけて 2 回接種．免疫不全者においては 2 回接種（2 ヵ月以上あける）が推奨（添付文書には記載なし）．
- ・**メンクアッドフィ®（MenACWY）0.5 mL 筋肉注射，1 回接種**（米国では 2 歳以上，

表3 Bexsero® の接種スケジュール

初回接種年齢	EMA[a]	カナダ[b]	オーストラリア[c]
[†]2～5ヵ月	初回（回数/間隔） 　2/2ヵ月 or 3/1ヵ月 ブースト/間隔 　生後12～15ヵ月に1回/ 　≧6ヵ月	初回（回数/間隔） 　2/2ヵ月 or 3/1ヵ月 ブースト/間隔 　2歳時に1回/≧6ヵ月	初回（回数/間隔） 　3/8週 　3回目は生後12ヵ月以降に1回 ブースト/間隔 　—
6～11ヵ月	初回（回数/間隔） 　2/2ヵ月 ブースト/間隔 　2歳時に1回/≧2ヵ月	初回（回数/間隔） 　2/2ヵ月 ブースト/間隔 　2歳時に1回/≧2ヵ月	初回（回数/間隔） 　3/8週 　3回目は生後12ヵ月以降に1回 ブースト/間隔 　—
12～23ヵ月	初回（回数/間隔） 　2/2ヵ月 ブースト/間隔 　1回/12～23ヵ月	初回（回数/間隔） 　2/2ヵ月 ブースト/間隔 　1回/12～23ヵ月	初回（回数/間隔） 　2/8週 ブースト/間隔 　—
[‡]2～10歳	初回（回数/間隔） 　2/1ヵ月[*] ブースト/間隔 　リスクに応じて1回考慮	初回（回数/間隔） 　2/1ヵ月 ブースト/間隔 　リスクに応じて1回考慮	初回（回数/間隔） 　2/8週 ブースト/間隔 　—
>11歳	初回（回数/間隔） 　2/1ヵ月 ブースト/間隔 　リスクに応じて1回考慮	初回（回数/間隔） 　2/1ヵ月 ブースト/間隔 　リスクに応じて1回考慮	初回（回数/間隔） 　2/8週 ブースト/間隔 　—

「間隔」は最終接種からの間隔を指す.

[†]オーストラリアは「生後6週～11ヵ月まで」と表記.

[‡]オーストラリアは「2～9歳」と表記.

[*]時にヨーロッパのワクチンでも添付文書に2ヵ月と表記されていることがある.

a) https://www.ema.europa.eu/en/documents/product-information/bexsero-epar-product-information_en.pdf

b) https://ca.gsk.com/media/6309/bexsero.pdf

c) https://immunisationhandbook.health.gov.au/

　　　　　ヨーロッパでは1歳以上）

- **Bexsero®（MenB）0.5 mL 筋肉注射**：1～2ヵ月以上あけて2～3回接種（**表3**）

副反応（インタビューフォームや package insert 参照）

- **MenACWY**：メナクトラ® で，接種部位の疼痛・発赤4～48%，一過性の微熱3%，倦怠感や頭痛などの全身症状3～60%．メンクアッドフィ® もほぼ同様[1,2].
- **MenB（国内未承認）**：接種部の疼痛（≧83%），筋肉痛（≧48%），発赤（≧45%），全身症状は倦怠感（≧35%），頭痛（≧33%），嘔気（≧18%），関節痛（≧13%）などで軽微なものが多い[3].

禁忌

　　本薬剤およびその構成物（メナクトラ® だとジフテリアトキソイド，メンクアッドフィ® だと破傷風トキソイド）においてアナフィラキシーを生じた者.

免疫応答，臨床的有用性

1）MenACWY[1, 2]

SBA-BR 抗体価では 4 つの血清群でおおむね 90％以上に達したが，小児で免疫原性が少し低かった．メンクアッドフィ® は hSBA 抗体価を用いた免疫原性評価で既存の MenACWY（メナクトラ®，Menveo®）と比べて免疫原性が高かった．ワクチン効果は 70〜90％と高く[1, 2]，免疫持続期間は不明だが，ACIP などでは 5 年間隔（7 歳未満の初回ブースト 3 年）の再接種を勧めている[3]．

2）MenB

含有される抗原に対する hSBA 抗体価は 90％以上で陽転化し，乳児や 20 歳以下の者でのワクチン効果は 80〜90％と高い[4, 5]．持続期間のデータは乏しいため，ブースト接種法に一定の推奨はない．

Controversy

Travel Medicine などでは，渡航者 10 万人あたり 0.04 例と海外渡航者における罹患頻度は高くないとされる．

乳幼児における結合型肺炎球菌ワクチンとメナクトラ® の同時接種において，肺炎球菌への免疫原性低下を認めたため，米国では肺炎球菌のリスクの高い免疫不全者への接種の際に 2 歳未満では接種を避け，2 歳以上も接種から 4 週以上の期間をあけるように推奨している[3]．ただし，メンクアッドフィ® では同時接種は禁止されていない．日本では 2 歳未満の接種において Menveo® などの選択肢がないため，筆者は 2 歳未満の接種においては同時接種を避け，4 週以上の間隔で接種を許容している．メンクアッドフィ® はヨーロッパで 1 歳以上に接種が可能であり，本ワクチンで接種を進めることも 1 つである．

その他

現在のところ，米国などへの留学に際して必須とされるワクチンは MenACWY が主であるが，留学先によっては MenB 接種が求められる可能性がある．

ポイント

☑ トラベルクリニックにおける髄膜炎菌ワクチンの主な接種対象者は，大きく欧米諸国への留学生，national immunization program としての髄膜炎菌ワクチン採用国へ長期渡航を行う者へのキャッチアップ接種，乾季における髄膜炎ベルトへの渡航者，メッカ巡礼者に大分される．

文　献

1）Ohm M, et al: Vaccine Impact and Effectiveness of Meningococcal Serogroup ACWY Conjugate Vaccine Implementation in the Netherlands: A Nationwide Surveillance Study. Clin Infect Dis **74**: 2173-2180, 2022

2）Cohn AC, et al: Active Bacterial Core Surveillance（ABCs）Team and MeningNet Surveillance Partners. Effectiveness and Duration of Protection of One Dose of a Meningococcal Conjugate Vaccine. Pediatrics **139**: e20162193, 2017

3）Mbaeyi SA, et al: Meningococcal Vaccination: Recommendations of the Advisory Committee on Immunization Practices, United States, 2020. MMWR Recomm Rep **69**: 1-41, 2020

4）Argante L, et al: A re-assessment of 4CMenB vaccine effectiveness against serogroup B invasive meningococcal disease in England based on an incidence model. BMC Infect Dis **21**: 1244, 2021

5）Wang B, et al: Effectiveness and impact of the 4CMenB vaccine against invasive serogroup B meningococcal disease and gonorrhoea in an infant, child, and adolescent programme: an observational cohort and case-control study. Lancet Infect Dis **22**: 1011-1020, 2022

3-5. 腸チフスワクチン

予防する疾患の概要

p22「腸チフス・パラチフス」を参照.

ワクチンの種類

以下の３種類のワクチンがある. 世界的には経口弱毒化生ワクチンとVi莢膜多糖体ワクチンが広く流通している. また, 腸チフス結合型ワクチンは, Vi多糖体抗原に破傷風トキソイドをキャリアタンパクとして結合させた新しいワクチンであり, 2017年12月にWHOによって事前認定された. 経口弱毒化生ワクチンと腸チフス結合型ワクチンは国内未承認であるが, 2024年6月にVi莢膜多糖体不活性化ワクチンが国内製造販売承認を取得し, 今後国内で販売が予定されている.

・経口弱毒化生ワクチン（Vivotif®）

・Vi莢膜多糖体不活化ワクチン（Typhim Vi®）

・腸チフス結合型ワクチン（Typbar-TCV®）

適 応

南アジア・アフリカなどの流行国において, 衛生環境が不良な地域に長期間滞在する場合や, 現地の人と自宅で食事をするなどの密接な接触がある場合などにはとくに接種が推奨される. また2018年に, WHOは腸チフスの流行地域では, 生後6ヵ月以上の乳児および小児と45歳までの成人に腸チフス結合型ワクチンを接種することを推奨した[1]. 流行地域についてはリスクマップの発生頻度[2]を参照.

・**Vivotif®**：6歳以上.

・**Typhim Vi®**：2歳以上.

・**Typbar-TCV®**：生後6ヵ月以上, 45歳まで.

投与量, 投与法

・**Vivotif®**：1カプセルを食事の1時間前に37℃以下の水で服用し, 1日おきに3～4回内服する. カプセルは冷蔵庫（2～8℃）で保管する. 渡航の1週間前まで服用を完了する. 生ワクチンであり, 効果が減弱するため抗菌薬との併用は避ける必要がある.

・**Typhim Vi®**：0.5mL, 筋肉注射. 1回接種. 渡航の2週間前までに接種をする.

3. その他のワクチン（任意接種ワクチン）

・**Typbar-TCV®**：0.5 mL，筋肉注射．1 回接種．

副反応

・**Vivotif®**：頻度は低いが，発熱，嘔気・嘔吐，腹痛，頭痛，皮疹を認める．
・**Typhim Vi®**：頭痛（16〜20%），注射部位反応（7%）がみられることが多い．
・**Typbar-TCV®**：1〜10%の頻度で発熱，局所疼痛・腫脹がみられることがある．

禁忌

生ワクチンである Vivotif® は妊婦や免疫不全者への接種は禁忌となる．

免疫応答・臨床的有用性

・**Vivotif®**：メタ解析では接種後 1 年，2 年，3 年後の有効性はそれぞれ 45%，59%，56% であった[3]．有効期間は 3〜5 年．
・**Typhim Vi®**：メタ解析では接種後 1 年，2 年，3 年後の有効性はそれぞれ 69%，59%，50%であった[3]．有効期間は 2〜3 年．
・**Typbar-TCV®**：マラウイの小児（生後 9 ヵ月〜12 歳）に対して実施されたランダム化比較試験では，接種後 18〜24 ヶ月後の有効性は 80.7%であった[4]．ワクチン効果は 5 年．

Controversy

腸チフスワクチンは *Salmonella enterica* subspecies *enterica* serovar Typhi（*S.typhi*）に対して発症予防効果を認めるが，パラチフスの原因菌である *S.paratyphi* の感染予防には一般に効果を認めない．ただし，Vivotif® は *S.paratyphi* B に対して交差防御があり，49%の予防効果があると報告されている[5]．

その他

渡航前に国内で輸入ワクチンを接種する際には，ワクチン接種の有効性と安全性のほか，未承認ワクチンの使用に関するリスクについてもあらかじめよく説明を行う必要がある．
また米国疾病予防管理センター（CDC）はチフス菌を取り扱う微生物学者や研究者への接種も推奨している[6]．

ポイント

☑ 腸チフスは汚染された食事や水などを介して経口感染するため，南アジアなどの流行国において，衛生環境が不良な地域に滞在する場合には感染リスクが高い．

☑ 国内で輸入製剤として用いられることが多い Vi 莢膜多糖体不活化ワクチンは，他の疾患に対するワクチンと比較して，予防効果が低く，持続期間も短い点に注意を要する．

文献

1）World Health Organization. Typhoid vaccines: WHO position paper <https://apps.who.int/iris/rest/bitstreams/1134306/retrieve>（2023 年 2 月 3 日閲覧）

2）GBD 2017 Typhoid and Paratyphoid Collaborators: The global burden of typhoid and paratyphoid fevers: a systematic analysis for the Global Burden of Disease Study 2017. Lancet Infect Dis **19**: 369-381, 2019

3）Milligan R, et al: Vaccines for preventing typhoid fever. Cochrane Database Syst Rev **5**: CD001261, 2018

4）Patel PD, et al: Safety and Efficacy of a Typhoid Conjugate Vaccine in Malawian Children. N Engl J Med **385**: 1104-1115, 2021

5）Levine MM, et al: Ty21a live oral typhoid vaccine and prevention of paratyphoid fever caused by Salmonella enterica Serovar Paratyphi B. Clin Infect Dis **45**（Suppl1）: S24-S28, 2007

6）Center for Disease Control and Prevention（CDC）Updated Recommendations for the Use of Typhoid Vaccine-Advisory Committee on Immunization Practices, United States, 2015 <https://www.cdc.gov/mmwr/preview/mmwrhtml/mm6411a4.htm>（2023 年 2 月 3 日閲覧）

非処方抗菌薬とAMR

　アジアの国を訪れた際にドラッグストアをのぞくと，抗菌薬がover-the-counter（OTC）医薬品として売られているのに気づくことがある．日本では抗菌薬は処方箋に基づいて調剤されるので，このような光景を見ると驚いてしまう．しかし，世界では多くの抗菌薬が薬局や露店で処方箋なく流通していると推定されている．2011年のシステマティックレビューによると，処方箋に基づかない抗菌薬の使用率は，アジアでは58%，中東39%，南ヨーロッパ19%，東ヨーロッパ30%，中央ヨーロッパ6%，南米25%などと推計されている[1]．これら非処方薬の入手先データは限られているが，薬局などでの購入と家族や友人からの入手に大別される．なぜ薬局で購入できるのかというと，抗菌薬の規制に関する政策がない，あるいは規制があっても十分機能していないことによる．中国で行われた模擬患者を使用した抗菌薬販売状況の調査によると，法により規制されているにもかかわらず，抗菌薬は処方箋なく83.6%の薬局で入手可能であった[2]．

　非処方抗菌薬の使用は，不適切な薬剤選択や標準的でない投与量，短すぎる投与期間などにつながる．また，適切な品質管理の過程を経ていない可能性も指摘されている．このような観点から，非処方抗菌薬がantimicrobial resistance（AMR）の増加に寄与している可能性が懸念されている[3]．AMRはとくに低中所得国での負荷が大きいことが知られており，低中所得国で流通が多い非処方抗菌薬はその一端を担っているのかもしれない．現段階では，非処方抗菌薬の使用量と地域的な薬剤耐性との関連性が十分明らかにはなっているとは言いがたい．しかし，処方箋に基づいた抗菌薬の取り扱いが抗菌薬適正使用のための重要な方策であることは世界の共通認識であろう．人類の貴重な資源である抗菌薬が真に有効な疾患に使用されるよう，われわれは最大限の努力をすべきである．処方箋はそれを反映した方法の1つといえる．もちろん，問題は各国あるいは地域固有の文化や医療体制と密接にかかわっており，解決は必ずしも容易ではない．医療資源の乏しい地域で非処方薬が感染症の治療を担っている状況もあり，処方箋による一律な規制は地域によっては非現実的である．一方で，チリのように，OTCでの抗菌薬販売禁止と国民啓発運動を同時に展開することで抗菌薬使用量の減少に至った国もある[4]．劇的な改善はむずかしくとも，AMRの脅威の共有とグローバルサーベイランスの進展を通して抗菌薬の使用方法が少しでもよい方向に進むことを期待したい．

文　献

1）Morgan DJ, et al: Non-prescription antimicrobial use worldwide: a systematic review. Lancet Infect Dis **11**: 692-701, 2011
2）Chen J, et al: Widespread illegal sales of antibiotics in Chinese pharmacies - a nationwide cross-sectional study. Antimicrob Resist Infect Control **9**: 12, 2020
3）Kumarasamy KK, et al: Emergence of a new antibiotic resistance mechanism in India, Pakistan, and the UK: a molecular, biological, and epidemiological study. Lancet Infect Dis **10**: 597-602, 2010
4）Wirtz VJ, et al: Analysing policy interventions to prohibit over-the-counter antibiotic sales in four Latin American countries. Trop Med Int Health **18**: 665-673, 2013

F 渡航前健康診断

はじめに

　爆発的に増加するインバウンドに隠れていたが，コロナ禍前まで海外へ出かける日本人も緩徐に増加しており，2019年には年間の延べ渡航人数は2,000万人を超えていた[1]．その90％以上は短期間の旅行者であるが，長期滞在者あるいは永住者も漸増しており，2019年には140万人を超え，コロナ禍以後も130万人を超えている[2]．長期滞在者，永住者が現在の半数以下であった1989年，労働安全衛生法の改正とともに海外派遣の前後の健康診断が事業者に義務づけられ，以後もその法令が遵守されている．近年，多くの企業が海外に進出し，それに伴って海外派遣者の渡航前の健康診断のニーズは高い．派遣先での長期滞在および就労のための査証（ビザ）が必要となる場合もある．また，家族同伴で赴任する際の子どもの編入学や，欧米の大学に留学する場合に「予防接種証明書」を始めとしてワクチン接種や健康診断を要求されることも多い．本項ではそれらの作成についての注意点について述べる．

海外渡航者の健康診断

　労働安全衛生規則で規定されている海外派遣のための健康診断の対象者は，6ヵ月以上派遣される労働者である[3]．労働形態が駐在と出張に関わらず，事業者は渡航前と渡航後に1回ずつ健康診断を実施する義務がある．法律上は勤務する本人のみでよいが，同伴する家族にも健康診断を実施している企業も多い．また，同法令には帰国時にも同様に健康診断を行うことが義務づけられている．

　必要な検査項目は同法令の第44条に規定される項目のうち，医師が必要であると認める項目を実施することとされており，第45条における必要性の判断基準を参照し，どの項目を医師が必要と判断するのかによって健診内容が決まる（**表1**）．同法令には6ヵ月内に同じ内容の健康診断を受けていた場合に省略が可能としているが，そのような状況でも健康診断を希望するケースはある（定期健診を受けた1ヵ月後にほぼ同内容の渡航前健診を受けている姿を見て，何のための健康診断か首をかしげることもしばしばである）．会社によっては独自の健診内容やフォーマットを指定することもあり，文書の提出先によって記載言語や必要な部数が異なる点に留意する．また，海外から要望される健康診断の中にはG6PD欠損の有無，鎌状赤血球の有無，マラリアの有無，赤沈2時間値，尿寄生虫検査（ビルハルツ住血吸虫用）などの日本の外部委託会社を含めて実施不可能，あるいは参考所見となる検査法などの特殊な検査項目を指定してくることもあるため，受け入れの前に実施内容を十分に確認しておくことをお勧めする．

表1　労働衛生規則が定める海外渡航関連の健康診断内容

医師が必要と判断した場合，必ず実施すべき項目（参照：労働衛生規則第44条）

1. 既往歴および業務歴の調査
2. 自覚症状および他覚症状の有無の検査
3. 身長，体重，腹囲，視力および聴力（1,000ヘルツおよび4,000ヘルツの音に係る聴力をいう．第44条第一項第三号において同じ．）の検査
4. 胸部X線検査
5. 血圧の測定
6. 血色素量および赤血球数の検査（第44条第一項第六号において「貧血検査」という）
7. GOT，GPT，γ-GTP）の検査（第44条第一項第七号において「肝機能検査」という）
8. LDLコレステロール，HDLコレステロールおよび血清トリグリセリドの量の検査（第44条第一項第八号において「血中脂質検査」という）
9. 血糖検査
10. 尿中の糖およびタンパクの有無の検査（第44条第一項第十号において「尿検査」という）
11. 心電図検査

医師が必要と判断したときに実施する項目（参照：①）

- 腹部画像検査（胃部X線検査，腹部超音波検査）
- 血中の尿酸の量の検査
- B型肝炎ウイルス抗体検査
- ABO式およびRh式の血液型検査（派遣前のみ）
- 糞便塗抹検査（帰国時のみ）

医師が必要でないと認める場合に省略できる項目（参照：②）

- 身長：20歳以上の場合
- 喀痰検査：胸部X線検査によって，病変の発見がされない，結核発病のおそれがないと判断される場合

①労働安全衛生規則第四十五条の二第一項及び第二項の規定に基づく厚生労働大臣が定める項目を定める告示

②労働安全衛生規則第四十五条の二第四項において準用する同令第四十四条　第三項の規定に基づく厚生労働大臣が定める基準を定める告示

　異常が発見された場合には，本人に報告し，事業者（産業医）との相談が必要となるが，すでに本人は渡航してしまっているケースもある．結果の送付先や時期についても確認しておくことを推奨する．本項で触れる健康診断については厳格な渡航を制限するものでないことが多く，産業医が可否を判断するケースが多いため，通常の健康診断と同様に結果に応じて医学的推奨を記載し返信すればよい．

　治療中の疾患がある場合には，治療内容や今後の注意点，処方薬について記載した英文診断書をもらうことが望ましい．これまでの臨床経過が手元にはないため，作成は原則としてかかりつけ医に相談者が依頼する．処方薬は一般名で記入してもらうことが勧められる．現地で処方するようにするか，長期処方を受けるか，渡航地や当該疾患に応じて十分な相談を行っていただくように伝える．また，渡航国の持ち込み制限薬，とくに向精神薬などについては検疫で破棄される可能性もあるため，事前に調査して該当薬剤を持っている場合は英文診断書などの書類が必要となる．また，日本への再入国時に総量に応じて向精神薬について書類の携行が必要となる．また，医療用の麻薬や覚せい剤原料を使用した薬剤については携帯輸出（輸入）許可を受ける必要がある点も注意が必要である[4]．

査証（ビザ）に必要な健康診断

　　ビザとは入国，長期滞在，就労にあたり事前にふさわしいかどうか判断される身元審査である．記載項目，検査項目は渡航する国やその渡航様式によっても様々である．特徴は感染症に関する項目が多いことである．渡航者の健康状況をみるというよりは感染症を持ち込ませないようにという受け入れ国の立場からの要求と考えられる．ビザ取得に黄熱ワクチンを始めとしたワクチン接種を要求する国もある．先述の法令健康診断と異なり，本健康診断は健康診断の結果に応じてビザが承認されない（渡航できない）可能性も生じうる．要求内容は事前に外務省のホームページ[5]や渡航先国の大使館・総領事館への問い合わせで確認することができるが，どのような条件なら渡航が承認されるかは分からないことが多い．指定書式があることが多いが，まったく書式がない場合に作成する場合には「渡航者の健康状態が渡航後の生活や活動（仕事や留学）に問題ない（fit する）」という一文を入れておくほうがよい．記載については依頼元や健診を受けるものにも確認をしておくことが望ましい．

　　中国の「外国人体格検査記録」は国立病院機構などの指定医療機関でしか作成ができず，オーストラリアビザ健診[6]，ノルウェー船籍船員健診など特殊な施設指定や資格を必要とする健康診断もあるため，受け入れ前にこの点も確認するべきである．

就学・留学関連書類

　　子どもを海外に連れていき，現地の学校へ編入学させる場合，とくに米国などでは当該年齢で接種すべきワクチンの種類・回数を完了していることが要求され，予防接種記録を含む証明書の作成を行うこととなる．その場合は，必ず母子手帳を持参してもらい，まずはそれまでの接種歴を確認することが重要である．原則的には接種した医療者による記録が残っている者を有効として証明書を作成する．日本では就学年齢におけるポリオ，MMR（麻疹・ムンプス・風疹），DPT（ジフテリア・百日咳・破傷風）ワクチンの接種タイミングや種類が諸外国と異なることが多いため，追加接種が必要となる．日本ではDTaP（トリビック®）が7歳以上に接種することが可能だが，米国では Tdap 接種が必要になる点は注意が必要である．抗体検査や罹患歴を認めているか否かなどは編入学先の学校に依存するため，要求する条件を確認し，条件を満たすことも必要である．条件を満たすだけではなく，HPV ワクチンや水痘ワクチンなどのキャッチアップ接種の場であることも伝え，ワクチン推奨を行っていくことがより望ましい．

　　健康診断では基本的には脊椎側弯症のスクリーニングを含めた身体診察や尿検査が多いが，なかには鉛の血中濃度測定や特殊な視力測定機器（Spot Vision Screener®）での検査結果などを求めてくることもある．

　　結核について日本は低蔓延国となったが，州法や学校の取り決め上リスク国として掲載されていることも多く，結核についての健診も必要となることが多い．抗原特異性インターフェロンγ遊離検査（IGRA：QFT，T-spot）やツベルクリン反応（ツ反）の実施が必要となる．日本では BCG ワクチンが定期接種として実施されていることもあり，IGRA による検査が望ましいが，ツ反しか認めない学校も存在はしている．ツ反の判定は，原則として渡航国のルールに則り，米国であれば48〜72時間後の硬結径のみを記載することになるため注意が必要である．検査実施を米国渡航後にしている学校も少なからずあるため，その点は

就学・留学関連書類の記載をよく読み，対応することが必要である．

また，米国の健康診断全体にまつわる注意点として米国の医師免許が作成に際して必要である文書も目にする．それらの記載があった場合には，受診者に国内での作成の必要性について確認する必要がある．

最後に

渡航前相談の本分は海外渡航時の健康問題を最小限に抑えてもらうことであり，健康診断の受診時には同時にワクチン接種の推奨や疾患予防についてのアドバイスを行うことが望ましい．内容は他の項を参照してもらいたいが，麻疹やマラリア予防などクリティカルな結果になりうるものは提案を，またアドバイスのみで済む狂犬病 PEP の対応や蚊忌避剤の使用方法などは他院で予防相談をする予定がなければ伝達しておきたいところである．

健康診断は，その医療的な意義に比して，トラブルになることも多いため，細心の注意をもって臨む必要がある．担当部門全体が協力して取り組みつつ，柔軟な対応を行っていくことが望まれる．

文　献

1）国土交通省 観光庁：訪日外国人旅行者数・出国日本人数 <https://www.mlit.go.jp/kankocho/siryou/toukei/in_out.html>（2023 年 1 月閲覧）
2）外務省：海外在留邦人数調査統計 <https://www.mofa.go.jp/mofaj/toko/tokei/hojin/index.html>（2023 年 1 月閲覧）
3）E-gov：労働安全衛生規則 <https://elaws.e-gov.go.jp/document?lawid=347M50002000032>（2023 年 1 月閲覧）
4）厚生労働省 地方厚生局 麻薬取締部：麻薬・覚醒剤原料などを携帯して日本を出入国する方へ <https://www.ncd.mhlw.go.jp/shinsei5.html>（2023 年 1 月閲覧）
5）外務省：ビザ <https://www.mofa.go.jp/mofaj/toko/visa/index.html>（2023 年 1 月閲覧）
6）Austrian Government: Immigration and citizenship <https://immi.homeaffairs.gov.au/help-support/contact-us/offices-and-locations/list>（2023 年 1 月閲覧）

G マラリア予防内服

マラリア予防内服薬は，マラリアに感染するリスクのある地域の渡航者，とくに医療アクセスが不十分な地域の場合は強く推奨される．本項では3種類のマラリア予防内服薬について概説する．その有効性は90％以上であるが[1,2]，マラリア予防のためには予防内服だけではなく，防蚊対策（虫除け，長袖の服の着用，蚊帳の使用）も重要である．

予防内服の種類

2023年1月現在，日本で承認されている予防薬は，アトバコン・プログアニル（マラロン®）と，メフロキン（メファキン®）がある．ドキシサイクリン（ビブラマイシン®）も有効であるが，マラリアの予防内服としては国内未承認である．これら3種類の薬剤の特徴を**表1**に示す[3]．

マラリア予防内服は，渡航前から内服を開始し，渡航中，渡航後も服用する．選択した薬剤によって，渡航前後の服用期間や，服用方法（毎日か，週1回か）が異なるので注意を要する．また，薬剤を選択する際には，渡航先の抗マラリア薬耐性状況，渡航期間，アレルギー歴，既往歴，服用中の他の薬剤，副作用などを考慮する必要がある．

妊婦，授乳婦，小児の対応

妊娠中のマラリア感染は重症化のリスクである．また，未熟児，流産，死産などの妊娠中の有害事象のリスクを高める．そのため，妊娠中または妊娠の可能性がある女性は，可能であればマラリア流行地域への渡航を避ける．

妊婦，授乳婦，小児のマラリア予防内服薬に関する対応について**表2**に示す．妊婦や小児については，海外のガイダンスと日本の添付文書の内容が異なる点もあり，処方については本人との相談が必要である．

海外での入手

マラリア予防のための内服薬は海外渡航先でも入手できる場合がある．しかし，それらの製品の品質は不明で安全性に問題がある場合がある．また，本項で紹介した薬剤以外の，予防のためには推奨されないものが使用されている可能性もある．そのため，CDCのYellow bookでは，渡航者が海外でのマラリア予防内服薬を入手することを推奨していない[3]．もし購入する場合には，信頼できる正規の店舗を利用する．

表1 主な予防内服薬の特徴

	アトバコン・プログアニル（マラロン®）	メフロキン（メファキン®）	ドキシサイクリン（ビブラマイシン®）
国内での承認	あり	あり	なし
用法用量	1錠（250 mg／100 mg）を1日1回	1錠（275 mg）を1週間に1回	1錠（100 mg）を1日1回
服用期間	渡航の1～2日前から開始し，帰国後1週間まで	渡航の1～2週間前から開始し，帰国後4週間まで	渡航の1～2日前から開始し，帰国後4週間まで
用量調整	小児には，マラロン小児用配合錠（62.5 mg／25 mg）を体重に応じて下記のとおり用いる． 11～20 kg：62.5 mg／25 mg 21～30 kg：125 mg／50 mg 31～40 kg：187.5 mg／75 mg ＞41 kg：250 mg／100 mg	体重30 kg以上45 kg未満には206.25 mg（3／4錠）	8歳以上の小児では，2.2 mg／kg（最大量は成人用量）[3]
薬価（2023年1月）	507.3円/錠	784.4円/錠	22.0円/錠
主な副作用	消化器症状，皮疹	頭痛，悪夢，抑鬱状態，消化器症状，めまい，動悸	消化器症状，日光過敏
禁忌	重度の腎障害，過敏症	過敏症，低出生体重児，新生児，乳児，妊婦，てんかん，精神疾患	過敏症

表2 妊婦，授乳婦，小児の対応

		アトバコン・プログアニル（マラロン®）	メフロキン（メファキン®）	ドキシサイクリン（ビブラマイシン®）
妊婦の対応	日本	・安全性に関する十分なデータがない	・添付文書上は禁忌	・不可
	CDC	・推奨されない	・使用可能	・不可
授乳婦の対応	日本	・安全性に関する十分なデータがない	・投与中は授乳を避ける	・投与中は授乳を避ける
	CDC	・体重＜5 kgの子供の授乳中は不可	・少量が母乳中に排泄されるが，使用可能	・安全性のデータは限定的
小児の対応	日本	・低出生体重児，新生児または体重5 kg未満の小児を対象としたデータはない ・添付文書上は体重11 kgからの使用	・低出生体重児，新生児，乳児は添付文書上，禁忌 ・幼児，小児に対する安全性は確立されていない	・他の薬剤を検討する ・8歳未満は不可
	CDC	・体重5 kg以上の小児で使用可能 ・ただし米国では11 kg未満の小児には適応外使用	・使用可能	・8歳未満は不可

その他

　メフロキン耐性マラリアが確認されている東南アジアの地域に渡航する場合，アトバコン・プログアニルやドキシサイクリンを選択するほうがよい．適応外使用にはなるが，ドキシサイクリンはレプトスピラ症やリケッチア症を予防できる可能性があり，渡航先やそこでの活動によってはメリットがある．

文　献

1 ）Savelkoel J, et al: Abbreviated atovaquone-proguanil prophylaxis regimens in travellers after leaving malaria-endemic areas: A systematic review. Travel Med Infect Dis **21**: 3-20, 2018
2 ）Tickell-Painter M, et al: Mefloquine for preventing malaria during travel to endemic areas. Cochrane Database Syst Rev **10**: CD006491, 2017
3 ）Chapter 4, Travel-Related Infectious Diseases , Malaria, CDC Yellow Book 2020 <https://wwwnc.cdc.gov/travel/yellowbook/2020/travel-related-infectious-diseases/malaria> （2023 年1 月閲覧）

H 防蚊対策

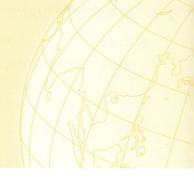

適応

蚊が媒介する疾病が存在する土地への渡航者.

蚊が媒介する感染症

マラリア,デング熱,チクングニア熱,ジカウイルス感染症,黄熱,日本脳炎,ウエストナイル熱など.

防蚊対策

1) 蚊の活動時間を知る

蚊の種類・活動時間・活動場所ついて**表1**に記載する.活動時間や活動場所で蚊の曝露を避けることや,防蚊対策を重点的に行うことが重要である.

2) 適切な服装をする

皮膚が露出しないように,長袖シャツ,長ズボンを着用し,裸足でサンダルを履かないようにする.ブーツや帽子の使用も有用である.

3) 眠る部屋に蚊が入らないようにする

ホテルや宿泊施設は,窓やドアに網戸があるところを選ぶ.屋外や網戸のない部屋で窓を開けて眠る場合は蚊帳を使用する.

4) 忌避剤を使用する

防蚊効果が証明されている忌避剤の成分にはDEETとイカリジンがあり,いずれも日本で入手が可能である[1].皮膚だけでなく,衣服にも使用することで防蚊効果が上がる.日焼け止めを併用する場合は,必ず日焼け止めを先に塗り,最後に忌避剤を塗布する.

- **DEET**:DEETは含有量によって防蚊効果の持続時間が異なる.DEET 4.75%含有で1.5時間程度,24%含有で約5時間程度である.DEETが20%以上含有されたものが推奨さ

表1 蚊の種類・活動時間・活動場所

蚊の種類	イエカ	ヤブカ	ハマダラカ
主な疾患	日本脳炎 ウエストナイル熱	デング熱 チクングニア熱 ジカウイルス感染症 黄熱	マラリア
活動時間	夜間	日中	夕方から夜間
活動場所	屋外・屋内	屋外	屋外・屋内

254 II章. トラベルクリニックマニュアル　H. 防蚊対策

表2 DEET とイカリジンの使い分け

忌避剤	有効成分配合率	有効時間	効果のある虫	注意事項	特徴
DEET	5〜10%	1〜2時間	蚊，ブユ，アブ，ノミ，イエダニ，マダニ，サシバエ，トコジラミ，ツツガムシ	6ヵ月未満児は使用禁止	・独特の匂い ・べたつき感 ・プラスチック，化学繊維，皮革を腐食することもある
	12%	約3時間			
	高濃度製剤 30%	約6時間		12歳未満は使用禁止	
イカリジン	5%	〜6時間	蚊，ブユ，アブ，マダニ	使用制限はなし	
	高濃度製剤 15%	6〜8時間			

［沢辺京子：日内会誌 **106**：444-450，2017；厚生労働省：防除用医薬品及び防除用医薬部外品の製造販売承認申請にかかる手続きについて <https://www.mhlw.go.jp/web/t_doc?dataId=00tc2008&dataType=1&pageNo=1>（2023年1月23日閲覧）をもとに作成］

れるが，50%以上になると防蚊効果は頭打ちとなる[2]．日本で入手可能な製品のうち最も濃度が高いものは DEET 30%である．年齢に応じた用法・用量や使用上の注意を守って適切に使用する．日本では6ヵ月未満の乳児には使用しないこと，6ヵ月以上2歳未満は1日1回に限り使用可，2歳以上12歳未満は1日1〜3回まで使用可と定められている[3]．粘膜への使用は避ける必要がある．

・**イカリジン**：イカリジンは DEET と同様に高い防蚊効果を有する．日本では2015年に承認され，2022年時点では5%と15%の高濃度製剤が入手可能である．DEET と同様に濃度が高いほど防蚊効果の持続時間は長くなる．無臭で，皮膚への刺激性が低く，プラスチックや合成繊維を傷めないという特徴がある．

・**DEET とイカリジンの使い分け**：トラベルクリニックでよく質問のある DEET とイカリジンの違いについて**表2**に記載する．DEET はイカリジンよりも多くの種類の虫に対する防虫効果がある．具体的には，蚊の他にブユ，アブ，マダニに対する防虫効果はイカリジンと共通しているが，DEET は，その他にトコジラミやツツガムシに対する防虫効果も有効である．一方，DEET は含有濃度によって使用可能な年齢が異なる．イカリジンは小児における年齢制限がないため，DEET が使用できない年齢の小児でも使用が可能である．また，DEET は独特の匂いやべたつきがあるため，これらが苦手な方はイカリジンが望ましい．効果は，DEET 30%とイカリジン15%で同等である．

5）殺虫剤を使用する

部屋を閉め，ペルメトリンなどのピレスロイド系薬剤を含む蚊取り線香や電気式蚊取器などは周囲から蚊を追い出すことに役立つ．衣服や蚊帳にペルメトリンを塗布したり，ペルメトリン処理されたものを使用したりすることも防蚊効果が上がる．

ポイント

- ☑ 肌の露出を避け，適切に忌避剤，殺虫剤，蚊帳を使用する
- ☑ 蚊の活動時間を把握したうえで，上記対策を重点的に行う
- ☑ DEET とイカリジンの特徴を理解したうえで，適切な使い分けを行う

文 献

1）国立感染症研究所；蚊媒介感染症の診療ガイドライン，第5版，2019
2）CDC Yellow book 2024 <https://wwwnc.cdc.gov/travel/yellowbook/2024/environmental-hazards-risks/mosquitoes-ticks-and-other-arthropods>（2024年6月閲覧）
3）厚生労働省：ディートを含有する医薬品及び医薬部外品に関する安全対策について <https://www.mhlw.go.jp/topics/2005/08/tp0824-1.html>（2023年1月閲覧）

青年海外協力隊いってきました

　保健師として地域住民の健康づくり対策をしていた私は，医療アクセスの低い開発途上国での公衆衛生活動にも関心があり，2008年，青年海外協力隊に応募した．配属先はフィリピン共和国レイテ島西部の町保健所（一次医療，正常分娩も扱う）で，この東ビサヤ地域は，妊産婦死亡比，乳児死亡率が高いと報告を受けた．

　開発途上国では，感染症疾患に加え，循環器系疾患等の非感染症疾患による死亡の増加という疾病の二重負荷が問題となっている[1]．配属先保健所では，感染症対策に加え，妊産婦と子の健康を守る母子保健サービス向上が優先課題であった．具体的には，保健医療従事者の介助による施設分娩の提供，母乳栄養推進，産前健診・産後ケア提供の体制づくりである．しかし，子癇発作による胎児死亡，早期新生児死亡という日本なら予防や救命ができたはずの悲しい場面に遭遇した．ヘルスワーカーから「10歳代経産婦・自宅分娩・臍帯はナタで切断」という連絡が届いたときは，地区担当助産師と現場に駆けつけ，医療処置後，村落ボランティアによる見回り強化を促した．

　感染症対策では，全戸訪問による麻疹ワクチン一斉投与，デング熱大流行に伴う緊急ボウフラ撲滅活動に従事した．これらは住民のもとに足を運び，その暮らしぶりから現状・健康課題を把握し，解決に役立ちそうな小さな芽（資源）を探すという公衆衛生活動の原点を感じる機会でもあった．また，顧みられない熱帯病の1つ，リンパ系フィラリア症[1]の集団抗原検査（離島では夜間の幼虫検査）にも関われた．

　派遣中，地主や海外出稼ぎ者からの送金で建築された豪邸に圧巻した反面，町の外れで多くの貧困層（水道・電気・トイレもない破屋生活）と小学校にも通えず換金できるゴミ漁りをしている学童を眼前にし，「貧困とは格差の大きさ・負の連鎖」と刻み込まれ，この社会構造は16世紀に始まった植民地支配の影響と学んだ．難渋したのは，主体は任地の人たちという本質を忘れ，独りよがりの保健活動を押しつけようとする己を制することだった．その過程で，忍耐力と相手が大事にしているものを知ろうとする姿勢が培われたと自負している．

　大病なく帰国し，改めて，感染症対策・健康管理研修，綿密な計画による各種予防接種の機会が与えられていたことに感謝した．そして，今後も公衆衛生に従事したいと再認識した．

文 献

1）日本国際保健医療学会（編）：国際保健医療学，第3版，杏林書院，東京，2013

Ⅰ 高山病の予防・対処

高山病とは

　高山病（high-altitude sickness）は，通常 2,500 m 以上の高地における低酸素環境に，人体が順応しきれずに起こる酸素欠乏症状の総称である．軽症であれば二日酔いのような症状が出るが，重症であれば死に至ることもある．高度（とくに睡眠時），上昇速度，順応に用いた時間などが影響し，脱水，アルコール摂取，睡眠不足はリスク因子である[1-3]．

　高山病は年齢や基礎疾患の有無にかかわらず罹患しうることに加え，近年，基礎疾患を有する高齢の渡航者が増えていることもあり，医療者は高山病をはじめとする高地渡航についての知識を整理し，リスクに気づいていない渡航者を拾い上げる姿勢をもつことが求められる．

　観光で高山病が問題になる主な行き先の例を挙げる（**図1**）．

・富士山（標高 3,776 m）などの高山に登る
・米国・ハワイ島のマウナケア（4,200 m）に登る
・スイス・ユングフラウヨッホ（3,454 m）へアルプス観光
・ペルー・リマ（34 m）からクスコ（3,300 m）やボリビア・ラパス（3,640 m）に飛行機移動
・米国・デンバー（1,609 m）からキーストーン（3,293 m）にスキー旅行
・インド・デリー（237 m）からチベット・レー（3,500 m）に飛行機移動
・中国・成都（500 m）からチベット・ラサ（3,650 m）に飛行機移動

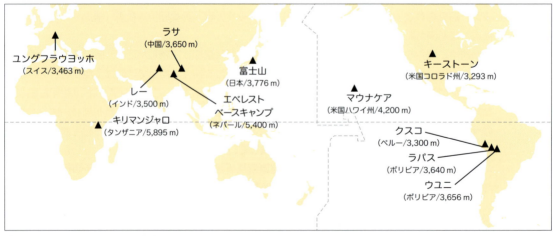

図1 代表的な標高の高い渡航地

表1 高山病の症状と治療

	山酔い acute mountain sickness (AMS)	高地脳浮腫 high-altitude cerebral edema (HACE)	高地肺水腫 high-altitude pulmonary edema (HAPE)
症状	2,500 m 以上，高地到着から24時間以内で多い．頭痛に加えて，嘔気・嘔吐，全身倦怠感，くらくらするなど．	3,500 m 以上で出やすいが，HAPEに合併してそれ以下の高度で発症することもある． AMSに続いて高地到着から数日で発症，意識変容，失調症状．巣症状はまれ．昏睡状態に陥れば致死的．	3,000 m 以上，高地到着から2〜4日以内で多い． 早期症状：息切れ増悪，運動能力低下，乾性咳嗽．
予防	高地順応時間を充てる．中リスク以上の場合アセタゾラミド125 mg 12時間ごと，またはデキサメタゾン2 mg 6時間ごとの内服を考慮する．	AMSと同様	高地順応時間を充てる．HAPE既往があればニフェジピン徐放剤30 mg 12時間ごと
非薬物治療	軽症〜中等症：高度上昇を中止し，休息を取る．改善がなければ500〜1,000 m 降りる． 重症：ただちにできるだけ高度を下げ，2〜4 L/分の酸素投与，あれば高圧バッグ治療．	ただちにできるだけ高度を下げ，2〜4 L/分の酸素投与，あれば高圧バッグ治療．	ただちにできるだけ高度を下げ，2-4 L/分の酸素投与，あれば高圧バッグ治療
薬物治療	頭痛に対してはアセトアミノフェン，NSAIDsなど．頭痛以外の症状に対しては制吐薬やアセタゾラミド250 mg 12時間ごとを考慮． 重症：デキサメタゾン4 mg 投与，症状続いていればその後6時間ごとに4 mg を内服または点滴を考慮．	デキサメタゾン8 mg，その後6時間ごとに4 mg を内服または点滴．	ニフェジピン徐放剤30 mg 12時間ごと投与．
回復後	薬物治療なしで完全に回復すれば高度上昇も可能．上昇中はアセタゾラミド250 mg 1日2回内服を考慮．	薬物治療なしで完全に回復すれば高度上昇も可能．上昇中はアセタゾラミド250 mg 1日2回内服を考慮．	酸素なしで完全に回復すれば高度上昇も可能．上昇中はニフェジピン徐放剤60 mg/日を維持．

[Bärtsch P, et al: N Engl J Med **368**: 2294-2302, 2013 より]

症　状

　　高山病は症状により山酔い（AMS），高地脳浮腫（HACE），高地肺水腫（HAPE）の3つに分類され，詳細を**表1**に記載する．HACE，HAPEの状態でそのまま高地にとどまると死に至る可能性がある．

高山病への予防・対処

　　高山病は急に標高の高い場所へ移動した際などによくみられる．予防策として，徐々に標高を上げるよう移動する，走らずゆっくり移動する，酸素を効率的に取り込むため深呼吸をゆっくりする，水分をこまめに摂取する，高地に行く前に十分に睡眠を取り，高地到着後す

表2 高山病発症のリスク因子

リスク	内容	予防の必要性
低	・高山病の既往がなく，到達高度が 2,750 m を超えない ・2,500～3,000 m に到達するのに 2 日以上をあて，かつ睡眠をとる高度は 500 m/日を超えない速度で上げ，1,000 m 登るごとに 1 日おく	アセタゾラミドによる予防は通常必要としない
中	・AMS の既往があり，2,500 m 以上の高地に 1 日で移動する ・AMS の既往がなく，2,800 m 以上の高地に 1 日で移動する ・3,000 m 以上の高地で 1 日 500 m 以上登るが，1,000 m ごとに順応日をつくる	アセタゾラミドによる予防を考慮する
高	・AMS の既往があり，かつ 2,800 m 以上の高地に 1 日で移動する ・HAPE，HACE の既往がある ・1 日で 3,500 m に移動するすべての人 ・3,000 m 以上の高地で 1 日 500 m 以上登り，順応日をとらない ・著しく短期間で高地に登る場合（1 週間以内にキリマンジャロ登山をする，など）	アセタゾラミドによる予防が強く推奨される

[Hackett T, et al: High Elevation Travel & Altitude Illness, CDC Yellow Book 2024 <https://wwwnc.cdc.gov/travel/yellowbook/2024/environmental-hazards-risks/high-elevation-travel-and-altitude-illness>（2024 年 6 月 30 日閲覧）]

ぐに寝ることは避ける（酸素取り入れ効率が落ちるため），アルコール摂取を避ける，などがある．また，利尿薬の 1 つであるアセタゾラミドが高山病予防として使用されている．高地の観光地では小さい酸素ボンベも販売されているが，酸素吸入は一時的な効果しかなく，予防としては勧められない．高山病の分類，症状，予防法，治療法，そしてリスク因子について**表1, 2**に記載する．高山病にならないためには，**表2**に示すリスクを低減するように高地順応を行い，余裕をもったスケジュールを立てることが重要である．

高地順応は以下の方法がある．

・低地から 9,000 ft（2,750 m）以上への 1 日での移動はできるだけ避ける．2,750 m 以上の地点からは睡眠をとる高度を 500 m/日を越えないスピードで上げ，1,000 m ごとに 1 日余分に順応日を設ける．

・それ以上の速度で高度をあげる必要があれば，アセタゾラミドの使用を考慮する．

・少なくとも最初の 48 時間はアルコール摂取や過度の運動を控える

また，高地を旅行するのに注意が必要，またそもそも高地旅行の禁忌となる基礎疾患がないかどうかも慎重に考慮する（**表3**）．

もし高山病を発症した場合は，高度上昇を中止する，あるいは高度を下げることが最大の対応策であり，無理をして高地での旅行を続けてはならない（**表1**）．重症化した場合，酸素投与，デキサメタゾンなどの使用が必要となり，死に至ることもある．ゆえに，医療者には，渡航前に基礎疾患，訪問地，移動ルートを十分に検討したうえで予防薬を処方し，予防教育を十分に行うことが求められる．余裕をもったスケジュールでの高地旅行を心がけ，旅行中は無理をしないことが，命を守るためきわめて重要である．

アセタゾラミド（ダイアモックス®）について[4]

・**投与法**：高地に到着する前日から到着 3 日後までの 4 日間内服する．

表3 高地への渡航に注意が必要，または禁忌となる基礎疾患一覧

リスクなし	医師への相談が必要	禁忌
・小児 ・高齢者 ・軽度の肥満 ・コントロールのよい喘息 ・糖尿病 ・血行再建術後の冠動脈疾患軽度の慢性閉塞性肺疾患 ・低リスクの妊娠 ・軽症・中等症の閉塞性睡眠時無呼吸症候群 ・コントロールのよい高血圧症 ・コントロールのよい痙攣性疾患 ・精神疾患 ・腫瘍性疾患	・生後6週間未満の乳幼児 ・代償性心不全 ・病的肥満 ・嚢胞性線維症（FEV 1.0% 30～50%） ・コントロール不良の不整脈 コントロール不良の喘息 コントロール不良の高血圧症 ・中等度の慢性閉塞性肺疾患 重度の閉塞性睡眠時無呼吸症候群 ・安定狭心症 ・血行再建術前の冠動脈疾患 鎌状赤血球形質 ・コントロール不良の痙攣性疾患 ・肝硬変 ・軽度の肺高血圧症 ・角膜切開術（遠視になる）	・鎌状赤血球貧血 ・重篤な慢性閉塞性肺疾患 ・肺動脈収縮期血圧が60 mmHgを超える肺高血圧症 ・不安定狭心症 ・非代償性心不全 ・高リスクの妊娠 ・嚢胞性線維症（FEV 1.0%＜30%予測値） ・最近の心筋梗塞または脳卒中（90日以内） ・未治療の脳血管瘤または動静脈奇形 ・頭蓋内占拠性病変

FEV 1.0%：1秒率，1秒量を努力性肺活量で割った値.
〔Hackett T, et al: High Elevation Travel & Altitude Illness, CDC Yellow Book 2024 <https://wwwnc.cdc.gov/travel/yellowbook/2024/environmental-hazards-risks/high-elevation-travel-and-altitude-illness>（2024年6月30日閲覧）〕

- **副作用**：頻尿・多尿（70%以上），電解質異常，精神錯乱・痙攣，アナフィラキシーなど.
- **禁忌**：アセタゾラミドおよびスルホンアミド系薬剤に対して過敏症の既往歴あり，無尿，急性腎不全，高度肝機能障害，肝硬変，体液中のナトリウム，カリウムの著しい減少がある場合，副腎機能不全，慢性閉塞隅角緑内障の患者への長期投与
- **その他，注意**：妊婦（マウスで胎児への影響が確認されている），授乳中（母乳移行あり）
- **併用注意**：ジギタリス（血清カリウム値の低下による作用増強），カルバマゼピン（濃度上昇），糖質副腎皮質ホルモン剤（低カリウム血症の誘発）など.

Controversy

本邦ではアセタゾラミドは高山病予防薬として認可されていないため，保険診療外処方となる.

ポイント

☑ 高山病は主に2,500 m以上でみられ，重症の場合は致死的になる可能性がある.

☑ 発症リスクを事前に評価し，予防と教育を十分に行う.

☑ 発症した場合は高度を下げることが一番の対応策である.

文　献

1）日本旅行医学会：高山病で死なないために <http://jstm.gr.jp/knowledge/%E9%AB%98%E5%B1%B1%E7%97%85%E3%81%A7%E6%AD%BB%E3%81%AA%E3%81%AA%E3%81%84%E3%

81%9F%E3%82%81%E3%81%AB/>（2023 年 1 月 21 日閲覧）

2）Hackett T, et al: High Elevation Travel & Altitude Illness, CDC Yellow Book 2024 <https://wwwnc.cdc.gov/travel/yellowbook/2024/environmental-hazards-risks/high-elevation-travel-and-altitude-illness>（2024 年 6 月 30 日閲覧）

3）Bärtsch P, et al: Acute high-altitude illnesses. N Engl J Med **368**: 2294-2302, 2013

4）ダイアモックス末/ダイアモックス錠 250 mg，添付文書 <https://www.info.pmda.go.jp/go/pack/2134001X1029_3_11/>（2023 年 1 月 21 日閲覧）

International SOS と青年海外協力隊における経験

　本書を読まれている方の中には，将来国外で医療活動に従事したい方がいるかもしれません．国外での医療活動といっても，様々な機関が活動し，活動内容も多岐にわたります．私は日本の看護師保健師資格を保有し，日本の病院勤務の後に，International SOS という会社でアフリカに派遣され，リモートナースとして勤務しました．また，青年海外協力隊（現 JICA 協力隊）として中国の中日友好医院でボランティア活動を経験しました．

　アフリカでの勤務では，日本では想像できない不便な状況に否応なく晒されました．

　COVID-19 患者用簡易隔離医療施設の立上げおよび運営看護師として派遣されました．立ち上げが十分でない中，COVID-19 の患者さんを受け入れることになりました．そんな中，患者さんの容態が急変，点滴を入れることになりました．しかし駆血帯が届いていないため，ゴム手袋を駆血帯として使用しました．現地の同僚医師曰く「公立病院では当たり前」だそうです．さらに，立派な人工呼吸器があるのに，酸素ボンベとつなげる配線がいつまでも届かない！ 酸素ボンベがいつ充填されたかわからない！ 酸素ボンベを運ぶためのカートはサイズを測って作成したはずなのにボンベが乗らない！ など，様々な問題がいつも付きまとっていました．停電も日常茶飯事で，ひどい停電時は携帯電話の通信すら切断され，何かあっても現地の同僚医師と連絡が取れない状況でした．問題が表出するたびに「この状況をどう乗り切るか」と自分に問われているようでした．

　青年海外協力隊としての活動は，「現地に行かないとわからない」を感じる経験でした．片言の中国語しか話せず，中国と日本の間には様々なわだかまりがあり，正直なところ不安を多々抱えた中での活動でした．不安とは裏腹に，中国では多くの方が「日本からよく来たね！」と快く受け入れてくれました．とくに印象的だったのは，日本人である私に対し少しからかう発言を病院の中国人現地スタッフがしたときでした．その発言の後すぐさま別の現地スタッフが「同じ中国人として恥ずかしい．また侮辱するような発言をしたら，もう口を聞かない」と辛辣に同僚を批判しており，驚きとともに現地に来たからこそ想像と違うとわかった経験でした．

　国外での活動中は「二度と国外で活動するもんか！」と思う瞬間が少なからずあります．その一方で，国外での活動でしか経験できないこと学べないことがあるように感じています．

　「色々あるけど，結局は楽しいかどうかでしょ？」と北京で出会った日本人医師の言葉に共感し，日本で活動しつつ海外での活動も模索する日々を送っています．

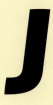

旅行者下痢症の対策

旅行者下痢症は旅行に関連する健康問題の中でもっとも頻度が高い．海外旅行者の30〜70％が経験するともいわれている[1]．旅行者下痢症の対策として，以下のようなものがある．

飲食前の流水・石鹸での入念な手洗い

携帯用アルコール手指消毒剤（濃度60％以上のもの）を組み合わせるとさらに効果的である．

リスクの低い飲食物の選択

たとえば以下のようなものは安全性が高いといわれている．

①湯気が立つほどの高温で加熱された食べ物は安全性が高い．ただしビュッフェなど，調理後に長時間放置されているものは菌が繁殖しやすいため注意が必要である．

②自分で皮を剥いた果物は安全性が高い．サラダやカットフルーツは調理過程で汚染されてしまうことがある．

③工場で密封・充填された食品（缶詰や袋菓子など）も開封前であれば比較的安全である．また，乾燥した食品も通常は菌が繁殖しにくい．

④炭酸飲料（未開封であるとわかるため），沸騰直後のお湯で淹れた熱いコーヒーやお茶などは安全性が高い．ボトル入りのミネラルウォーターも未開封であることが確実であれば安全である．低中所得国では街中でも水道水や氷入りの飲料（氷にも水道水が使用されている）は避ける．生搾りジュースも調理過程での汚染リスクが高い．

⑤旅行者向けの清潔なレストランでの食事も比較的安全である．逆に道端の屋台で売っている飲食物は避けるべきである．

手洗いや飲食物に注意するというこれらの対策は，旅行者下痢症を予防するためのもっとも基本的な方法である．しかし，実際には現地の飲食店の衛生管理水準を詳細に知ることはむずかしい．また，現地で旅行を楽しむあまり，これらの対策は徹底できないことが多く，現実的な予防効果は必ずしも高いとはいえない．旅行中の現地の食事は楽しみの1つでもあるため，ある程度の下痢は旅行の思い出の1つとして割り切ることも必要かもしれない．

現地での治療 [1,2]

現地で旅行者下痢症を発症した場合，以下のような治療を試みることで症状の改善が期待できる．

1）水分補給

水分と電解質が失われるため，とくに小児や慢性疾患をもつ患者では脱水補正が重要である．重度の脱水では経口補水液（Oral rehydration solution：ORS）がもっとも有効である．ORS は現地の薬局などで広く入手することができる．煮沸した水や汚染されていない水に溶かして使用する．塩味が非常に強いため，脱水が軽度であれば甘味の強すぎないスポーツ飲料などが飲みやすく，現実的である．

2）止痢薬

下痢の症状を改善できる．ただし，血便や発熱がある場合は，止痢薬の使用により症状が遷延したり，悪化したりする懸念があるため避けたほうがよい．また小児への使用は推奨されない．

> **処方例** ロペラミド 1 mg/回，1 日 2 回まで

3）抗菌薬（スタンバイ治療）

抗菌薬を使用することで，下痢の症状の持続時間が 1〜数日に短縮されることが多い[3]．ただし副作用や耐性菌の問題も無視できないため，少し便が緩い，という程度の症状にまで使用すべきではない．旅行者下痢症の重症度は一般的に以下のように分類されており，中等症〜重症の場合に使用を考慮する．

- **軽症**：苦痛はほとんどなく，予定どおりの旅行を継続できる程度のもの
- **中等症**：苦痛があり，旅行の予定にいくらかの変更が必要な程度のもの
- **重症**：苦痛で動けず，旅行の予定を完全にキャンセルする程度のもの．

> **処方例**
> レボフロキサシン 500 mg，1 日 1 回，1〜3 日間
> アジスロマイシン 500 mg，1 日 1 回，1〜3 日間

内服開始 24 時間後に患者自身で評価を行い，症状が改善していれば内服を中止する．妊婦や小児では副作用の観点からアジスロマイシンの使用が推奨される．近年とくにアジアでカンピロバクターなどへのキノロン耐性化が進んでおり，抗菌薬投与後も改善が乏しい場合は渡航地により耐性菌が関与している可能性も考慮する．治療後 24〜48 時間が経過しても改善の兆しがない場合は，医療機関を受診する．

発症前の予防方法

プロバイオティクス（整腸剤）による旅行者下痢症の予防について，現時点での科学的根拠は不十分である．

また，旅行者下痢症の発症前から予防としてルーティンに抗菌薬を使用すると，通常の腸内細菌叢を乱し，耐性菌を獲得するリスクを上げる．抗菌薬使用に伴う，そのような負の側面を考慮すると，重症化リスクの高い合併症があるなどの特殊な場合を除き，推奨されない．

旅行者下痢症を十分に予防できるワクチンは開発されていない．旅行者下痢症の原因の 1 つである毒素原性大腸菌に対して，経口不活化コレラワクチン（Dukoral®）が部分的に効果を示すことが知られている[4]．しかし他にも様々な病原体が旅行者下痢症を引き起こすた

め，旅行者下痢症全体に対する予防効果は限定的である．また，国内では接種可能な医療機関が限られている．

ポイント

☑ リスクの低い飲食物の選択，手指衛生を心がける．

☑ スタンバイ治療で症状軽減や持続時間短縮ができる可能性がある．

文 献

1）Conner BA: Traveler's Diarrhea. CDC Yellow Book 2024 <https://wwwnc.cdc.gov/travel/yellowbook/2024/preparing/travelers-diarrhea> （2024 年 7 月閲覧）

2）Hill DR, et al: The practice of travel medicine: guidelines by the Infections Diseases Society of America. Clin Infect Dis **43**: 1499, 2006

3）Riddle MS, et al: Guidelines for the prevention and treatment of travelers' diarrhea: a graded expert panel report. J Travel Med 24（suppl_1）: S57-S74, 2017

4）O'Ryan M, et al: Vaccines for viral and bacterial pathogens causing acute gastroenteritis: Part II: Vaccines for Shigella, Salmonella, enterotoxigenic E. coli（ETEC）enterohemorragic E. coli（EHEC）and Campylobacter jejuni. Hum Vaccin Immunother 11: 601-619, 2015

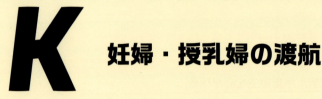

妊娠中の渡航前の評価

　妊婦が，渡航する際には必ず渡航に適した時期または状態であるかを判断する必要がある．妊娠に関するリスクがある場合は，渡航を再度検討する必要がある．産婦人科の主治医と連携をとり，既往歴や妊娠歴を確認すべきである．渡航にあたっての禁忌条件および危険性のある地域の詳細については**表1**に示す[1]．

　渡航前には，事前に十分な評価を行う必要があり，渡航前の妊婦のチェックリストを**表2**に示す[1]．

　妊娠中の深部静脈血栓症のリスクは，非妊娠時の5～10倍という報告もあり長距離の移動の際，こまめなストレッチ，ウォーキング，弾性ストッキングの装着などを行い予防する．

妊婦の注意すべき感染症を理解する

　呼吸器感染症，泌尿器感染症，腟炎は妊娠中に発症しやすく，重症化しやすい．また旅行者下痢症やその他の消化器感染症を発症した妊婦は，脱水症状を起こしやすい．そのため，厳重な手指の衛生管理と，食べ物や水に関する予防措置を強調する必要がある．水は，ボトル入りのものや，沸騰させたものが望ましい．胎児の甲状腺に影響を与える可能性があるため，妊婦の浄水にはヨウ素を含む化合物を使用してはならない[2]．また妊娠中にとくに注意が必要な食中毒には，トキソプラズマ症やリステリア症などがある．これらは感染が胎盤を通過して自然流産，死産，先天性感染や新生児感染を引き起こす可能性がある．糞口-経口感染をきたすA型肝炎，E型肝炎も注意が必要であり，A型肝炎は，胎盤剥離や早産のリスクを高めると報告され，E型肝炎は妊娠中に重症化しやすく，症例死亡率は15～30％である．妊娠第3四半期に発症した場合，胎児の合併症や胎児死亡とも関連する．したがって，妊娠中の渡航者は，低温殺菌されていないチーズや加熱不十分な肉製品を避けるように注意するべきである[2]．

　妊婦がジカウイルス感染症に感染した際，新生児が小頭症になるリスクが50倍といわれている[3]．大半の感染が蚊媒介であるが，性交渉による感染もまれではない．防蚊対策に加えて，渡航後，女性2ヵ月，男性3ヵ月は性交渉の際にコンドームを用いる[4]ように指導する．

ワクチンの適応

　生ワクチンは，原則としてワクチン接種によるワクチン株ウイルスの感染を生じ，胎児に影響を及ぼす可能性があるため禁忌である．ただし，黄熱に関しては，有益性が危険性を上回ると判断される場合には接種可能とされており，必要性を検討することが推奨される．不

表1　妊婦における渡航禁忌条件

絶対禁忌	相対禁忌	危険性のある地域への渡航
・胎盤剥離 ・微弱陣痛 ・子宮頸管無力症 ・早産 ・前期破水 ・子宮外妊娠疑い ・切迫流産，性器出血 ・子癇（既往含む）	・異常分娩 ・子宮内発育不全 ・不妊の既往 ・人工妊娠中絶の既往 ・子宮外妊娠の既往 ・15歳未満，35歳以上 ・多胎妊娠 ・前置胎盤，他の胎盤異常	・高地 ・致命的な昆虫媒介性疾患や食事から経口感染を起こす感染症の流行地 ・クロロキン耐性熱帯熱，マラリア流行地 ・生ワクチンの接種が必須または推奨されている地域

[Galang R, et al: Pregnant Travelers. CDC Yellow Book 2024 <https://wwwnc.cdc.gov/travel/yellowbook/2024/family/pregnant-travelers>（2024年6月30日閲覧）をもとに作成]

表2　妊娠中の渡航のチェックリスト

□エコー検査：妊娠週数の判明，正常妊娠の確認
□予防接種歴（COVID-19，A型肝炎，B型肝炎，風疹，水痘，麻疹，百日咳，破傷風など）
□予防接種状況の確認
□渡航地，旅行形態のリスクを把握
□適切な海外旅行保険や搬送に際しての，保険の確認
□緊急の医療受診が必要な症状や兆候の確認
□一般的な渡航への推奨：ワクチン，マラリア予防など
□利用する航空会社や旅行保険の規約・約款などの確認
□現地医療機関の検索や診療情報提供書の作成
□移動ストレスの軽減のための準備：衣服，座席，水分など

[Galang R, et al: Pregnant Travelers. CDC Yellow Book 2024 <https://wwwnc.cdc.gov/travel/yellowbook/2024/family/pregnant-travelers>（2024年6月30日閲覧）をもとに作成]

活化ワクチンに関しては基本的には影響がないとされるため，渡航地や渡航形態に応じたワクチンを推奨すべきである．代表的なものを以下に挙げる．

1）インフルエンザワクチン

妊婦は非妊婦に比べて重症化しやすいという報告がある．インフルエンザにかかることにより流産・早産の可能性がある．妊婦に接種することで，出生児のインフルエンザ感染予防につながる．インフルエンザシーズンに妊娠中または妊娠予定の女性はインフルエンザワクチンを受ける必要がある[5]．

2）新型コロナウイルスワクチン

妊娠中に新型コロナウイルス感染症を起こすと，とくに妊娠後期は重症のリスクが高い．mRNAワクチンについては，妊婦への投与に関する調査が多くされ，ワクチンの安全性[6,7]および感染予防の重要性が報告されている．

3）百日咳・ジフテリア・破傷風混合ワクチン

欧米諸国では成人思春期用に調整されたワクチン（Tdap）が使用され，妊婦への接種が推奨されている[8]．妊婦への接種は広く行われており，妊婦への安全性や，乳児における百日咳発症および死亡を抑制する効果が立証されている．わが国ではTdapが承認されておらず代わりに諸外国では乳児に接種される百日咳・ジフテリア・破傷風混合ワクチン（DTaP）

表3 妊婦へのマラリア予防

抗マラリア薬	妊婦への使用	日本での入手	日本での適応
クロロキン	○	×	-
メフロキン	○ 第2〜3半期（14〜40週）で「予防量の使用で胎児への影響がないことが報告されている．第1三半期において安全とされる一方，自然流産が増えたという報告もある．	○	禁忌
アトバコン/ プログアニル	×〜△ （安全性のデータなし）	○	可
ドキシサイクリン	× （妊娠4ヶ月以降の胎児に対する催奇形性）	△	適応なし（禁忌）
プリマキン	× （胎児のG6PD欠乏症の検査受けられないため）	×	-

［Galang R, et al: Pregnant Travelers. CDC Yellow Book 2024 <https://wwwnc.cdc.gov/travel/yellowbook/2024/family/pregnant-travelers>（2024年6月30日閲覧）をもとに作成］

が成人に対しても接種可能である．残念ながら国内での妊婦へのDTaP接種の安全性試験は行われておらず，接種の際にはこのような情報も含めて接種するかどうかを勘案する必要がある．

4）B型肝炎ワクチン

妊娠中および妊娠後の性交渉および感染リスク（多数のセックスパートナーがいる，キャリアが家族内にいる，静注薬剤常習者など）に応じて，B型肝炎ワクチンも接種が推奨されている．出産では多くの出血を伴う場合もあり，輸血のリスクに備えてB型肝炎高度蔓延国での出産では接種が推奨される．

妊婦のマラリア予防の適応

妊婦において，マラリア罹患は，重症化リスクや死亡率も高いだけでなく，早産，切迫，流産，胎児への影響もある．妊婦は，重度の寄生率，貧血，低血糖を引き起こし，脳マラリアやARDSを引き起こしやすい．そのため妊婦はマラリアの流行地への渡航を避けるようにアドバイスをする．渡航が，避けられない場合は，防蚊対策および予防内服（**表3**）を行う[1]．防蚊対策としてDEET（ジエチルトイアミド）は35%以下の濃度で，第2〜3半期（14〜40週）であれば安全に使うことができる．

授乳婦におけるワクチン，薬

授乳婦においてわが国のガイドラインを含めて弱毒生ワクチン，不活化ワクチンとも接種後の授乳制限は必要となれない．ただし，黄熱ワクチンは授乳による感染および発症事例が報告されている[9]．とくに黄熱ワクチンの接種ができない9ヵ月未満の乳児は，神経合併症の確率が高いため，授乳婦への接種の判断は慎重にすべきであり，授乳中の児が，9ヵ月未満であった場合には少なくとも接種後2週間は断乳が必要である．

マラリア予防に関しては，メフロキンやクロロキンは乳児への使用についても臨床データ

があり，授乳に適する．ドキシサイクリンは短期的な使用は問題ないとする専門家もいるが，母乳への移行もあり注意を要する．アトバコン・プログアニル配合剤については安全性に関するデータが少なく，5kg未満の乳児に授乳する女性には推奨されていないが，重篤な副作用が生じた事例の報告は現時点ではない．

　その他，授乳中の母親が曝露される可能性のある医薬品に関する情報は，米国のNational Institute of Child Health and Human DevelopmentのDrug and Lactation Database（LactMed®）[10]データベースを参考にされたい．母乳や乳児の血液中のこれらの物質の濃度や，授乳中の乳児に起こりうる有害作用に関する情報も含まれている．すべてのデータは，科学文献から引用され，記載されている．

ポイント

- ☑ 渡航が妊婦に与えるリスクを十分に評価することが大事である．
- ☑ リスクの高い地域や渡航形態を把握し，予防対策（ワクチン，防蚊対策，手指衛生，生ものの摂食を避けるなど）を指導する．
- ☑ 妊婦が接種可能なワクチン，投与可能な薬剤を確認する．

文　献

1）Galang R, et al: Pregnant Travelers. CDC Yellow Book 2024 <https://wwwnc.cdc.gov/travel/yellowbook/2024/family/pregnant-travelers>（2024年6月30日閲覧）

2）Anderson S: Advice for Women Travelers. Travel and Tropical Medicine Manual, 5th ed., Sanford CA, et al（eds.），Elsevier, p192-214, 2017

3）Cauchemez S, et al: Association between Zika virus and microcephaly in French Polynesia, 2013-15: a retrospective study. Lancet **387**: 2125-2132, 2016

4）Martin S, et al: Zika. CDC Yellow Book 2024 <https://wwwnc.cdc.gov/travel/yellowbook/2024/infections-diseases/zika>（2024年6月30日閲覧）

5）Guidelines for Vaccinating Pregnant ACIP Guidelines <https://www.cdc.gov/vaccines/pregnancy/hcp-toolkit/guidelines.html>（2023年2月14日閲覧）

6）Shimabukuro TT, et al: Preliminary Findings of mRNA Covid-19 Vaccine Safety in Pregnant Persons. N Engl J Med **384**: 2273-2282, 2021

7）DeSilva M, et al: Evaluation of Acute Adverse Events after Covid-19 Vaccination during Pregnancy, N Engl J Med **387**: 187-189, 2022

8）Skoff TH, et al: Impact of the US Maternal Tetanus, Diphtheria, and Acellular Pertussis Vaccination Program on Preventing Pertussis in Infants <2 Months of Age: A Case-Control Evaluation. Clin Infect Dis **65**: 1977-1983, 2017

9）Center for Disease Control and Prevention（CDC）: Transmission of yellow fever vaccine virus through breast-feeding-Brazil, 2009. MMWR Morb Mortal Wkly Rep **59**: 130-132, 2010

10）Drugs and Lactation Database（LactMed®）<https://www.ncbi.nlm.nih.gov/sites/books/NBK501922/>（2023年2月14日閲覧）

IDES（感染症危機管理専門家養成プログラム）の経験から

イタリアの流儀

COVID-19の感染拡大が始まった2020年2月．横浜港に停泊していた大型客船の集団感染は世界の注目の的であった．実はこの客船にはイタリア人が乗船していた．イタリア政府はそのイタリア人を自国に連れて帰るべく，1人の女性医師を搭乗させた救助便を出した．救助便が無事にイタリアへと着いたその日，彼女とある人物が仲良く笑っている写真が新聞の一面を飾った．それは彼女の元同僚の自分だった．粋な計らいである．エスプレッソを飲んでからの病棟回診や，一度も時間どおりに始まらなかった会議やセミナー．懐かしい思い出が一瞬にして蘇った．

鎌田一宏（IDES 2期）

健康危機管理における多様な分野の専門家の協力の重要性

厚生労働省健康危機管理基本指針によれば，健康危機管理とは，「医薬品，食中毒，感染症，飲料水その他何らかの原因により生じる国民の生命，健康の安全を脅かす事態に対して行われる健康被害の発生予防，拡大防止，治療等に関する業務であって，厚生労働省の所管に属するもの」とされている．2021年度，IDES 2年目の国際機関派遣では，米国保健福祉省の危機管理部門において，自然災害からテロ，感染症に至るまで，あらゆる健康危機管理に対応する標準的な仕組みを用いるオールハザード・アプローチについて実践的に学ばせていただいた．日本においても，多様な分野の専門家が集結し，知識や経験の共有を図ることで，将来の健康危機に立ち向かっていければよいと考えられる．

松澤幸正（IDES 6期）

身近に感じたアウトブレイク

IDES期間中はグローバル感染症を感じる日々だった．2020年は厚労省の新型コロナウイルス対策本部で勤務し，日々拡大する本部の中でパンデミックの脅威を肌で感じた．コロナの影響で遅れた海外派遣はスイスのWHO本部で，世界中のメディアやWHO支部などの情報から対策が必要な感染症アウトブレイクを探知する業務だった．

基本的にWHOの援助が要るのはアフリカや中南米などの途上国．現場には行けない．コロナにおいて日本とスイスは意識や政策が違ったように，文化・常識は地域・国で違うことを踏まえ，グローバル感染症では現場を想像する力が改めて重要と感じた．

水島 遼（IDES 5期）

隣人からのギフト

2020年度，guest researcherとして米国CDCに在籍させていただいた．米国はロックダウン中，家族と14日間検疫する家を3日前に確保し，4月1日に転がり込んだ．行動制限下，アトランタでのオンライン生活は想像とは異なるものだったが，親切な隣人が地方紙の切り抜きをくれた．そこには日本の介護施設の受付で健康チェックをするスタッフの写真とともに，感染者数を抑えられている日本についての記事が載り，インタビューには国際感染症センターの医師が答えていた．とても誇らしく，派遣中のモチベーションとなった．

匹田さやか（IDES 5期）

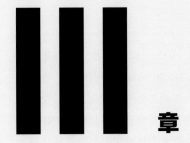

III章

グローバル感染症診療に役立つ！情報のまとめ

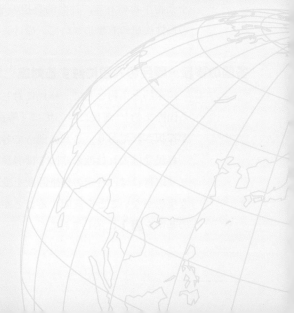

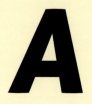
移民・難民に対する診療

移民・難民の定義

近年,世界の移民者数は増加傾向にあり,国際移住機関(IOM)によると,2020年の世界の国際移住者数の推計値は約2億8,100万人で,世界人口の約3.6％に相当する.経済的な理由などによる,より良い生活を求めて他国へ移住する人々のことを移民とよぶ.受け入れ国の承認の有無により,合法と非合法に分けられる.国連難民高等弁務官事務所(UNHCR)によれば,この移民の中でも,人種,宗教,国籍,政治的意見または特定の社会集団に属するという理由で,自国にいると迫害を受けるおそれがあるために他国に逃れ,国際的保護を必要とする人々が「難民」と定義されている.当該定義では,自国における平時と戦時の区別をしておらず,国際的・国内的な武力紛争や戦争から他国に逃れてきている人々も,上記の定義に該当すれば「難民」とされる.また,紛争などによって住み慣れた家を追われたが,国内にとどまっている,あるいは国境を越えずに避難生活を送っている「国内避難民」も増加しており,これらの人々は難民に比べて国際的な支援が受けにくい立場にある.

UNCHRの発表によると,迫害,紛争,暴力,人権侵害などにより2021年末時点で故郷を追われた難民および国内避難民の数は約8,930万人まで増加し,その後もウクライナをはじめ世界各地で起こっている人道危機により,2022年5月には,1億人を突破した.

移民・難民の健康管理

移民・難民の健康管理については入国前に,移動により悪化が懸念される健康状況の確認とともに,入国後に公衆衛生上問題となる可能性がある結核や肝炎,性感染症などの感染症や薬物中毒の有無,社会的負担の増大となる悪性腫瘍や膠原病,腎疾患,HIV感染症などの慢性疾患の有無について,受け入れ国の要請に従って健康診断が行われている.

各国の移民・難民の入国に対する対応 [1,2]

国際的な条約として,移民に対して「全ての移住労働者及びその家族の権利の保護に関する国際条約」,難民に対しては「難民の地域に関する条約」と「難民の地位に関する議定書」が採択されており,これに則って各国は受け入れを判断している.

移民受け入れは欧米諸国では労働力として重要であり,国の政策として取り上げているが,ビザ取得には,特定の健康診断を受け公衆衛生上の問題となる疾患や社会的負担になるような疾患がないことを証明することが求められる.難民受け入れ時の健康管理の例として米国の基準を**表1**に示しておく[3].

表1 移民・難民の入国許可審査時の健康管理分類（米国）

Class A condition	提出する査証や入国が不適格となる医学的状態： ・公衆衛生上の問題となる感染症（活動性結核，未治療の梅毒，淋菌感染症，感染性の Hansen 病） ・不十分な予防接種歴 ・有害な行動と関連した身体的または精神的障害 ・薬物の乱用または依存
Class B condition	申請者の入国を不可とはしないものの，通常の健康状態または健康状態からの逸脱が下記のような社会生活に影響を及ぼす可能性がある健康状態： ・重症または永続的な身体的または精神的健康状態，疾患，障害により，生活の自立，学校への通学，または労働の遂行に影響を及ぼす可能性がある場合 ・将来的に広範な医療治療や施設入所が必要になる場合.

[US Citizenship and Immigration Services: Medical Examination and Vaccination Record より]

日本の移民・難民受け入れ状況 [2]

　日本では，一般的な労働者を移民として受け入れる制度はない．一方で，1993 年から人材育成を通じて日本の技能，技術または知識を移転することによる国際貢献を目的とした外国人技能実習制度が開始された．また，2019 年から国内で人材を確保することが困難な状況にある産業分野で，一定の専門性・技能を有する外国人を受け入れることを目的とした特定技能制度が開始された．2022 年 6 月時点において，327,689 人の技能実習生と 87,472 人の特定技能者が在留している．一方で，2023 年 4 月から技能実習制度を廃止し，国内での「人材確保」と「人材育成」を目的とした「特定技能制度」に改正された．

　難民の受け入れについては，1981 年に条約に批准し，1982 年に難民認定制度を制定して受け入れを開始した．近年の難民認定者数（申請者数＋審査請求者数）の現状は，2018 年に 42 人（10,493＋9,021 人），2019 年に 44 人（10,375＋5,130 人），2020 年に 47 人（3,936＋2,573 人），2021 年に 74 人（2,413＋4,046 人），2022 年に 202 人（3,772＋4,461 人）と，2021 年末における難民者数 2,710 万人に比して著しく少なく，認定率も低い [4,5]．一方で，2022 年にはロシア軍の侵攻に伴うウクライナからの避難民を 2022 年 12 月末時点で 2,238 人受け入れを行った．

　また，2010 年から開始されたタイなどに住むミャンマー難民の第三国定住受け入れは，対象や人数を変更しながら，2023 年時点でも継続されている．国立国際医療研究センター病院では当該難民に対する入国後の健康診断を行っており，身体計測，内科診察，血液検査（B 型肝炎抗原，C 型肝炎抗体，HIV スクリーニング，梅毒など），寄生虫便検査，尿検査，胸部 X 線検査と予防接種歴の確認などを実施している．

移民・難民の健康管理の意義

　移民・難民の健康管理は，移住先で健康な生活を送るための支援に加えて，ヒトの移動に伴って輸入される疾患を管理するうえでも重要となる．近年，問題となっている新興・再興感染症の多くは低所得国で発生している．また，これらの国では日本国内ではみられなくなった，ワクチンなどで予防可能な感染症も流行していることもある．加えて，東南アジア，南アジア，アフリカなどの地域では多剤耐性菌が大きな問題として取り上げられている．ま

た，十分な医療サービスのない環境で生活していた移民・難民は，ワクチン接種歴が不十分であったり，地域特有の疾患に罹患していながら適切な治療を受けていなかったりするため，受け入れ国で問題となることがある．これらの病原体がヒトの移動とともに広がるリスクがあり，健康診断などを通じて，十分な対応が必要となる．

　具体的な例としては，2021年に130万人の難民を受け入れているドイツでは，2014年10月〜2015年8月にかけてベルリンで，ワクチン接種が十分ではない難民からの輸入感染が住民にも拡大し，2013年に約500人の麻疹患者が報告された[6]．

　このように，入国時の健康基準整備や入国後の診療指針準備は，結果として国内の公衆衛生管理の向上や社会負担の軽減に寄与するものであり，今後も増加が予想される難民などを含む在留外国人を受け入れるための健康管理体制構築の基本となる．

文　献

1）IOM: World Migration Report 2022 <http://www.acf.hhs.gov/programs/orr>（2023年5月閲覧）
2）外務省：難民 <http://www.mofa.go.jp/mofaj/gaiko/nanmin.html>（2023年5月閲覧）
3）US Citizenship and Immigration Services: Medical Examination and Vaccination Record
4）出入国在留管理庁：令和4年における難民認定者数等について　<https://www.moj.go.jp/isa/content/001393012.pdf>（2024年4月閲覧）
5）UNHCR Japan：数字で見る難民情勢（2021年）
6）Werber D, et al: Large measles outbreak introduced by asylum seekers and spread among the insufficiently vaccinated resident population, Berlin, October 2014 to August 2015. Euro Surveill **22**: 30599, 2017

B 海外からの転送・受け入れ

　海外からの患者の転送・受け入れには国内の医療施設からの転院搬送とは異なる手順や注意点があり，あらかじめ準備をするのが望ましい[1]．なお，高度耐性菌の持ち込みリスク対策は別項にまとめた．

現地からの要請

1）連絡窓口の設定

　多くの場合，患者家族，患者の勤務先，保険会社，国際医療搬送業者などから搬送依頼の連絡を受ける．正確な医学情報の入手や，費用面などの点から，現地の医療機関と直接コンタクトでき，かつ，保険の手続きなどができる方が窓口になることが望ましい．保険会社などから依頼を受けた医療搬送業者は対応に慣れていることが多い．まれに患者家族や勤務先からの直接の搬送依頼を受けることもあるが，医学的な状況の把握や移送のアレンジなどが不十分になる場合もあり，慎重な確認を要する．受け入れ側の窓口に関しても担当者を決めておく．（入院中の）国名/都市名・年齢・性別・名前のイニシャルといった形で必要最小限の関係者間で情報を共有する．

2）医学情報の確認

　現在の入院理由（疾患・入院日）と入院経過（治療歴・手術や侵襲的な処置歴など），現在の状況と帰国時の見込み（意識状態，経口摂取の可否・酸素投与や介助の必要性，点滴やドレーンなどのデバイス使用など）を確認する．帰国後入院が必要か（入院日数の見込み），外来診療可能かを判断する．診療状況提供書をFAXまたはメールで送付してもらう．細菌感染症治療歴のある場合，耐性菌である可能性も高く，検出菌や薬剤感受性を確認し不十分な際には追加で問い合わせする．結核などの空気感染対策が必要な疾患やその他の感染対策の必要性についても情報収集する．

　受け入れ後に主科になる当該科を決めておき，さらに診療が必要になる見込みの診療科にも情報を共有し，受け入れの可否について判断を仰ぐ．感染管理室にも情報共有し感染対策の必要性やその予定期間も鑑み，病床の確保を行う．転送の際の同行者の予定（医療従事者，患者家族など）も確認する．

3）医療費や使用言語の確認

　日本の健康保険や旅行保険（クレジットカード付帯のものも含め）の有無を確認する．個室料金がかかる医療機関もある．搬送前に医療費の支払い見込みにつき確認しておく．

　外国人である場合は，国籍，使用する言語，通訳の有無を確認する．

4）受け入れ可否の決定

受け入れ可否を決定し，先方に伝える．転送予定日について先方と調整を行う．

5）転送許可

転送は，患者の全身状態が安定していることが前提で行われるべきである．転送可能かの判断は，現地の医療機関の医師が行うべきものであり，受け入れ側が判断することは危険である．可能な限り現地の医師の搬送許可証を得てもらう．

6）フライト情報の確認

フライトが確定したら最寄りの空港に到着する時間，場所，便名，空港から病院までの搬送方法について連絡をもらう．同行者について最終確認を行う．搬送方法が未定の場合，必要であれば先方に民間救急を提示する．搬送コストの支払いについて確認しておく．

Checklist

- ☐ 連絡窓口の設定（担当者名，続柄および勤務先名，電話番号・FAX・メールアドレスを控える）
- ☐ 医学情報の確認・診療情報提供書の依頼
- ☐ 医療費や転送費用の確認
- ☐ 国籍・言語，通訳の必要性
- ☐ 受け入れ可否の決定
- ☐ 転院予定日の確認
- ☐ 転院許可が出ているかの確認
- ☐ フライト（航空会社，便名，到着予定時刻）の確認
- ☐ 空港から病院までの搬送手段を確認

院内の調整

転院後すみやかに専門的治療や集中治療が必要な場合は，事前に当該科や病棟に連絡する．感染管理部門とも情報共有しておく．当日の担当者を決めておく．来院は遅れることもあり，必要に応じて夜間や翌日以降の担当者とも情報共有する．民間救急で来院する場合は，救急車受け入れ窓口にも来院時間を連絡しておく．転入院までにカルテ作成を行い，紹介状などの情報を集約しておく．

外国人を受け入れる場合，患者家族などによる通訳では，①医療専門用語が十分伝わらない，②通訳者の自己判断で患者本人に正確に伝えないことがある，などの懸念から可能であれば医療通訳者の用意が望ましい[1]．

Checklist

- ☐ 病室の確保
- ☐ 院内感染管理室・専門科や集中治療部門（必要な場合）に連絡
- ☐ 夜間当番医や翌日以降の担当医との情報共有
- ☐ 到着時刻を救急窓口に連絡
- ☐ 医療通訳者の手配（必要時）
- ☐ 患者のカルテ作成

受け入れ当日の対応

　　現地を予定どおりに出発したことを確認し，到着予定時刻を再確認し，院内で関係者に情報を共有する．遅延や状態の変化の際は逐次情報共有する．

Checklist

□　受け入れ関係者に到着予定時間の情報共有

□　アップデートされた情報の共有（必要時）

来院後対応

　　救急外来などで接触感染対策に加え，必要に応じて飛沫や空気感染対策下で初療を行う．全身状態が来院前の想定よりも悪い場合は，病室の調整を考慮する．改めて支払い方法について確認を行い，必要に応じて，医事課と相談を行う．搬送元の医療機関に患者の来院について連絡を行う．

Checklist

□　救急外来などで，状態評価，入院病室の最終決定

□　耐性菌スクリーニング実施（別項参照）

□　支払い方法の確認

□　搬送元の病院への情報共有

文　献

1）国立国際医療研究センター　国際感染症センター：医療機関における海外からの高度薬剤耐性菌の持ち込み対策に関するガイダンス，第2版 <https://dcc.ncgm.go.jp/information/AMR imported_20240330.pdf>（2024年6月閲覧）

C 迅速診断検査の使い方

　渡航後感染症の診療に役立つ，マラリアとデング熱の診断目的に利用するイムノクロマト法を用いた迅速診断キットと旅行者下痢症の診断目的に利用する遺伝子検査について概説する．

マラリア

　マラリアのもつ特異抗原を検出することにより診断する．特異抗原には HRP2（Histidine-rich protein 2），pLDH（Plasmodium lactate dehydrogenase），アルドラーゼなどがある．

　HRP2 は熱帯熱マラリアのみがもつタンパクである．感度が高く低い原虫寄生率であっても陽性となる．このため治癒後も数週間にわたって陽性が持続するため治療効果の判定には使用できない．また，まれに原虫寄生率が高すぎる場合に偽陰性となることがある（prozone-like effect）．昨今はエリトリアなどの特定の地域において，HRP2 が陰性のマラリア原虫が見つかっており，HRP2 を検出する検査キットでは陰性になることがあり注意が必要である[1]．

　pLDH はマラリア原虫の産生する終末酵素であり，すべてのマラリア原虫種で陽性となる迅速診断キットと，熱帯熱マラリア/三日熱マラリアを区別できる迅速診断キットが市販されている．熱帯熱マラリアの診断において pLDH は HRP2 と比較して感度が低く，とくに原虫寄生率が低い場合に偽陰性となりやすい．

　アルドラーゼも pLDH と同様にすべてのマラリア原虫種がもつ酵素であり，熱帯熱マラリアの診断における感度は HRP2 に劣る（pLDH とは同程度の感度である）．

　DCC ではマラリアの補助診断として，HRP2 とアルドラーゼを組み合わせたマラリア迅速診断キットである BinaxNow Malaria（Alere 社）を使用している．渡航者における本キットの精度について検討した研究では，熱帯熱マラリア，非熱帯熱マラリアの感度はそれぞれ 94％，84％であったと報告されている．原虫寄生率が低い症例や非熱帯熱マラリアの症例では偽陰性となることが多く，陰性であった場合はギムザ染色による確認を行うべきである[2]．

マラリア迅速診断キット「BinaxNow Malaria」の使い方

❶紫色の帯のところに血液を 15 μL 滴下する（キットに専用のスポイトが付属しているが DCC では正確性を優先してピペットを使用している）．

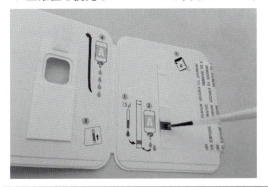

❷血液を滴下した部分の下にある白い帯に試薬を 2 滴滴下する．

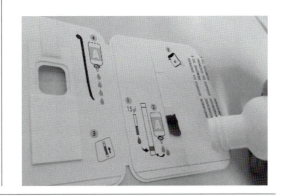

❸血液のラインが上がっていくのを待つ．

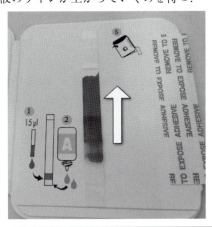

❹折り目の対面の 4 番と書かれた場所に試薬を 4 滴滴下する．

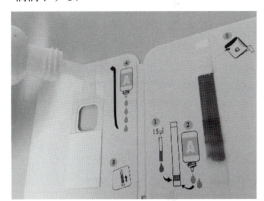

❺両面テープを剥がして，キットを折りたたむ．

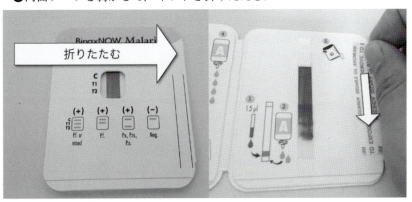

❻ 15 分後に判定.

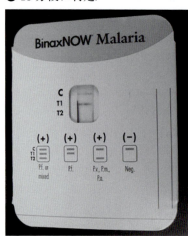

C（コントロール）のみ陽性：陰性
T1 のみ陽性：熱帯熱マラリア
T2 のみ陽性：非熱帯熱マラリア
T1 と T2 が陽性：熱帯熱マラリアまたは，熱帯熱と
　　　　　　　　非熱帯熱マラリアの混合感染

デング熱

　デング熱に特異的なタンパクである NS1（non-structural protein 1）というタンパクまたは IgM/IgM を検出することにより診断する.
　NS1 は急性期（第 1〜7 病日）に陽性となるタンパクであり，発症早期から陽性となる．感度は初感染では 90％以上と高いが，2 回目の感染では 60〜80％と低くなる．IgM は第 4 病日以降に陽性となり，IgG は初感染では第 7 病日以降に陽性となる（2 回目の感染ではより早期から陽性となる）（**図 1**）[3].
　日本では NS-1 を検出する検査薬「プラテリア デング NS1Ag キット」と NS-1 および IgG/IgM 抗体同時検出を目的とした検査薬「バイオライン デング Duo NS1Ag＋IgG/IgM」が

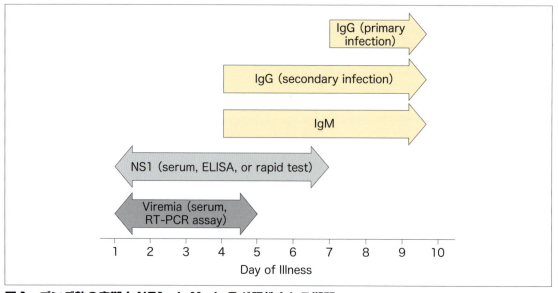

図 1　デング熱の病期と NS1，IgM，IgG が陽性となる期間

保険収載されており（D012 感染症免疫学的検査 233 点）DCC では後者を使用している．

デング熱迅速診断キット「デング Duo」の使い方

　左がNS1を検出するキット，右がIgMおよびIgGを検出するキット．2つがセットになっているキットである．

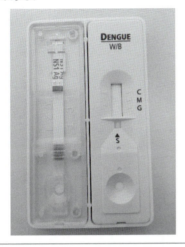

❶左のNS1キットのウェルに $100\,\mu L$ を滴下する．

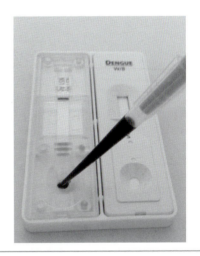

❷右のIgM/IgGキットのSと書かれた部分に血液を $10\,\mu L$ 滴下する（こちらは丸穴ではない点に注意！！）．

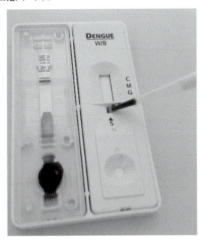

❸右のIgM/IgGキットのウェルに試薬を4滴滴下する．

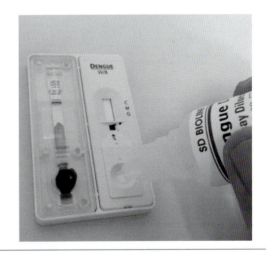

❹ 15〜20分後に判定．
NS1キットのTのラインが陽性：NS1陽性
IgM／IgGキットのMのラインが陽性：IgM陽性
IgM／IgGキットのGのラインが陽性：IgG陽性

NS1	IgM	IgG	解釈
−	−	−	感染なしの可能性が高い
＋	−	−	急性期
＋	＋	−	急性期
＋	＋	＋	急性期 （2回目の感染の可能性あり）
＋	−	＋	急性期 （2回目の感染の可能性あり）
−	＋	−	7日目以降
−	＋	＋	7日目以降
−	−	＋	デング熱既感染

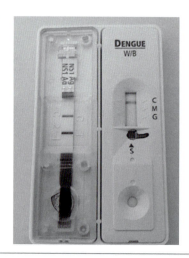

その他の迅速診断キット

　マラリア，デング熱以外にも市販されている迅速診断キットとしてチクングニア熱，レプトスピラ症，ツツガムシ病などがある．
　しかし，これらの迅速診断キットの検査精度について検討された大規模な研究はまだなく，あくまで参考程度に利用すべきである．
　また，LAMP法などの遺伝子診断によるPOCT（Point-of-care diagnostic）[4]，フローサイトメトリーによるマラリアの診断の開発も進んでいる[5]．

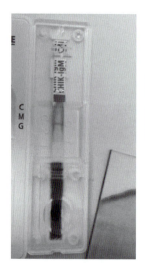
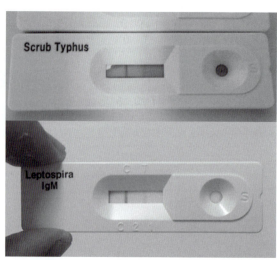

遺伝子検査を用いた検査

　　　　旅行者下痢症は発展途上国に渡航後によくみられる医学的な症状である．旅行者下痢症を診断するうえで，病原体を推測することが必要で疫学と重症度評価は重要である．症状で発熱や嘔気，嘔吐，水様便，血便の確認など症状は病原体を推測するうえで重要で，一般細菌は培養検査を用いるものが主流である．ウイルスや寄生虫については一般検査室では実施がむずかしかった．近年，遺伝子検査を用いた病原体確認検査が体外診断用検査ではあるが実施可能になっている．

1）FilmArray 消化管パネル

　本試薬は簡単な前処理とともに簡便に検査ができる多項目遺伝子検査である．一般細菌およびそれに関連した毒素 22 項目，ウイルス 5 項目，寄生虫 4 項目の測定が同時に行える検査である．寄生虫は *Cryptosporidium*，*Cyclospora cayetanensis*，*Entamoeba histolytica*，*Giardia lamblia* の 4 種が対象となる．

2）検査手順

❶糞便を採取する
　輸送容器に糞便を採取する．下痢便の場合はディスポーザブルのスプーンなど利用して採取容器に保管する．

❷サンプリング
　糞便はよくかき混ぜて付属のスポイトで 2 本目ライン（約 0.2 mL）まで採取する．採取した糞便は前処理液（赤色）と混和して蓋をする．

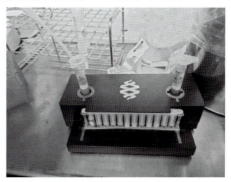

❸ PCR キットに前処理液を接種
　バッファー（青色）と赤色の調整済み検体を PCR キットに接種する．

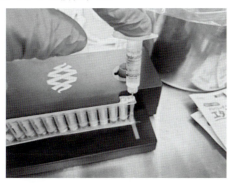

❹機器に挿入

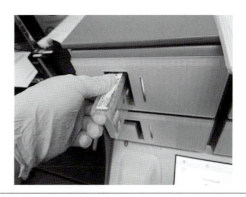

❺測定結果の確認

Result Summary	
Bacteria	
✓ Detected	*Campylobacter*
Not Detected	*Clostridium difficile* toxin A/B
Not Detected	*Plesiomonas shigelloides*
Not Detected	*Salmonella*
Not Detected	*Vibrio*
Not Detected	*Vibrio cholerae*
Not Detected	*Yersinia enterocolitica*
Diarrheagenic *E. coli/Shigella*	
Not Detected	Enteroaggregative *E. coli* (EAEC)
Not Detected	Enteropathogenic *E. coli* (EPEC)
Not Detected	Enterotoxigenic *E. coli* (ETEC) *lt/st*
Not Detected	Shiga-like toxin-producing *E. coli* (STEC) *stx1/stx2*
⊘ N/A	*E. coli* O157
Not Detected	*Shigella*/Enteroinvasive *E. coli* (EIEC)
Parasites	
Not Detected	*Cryptosporidium*
Not Detected	*Cyclospora cayetanensis*
Not Detected	*Entamoeba histolytica*
Not Detected	*Giardia lamblia*
Viruses	
Not Detected	Adenovirus F 40/41
Not Detected	Astrovirus
Not Detected	Norovirus GI/GII
Not Detected	Rotavirus A
Not Detected	Sapovirus

測定結果を確認する．糞便中に病原体もしくは毒素があれば"Detected"，なければ"Not Detected"と表示される（結果は*Campylobacter*が検出された場合）．複数の病原体があっても検出可能であるため，旅行者下痢症においては複数陽性になる機会はある．

3) 寄生虫疾患の感度と特異度

　寄生虫疾患の診断には顕微鏡検査を用いるが，遺伝子検査のほうが感度/特異度（100%/100%）が高い検査になる．そのため，遺伝子検査で陽性になった場合に顕微鏡検査を見直すことで確認できる場合がある[6]．

4) 対象患者の絞り込み

　遺伝子検査をすべての旅行者下痢症の患者に対して実施するのではなく，来院して5日以内の患者であったり，入院適用となる状態であったりなど絞り込みが必要である．できれば感染症医に相談して検査を実施するかどうかの判断をしてもらうなど，病院内での規程を作成しておくことが望ましい[7]．

文　献

1）Mihreteab S, et al: Increasing Prevalence of Artemisinin-Resistant HRP2-Negative Malaria in Eritrea. N Engl J Med **389**: 1191-1202, 2023

2）Farcas GA, et al: Evaluation of the Binax NOW ICT test versus polymerase chain reaction and microscopy for the detection of malaria in returned travelers. Am J Trop Med Hyg **69**: 589-592, 2003

3）Simmons CP, et al: Dengue. N Engl J Med **366**: 1423-1432, 2012

4）Kutsuna S, et al: Simultaneous diagnosis of dengue virus, Chikungunya virus, and Zika virus infection using a new point-of-care testing（POCT）system based on the loop-mediated isothermal amplification（LAMP）method. J Infect Chemother **26**: 1249-1253, 2020

5）Komaki-Yasuda K, et al: Clinical performance testing of the automated haematology analyzer XN-31 prototype using whole blood samples from patients with imported malaria in Japan. Malar J **21**: 229, 2022

6）Buss SN, et al: Multicenter Evaluation of the BioFire FilmArray Gastrointestinal Panel for Etiologic Diagnosis of Infectious Gastroenteritis, J Clin Microbiol **53**: 915-925, 2015

7）Rolek K, et al: Gastrointestinal Pathogen Panel Guidance, <https://www.nebraskamed.com/sites/default/files/documents/for-providers/asp/GI_Panel_Guidance_10-18.pdf>（2024 年 4 月閲覧）

Gavi ってなに？

　Gavi, The Vaccine Alliance（Gavi）は，低所得国（毎年改定されるが，2024 年には 1 人あたりの国民総所得が 1,810 米ドル以下であることが支援対象国の条件）の予防接種率を向上させることにより，子どもたちの命と人々の健康を守ることを目的として，2000 年にスイスで設立された官民連携パートナーシップ機関です．WHO，ユニセフ，世界銀行，ビル＆メリンダ・ゲイツ財団などと一緒に，基本的な保健医療を強化し，持続可能な開発目標である普遍的な健康保障に向けて，予防接種施策を支援する役割を果たしています．

　ワクチンを接種することで，重篤な感染症の発生率が大幅に低下します．また，子供たちが健康でいることで，家庭，地域社会，国全体の経済にプラスの効果をもたらし，社会生活が安定することにつながります．このようにワクチン接種の導入は費用対効果が高く，Gavi が支援する国々において，ワクチン接種に 1 米ドルを投資すると，医療費，労働の損失，死亡などの社会的生産性損失を予防することにより，21 米ドル分の見返りにつながると試算されています．

　一方で 1990 年代には，複数の新しいワクチンが開発されましたが，低所得国では費用の問題などから導入が進まず，3,000 万人以上の子どもが必要とされるワクチンを接種できていませんでした．そのため，ワクチン製造業者が最貧国向けの価格を引き下げるよう奨励し，支援者からの資金調達手段（拠出金）に加えて，ワクチン債やワクチン事前買取制度（AMC）などの革新的な資金調達手段を通じて，長期的な資金源を確保し，この問題を解決するためのシステムを運用する体制が，Gavi として具体化しました．

　Gavi は現在，世界の子どもたちのほぼ半数の予防接種に関わり，低所得国でも支払い可能な価格でワクチンを確保できるように，ワクチン製造業者との交渉などを行っています．これらのワクチン市場を形成する取り組みを通じて，Gavi が支援する国々で，子ども 1 人が予防接種を完了するための費用は 28 米ドルで可能となり，米国での接種費用，約 1,300 米ドルと比べて非常に低い費用での導入を可能にしています．これらの取り組みにより，2000 年時点では，低所得国の 3％しか肺炎や髄膜炎の予防効果のある Hib ワクチンを定期接種に導入していませんでしたが，現在ではすべての低所得国がこの Hib ワクチンを導入しています．また，新型コロナウイルス感染症のパンデミックでは，世界全体における新型コロナワクチンへの公平なアクセスを確保するための国際的な枠組みである COVAX ファシリティの事務局として運営を担うなど，世界全体の予防接種率の向上に貢献してきました．

　このように，ワクチンの公平で持続可能な利用を増加させ，人々の健康を守る活動を通じて，Gavi はこれまでに低所得国の子どもたち延べ 9.8 億人以上のワクチン接種を支援し，推計で 1,620 万人以上の感染症による死亡の予防に貢献してきたとされています．

文　献

1）Gavi, The Vaccine Alliance <https://www.gavi.org/our-alliance>（2023 年 5 月閲覧）

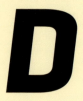

D 感染症法・IHR届出疾患のまとめ

感染症法に基づく届け出疾患

　感染症法（感染症の予防及び感染症の患者に対する医療に関する法律）は，従来の「伝染病予防法（1897年施行）」，「性病予防法（1948年施行）」，「エイズ予防法（1989年施行）」の3つを統合し1999年より施行され，2007年に「結核予防法」も統合された．これまで数多くの感染症の発生を受け，その度に改定が繰り返されてきた．感染症法に基づく届け出疾患には，すべての医師が，すべての患者の発生について届け出を行う必要がある全数報告対象疾患と，指定した医療機関が，患者の発生について届け出を行う定点報告対象疾患に大きく分かれる．**表1**と**表2**に，2023年1月時点の感染症法に基づく届け出疾患についてまとめる[1]．今後さらに改定される可能性があるので，必ずそのときの厚生労働省による最新の事例を確認することを推奨する．

IHR届け出疾患

　国際保健規則（International Health Regulation：IHR）とは，1951年に世界保健機関（WHO）憲章に基づき，感染症の国際間の伝搬を阻止することを目的として制定された国際衛生規則（ISR）が，1969年に国際保健規則（IHR）と改名されたものである．対象疾患は当初は，黄熱，コレラ，ペスト，天然痘の4疾患であった．天然痘は，その後1980年に世界から根絶されたため，2005年の改定まで対象疾患は3疾患のみであった．しかし，新興・再興感染症やバイオテロによる危険や影響，WHOと各国との協力体制などを考慮，2005年のWHO総会において，IHRの大きな改正案が決議され，2007年に世界中で発効した[2,3]．

　IHR 2005での主な改正点は，その管理対象をこれまでの上記3疾患から，国際的な公衆衛生上の脅威となる緊急事態（Public Health Emergency of International Concern：PHEIC）として，国際的な公衆衛生管理において重要なすべての事象に拡大したことである．PHEICには感染症に限らず化学物質や放射性物質などによるものも含まれる．PHEICでは検知してから24時間以内にWHOに報告すること，各国での国内連絡窓口の設置（National Focal Point：NFP）などが義務化されている．日本のIHR情報連絡窓口は厚生労働省の厚生科学課である．**表3**にこれまでにPHIECが宣言された事例をまとめた．2024年9月現在で，PHEICが継続している事例は，ポリオとエムポックスの2疾患である．今後さらに改定される可能性があるので，必ずそのときの最新の事例を確認することを推奨する．

表1 感染症法における感染症の分類（全数報告対象）（2023年1月時点）

分類	届け出のタイミング	定義	感染症名
一類感染症	ただちに届け出	感染力や罹患した場合の重篤性などに基づく総合的な観点からみた危険性がきわめて高い感染症	①エボラ出血熱，②クリミア・コンゴ出血熱，③痘そう，④南米出血熱，⑤ペスト，⑥マールブルグ病，⑦ラッサ熱
二類感染症	ただちに届け出	感染力や罹患した場合の重篤性などに基づく総合的な観点からみた危険性が高い感染症	①急性灰白髄炎，②結核，③ジフテリア，④重症急性呼吸器症候群（SARS），⑤中東呼吸器症候群（MERS）⑥鳥インフルエンザ（H5N1），⑦鳥インフルエンザ（H7N9）
三類感染症	ただちに届け出	感染力や罹患した場合の重篤性などに基づく総合的な観点からみた危険性は高くないものの，特定の職業に就業することにより感染症の集団発生を起こしうる感染症	①コレラ，②細菌性赤痢，③腸管出血性大腸菌感染症，④腸チフス，⑤パラチフス
四類感染症	ただちに届け出	ヒトからヒトへの感染はほとんどないが，動物，飲食物などの物件を介してヒトに感染し，国民の健康に影響を与えるおそれのある感染症	①E型肝炎，②ウエストナイル熱，③A型肝炎，④エキノコックス症，⑤黄熱，⑥オウム病，⑦オムスク出血熱，⑧回帰熱，⑨キャサヌル森林病，⑩Q熱，⑪狂犬病，⑫コクシジオイデス症，⑬エムポックス，⑭ジカウイルス感染症，⑮重症熱性血小板減少症候群（病原体がフレボウイルス属SFTSウイルスであるものに限る），⑯腎症候性出血熱，⑰西部ウマ脳炎，⑱ダニ媒介脳炎，⑲炭疽，⑳チクングニア熱，㉑ツツガムシ病，㉒デング熱，㉓東部ウマ脳炎，㉔鳥インフルエンザ（鳥インフルエンザ（H5N1およびH7N9を除く），㉕ニパウイルス感染症，㉖日本紅斑熱，㉗日本脳炎，㉘ハンタウイルス肺症候群，㉙Bウイルス病，㉚鼻疽，㉛ブルセラ症，㉜ベネズエラウマ脳炎，㉝ヘンドラウイルス感染症，㉞発しんチフス，㉟ボツリヌス症，㊱マラリア，㊲野兎病，㊳ライム病，㊴リッサウイルス感染症，㊵リフトバレー熱，㊶類鼻疽，㊷レジオネラ症，㊸レプトスピラ症，㊹ロッキー山紅斑熱
五類感染症の一部	侵襲性髄膜炎菌感染症，風疹，麻疹は，ただちに届け出 それ以外は7日以内に届け出	国が感染症発生動向調査を行い，その結果に基づき必要な情報を国民や医療関係者などに提供・公開していくことによって，発生・拡大を防止すべき感染症	①アメーバ赤痢，②ウイルス性肝炎（E型肝炎およびA型肝炎を除く），③カルバペネム耐性腸内細菌科細菌感染症，④急性弛緩性麻痺（急性灰白髄炎を除く），⑤急性脳炎（ウエストナイル脳炎，西部ウマ脳炎，ダニ媒介脳炎，東部ウマ脳炎，日本脳炎，ベネズエラウマ脳炎およびリフトバレー熱を除く），⑥クリプトスポリジウム症，⑦Creutzfeldt-Jakob病，⑧劇症型溶血性レンサ球菌感染症，⑨後天性免疫不全症候群，⑩ジアルジア症，⑪侵襲性インフルエンザ菌感染症，⑫侵襲性髄膜炎菌感染症，⑬侵襲性肺炎球菌感染症，⑭水痘（入院例に限る），⑮先天性風しん症候群，⑯梅毒，⑰播種性クリプトコッカス症，⑱破傷風，⑲バンコマイシン耐性黄色ブドウ球菌感染症，⑳バンコマイシン耐性腸球菌感染症，㉑百日咳，㉒風疹，㉓麻疹，㉔薬剤耐性アシネトバクター感染症
指定感染症	ただちに届け出	一〜三類および新型インフルエンザ等感染症に分類されない既知の感染症の中で，一〜三類に準じた対応の必要が生じた感染症	該当なし
新型インフルエンザ等感染症	ただちに届け出	新たにヒトからヒトに伝染する能力を有することとなったウイルスを病原体とするインフルエンザ等の，一般に国民が当該感染症に対する免疫を獲得していないことから，当該感染症の全国的かつ急速な蔓延により国民の生命および健康に重大な影響を与えるおそれがあると認められる感染症	新型コロナウイルス感染症（COVID-19）

表2 感染症法における感染症の分類（定点報告対象）：五類感染症の一部（2023年1月時点）

届け出を行う医療機関	届け出のタイミング	定義	感染症名
小児科定点医療機関	週単位（月～日）	全国約3,000ヵ所の小児科医療機関が届け出を行う感染症	①RSウイルス感染症，②咽頭結膜熱，③A群溶血性連鎖球菌咽頭炎，④感染性胃腸炎，⑤水痘，⑥手足口病，⑦伝染性紅斑，⑧突発性発疹，⑨ヘルパンギーナ，⑩流行性耳下腺炎
インフルエンザ定点医療機関，および基幹定点医療機関	週単位（月～日）	インフルエンザ定点医療機関（全国約5,000ヵ所の内科・小児科医療機関），および基幹定点医療機関（全国約500ヵ所の病床数300以上の内科・外科医療機関）が届け出を行う感染症	①インフルエンザ（鳥インフルエンザ及び新型インフルエンザ等感染症を除く）
眼科定点医療機関	週単位（月～日）	全国約700ヵ所の眼科医療機関が届け出を行う感染症	①急性出血性結膜炎，②流行性角結膜炎
性感染症定点医療機関	月単位	全国約1,000ヵ所の産婦人科等医療機関が届け出を行う感染症	①性器クラミジア感染症，②性器ヘルペスウイルス感染症，③尖圭コンジローマ，④淋菌感染症
基幹定点医療機関	週単位（月～日）	全国約500ヵ所の病床数300以上の医療機関が届け出を行う感染症	①ロタウイルスによる感染性胃腸炎，②クラミジア肺炎（オウム病を除く），③細菌性髄膜炎（髄膜炎菌，肺炎球菌，インフルエンザ菌を原因として同定された場合を除く），④マイコプラズマ肺炎，⑤無菌性髄膜炎
	月単位		①ペニシリン耐性肺炎球菌感染症，②メチシリン感性黄色ブドウ球菌感染症，③薬剤耐性緑膿菌感染症
疑似症定点医療機関	ただちに届け出	全国約700ヵ所の集中治療を行う医療機関などが届け出を行う感染症	発熱，呼吸器症状，発疹，消化器症状または神経症状その他感染症を疑わせるような症状のうち，医師が一般に認められている医学的知見に基づき，集中治療その他これに準ずるものが必要であり，かつ，ただちに特定の感染症と診断することができないと判断したもの（法第14条第1項に規定する厚生労働省令で定める疑似症）

表3 これまでにおけるPHEICとして宣言された事例（2024年9月現在）

年度	事例
2009年	新型インフルエンザ
2014～2016年	エボラ出血熱（西アフリカ）
2014年～現在	ポリオ
2016年	ジカウイルス感染症
2018～2020年	エボラ出血熱（コンゴ民主共和国）
2020～2023年	新型コロナウイルス感染症
2022～2023年	エムポックス
2024年～現在	エムポックス

文 献

1）厚生労働省：感染症法に基づく医師の届出のお願い. <https://www.mhlw.go.jp/stf/seisakunitsuite/bunya/kenkou_iryou/kenkou/kekkaku-kansenshou/kekkaku-kansenshou11/01.html>（2023 年 1 月 22 日閲覧）
2）WHO: International health regulations <https://www.who.int/health-topics/international-health-regulations#tab=tab_1>（2023 年 1 月 22 日閲覧）
3）厚生労働省：世界保健機関（WHO）による危機管理—国際保健規則（IHR）— <https://www.mhlw.go.jp/shingi/2010/02/dl/s0205-9l.pdf>（2023 年 1 月 22 日閲覧）

WHO 協力センターの取り組み

WHO Collaborating Center（WHO 協力センター）とは

WHO 協力センターは，WHO の活動プログラムを国際的に展開するために指定される拠点で，約 80 ヵ国にある 700 以上の研究施設や大学研究室が協力している．国際感染症センター（DCC）は，WHO 西太平洋事務局の要請に基づき，2017 年 4 月 21 日に WHO 協力センター（WHO Collaborating Centre for Prevention, Preparedness and Response to Emerging Infectious Diseases）に認定された．2022 年 4 月現在，WHO 協力センターは全世界で 840 あり，そのうち日本が所属する WHO 西太平洋地域に 195 の協力センターがある．日本には 36 の WHO 協力センターがあり，中国（64），オーストラリア（51）に次いで 3 番目に多い国となる[1]．

具体的な WHO 協力センターの活動 [2]

これまでの主な活動を紹介する．

・パプアニューギニア国内の感染対策向上に関する医療機関視察と中長期的計画の立案
・サモア独立国における麻疹および薬剤耐性菌保菌・菌血症事例の集積事例の調査
・マレーシアにおける WHO による合同外部評価（Joint External Evaluation：JEE）
・モンゴルにおける COVID-19 の治療指針や院内感染管理に関する研修
・WPRO との COVID-19 に関する共催セミナー（肺外コロナ，小児コロナ，オミクロン株の対応など）
・モンゴル，カンボジア，ラオスにおける COVID-19 のナショナルガイドラインのレビュー

日本では，国内の WHO 協力センターが定期的に集まり，お互いの活動の共有や，今後のコラボレーションの可能性について議論も行っている．国内 WHO 協力センターにおける COVID-19 に対する活動をまとめ，論文として報告も行った[3]．

文 献

1）WPRO. WHO Collaborating Centre <https://www.who.int/westernpacific/whocc-forum>（2023 年 1 月閲覧）
2）国立国際医療研究センター国際感染症センター：WHO 協力センター <https://dcc.ncgm.go.jp/Global_Health/index.html>（2023 年 1 月閲覧）
3）Fujita M, et al: Japanese WHO Collaborating Centres（WHO CCs）fight against COVID-19. Glob Health Med **3**: 115-118, 2021

E 渡航地域ごとの推奨トラベラーズワクチンのまとめ

		黄熱*	A型肝炎	B型肝炎	ポリオ*	狂犬病	腸チフス	日本脳炎
北米	短期旅行		△	△		△		
	長期旅行		◎	○		◎		
中南米	短期旅行	●	△	△		△	△	
	長期旅行	●	◎	○		◎	△	
東アジア/東南アジア	短期旅行		△	△		△	◎	△
	長期旅行		◎	○		◎	◎	◎
中央アジア	短期旅行		△	△	△	△	◎	
	長期旅行		◎	○	○	◎	◎	
南アジア	短期旅行		△	△	△	△	◎	△
	長期旅行		◎	○	○	◎	◎	◎
オーストラリア・ニュージーランド	短期旅行			△		△		
	長期旅行			○		◎		
太平洋地域	短期旅行		△	△		△	△	△
	長期旅行		◎	○		◎	△	◎
北アフリカ	短期旅行	●	△	△	△	△	◎	
	長期旅行	●	◎	○	○	◎	◎	
東・中央アフリカ	短期旅行	●	△	△	△	△	◎	
	長期旅行	●	◎	○	○	◎	◎	
西アフリカ	短期旅行	●	△	△	△	△	◎	
	長期旅行	●	◎	○	○	◎	◎	
南アフリカ	短期旅行		△	△	△	△	◎	
	長期旅行		◎	○	○	◎	◎	
北・西ヨーロッパ	短期旅行		△	△		△	△	
	長期旅行		◎	○		◎	△	
東ヨーロッパ	短期旅行		△	△	△	△	△	
	長期旅行		◎	○	○	◎	△	
南ヨーロッパ	短期旅行		△	△		△	△	
	長期旅行		◎	○		◎	△	

●：黄熱に感染するリスクがある地域に渡航する場合は予防接種が必要
◎：推奨　○：接種歴を確認し，接種が不足している場合は推奨　△：現地でのリスクに応じて推奨
　詳細に関しては個々のワクチンおよび渡航地域の項を参照すること．
　これまでの接種歴を十分に確認すること．
　*とくに黄熱や，ポリオは，流行状況によってIHR上の推奨国が変更されることがあるため，最新の情報を入手することも重要である．

		髄膜炎菌	麻疹風疹	水痘	破傷風	ダニ媒介性脳炎	インフルエンザ新型コロナ
北米	短期旅行	△	○	○	◎		◎
	長期旅行	△	○	○	◎		◎
中南米	短期旅行	△	○	○	◎		◎
	長期旅行	△	○	○	◎		○
東アジア/東南アジア	短期旅行	△	○	○	◎		◎
	長期旅行	△	○	○	◎		○
中央アジア	短期旅行	△	○	○	◎	△	◎
	長期旅行	△	○	○	◎	◎	◎
南アジア	短期旅行	△	○	○	◎		◎
	長期旅行	△	○	○	◎		◎
オーストラリア・ニュージーランド	短期旅行	△	○	○	◎		◎
	長期旅行	△	○	○	◎		○
太平洋地域	短期旅行	△	○	○	◎		◎
	長期旅行	△	○	○	◎		○
北アフリカ	短期旅行	△	○	○	◎		◎
	長期旅行	◎	○	○	◎		◎
東・中央アフリカ	短期旅行	◎	○	○	◎		◎
	長期旅行	◎	○	○	◎		◎
西アフリカ	短期旅行	◎	○	○	◎		◎
	長期旅行	◎	○	○	◎		◎
南アフリカ	短期旅行	△	○	○	◎		◎
	長期旅行	△	○	○	◎		◎
北・西ヨーロッパ	短期旅行	△	○	○	◎		◎
	長期旅行	△	○	○	◎		◎
東ヨーロッパ	短期旅行	△	○	○	◎	△	◎
	長期旅行	△	○	○	◎	◎	◎
南ヨーロッパ	短期旅行	△	○	○	◎		◎
	長期旅行	△	○	○	◎		○

●：黄熱に感染するリスクがある地域に渡航する場合は予防接種が必要

◎：推奨　○：接種歴を確認し，接種が不足している場合は推奨　△：現地でのリスクに応じて推奨

　詳細に関しては個々のワクチンおよび渡航地域の項を参照すること．

　これまでの接種歴を十分に確認すること．

　*とくに黄熱や，ポリオは，流行状況によって IHR 上の推奨国が変更されることがあるため，最新の情報を入手することも重要である．

F 関連する資格について

資格の名称	受験資格	その他
ISTM Certificate In Travel Health (CTH)™ [1] 実施機関： The International Society of Travel Medicine (ISTM, 国際渡航医学会)	対象：医師, 看護師, 薬剤師などの有資格者. 非会員も受験可能. ＊試験対策用教材 ・CDC yellow book [2] ・Mcqs In Travel And Tropical Medicine [3] ・Travel Medicine: Expert Consult [4] ・ISTM サンプル問題 [5]	旅行医学分野において, 渡航前のケアやコンサルテーションに関する優れた知識をもつ個人を認定する. 受験料：非会員 775 USD（2022年, 早期割引あり） 試験は毎年開催される ISTM の総会にあわせて実施される. 2011年以降の合格者は10年ごとに更新が必要. 教育, 臨床, 論文などの活動を記載した申請書の提出または再受験によって更新する. 10%程度の申請書に対して監査が行われる.
Certificate of Knowledge in Clinical Tropical Medicine and Travelers' Health (CTropMed® Examination) [6] 実施機関： American Society of Tropical Medicine and Hygiene (ASTMH, 米国熱帯医学会)	対象： **Diploma コース** ・ASTMH 認定の Diploma コース＊を修了している ・医療従事者および学生 ・臨床, 公衆衛生, 臨床/フィールド研究の経験を有する ・2ヵ月間の発展途上国/熱帯地域での研修, または熱帯医学や旅行医学に関する臨床研修 **Practice コース** ・5年間の臨床経験 ・医療従事者免許証 ・30時間のCEC（Continuing Education Credit）の記録 ・2ヵ月間の発展途上国/熱帯地域での研修, または熱帯医学や旅行医学に関する臨床研修	臨床熱帯医学とトラベラーズヘルスの分野において高度な知識と経験を有する個人を識別する手段として開発された. 受験料：非会員 745 USD（2022年, 早期割引あり） 試験は1年に1回. 日本のテストセンターでの受験が可能. ＊熱帯医学・旅行医学を深く勉強したい方向けのASTMHが認定するDiploma（準学士）コースはCTropMed®のホームページより確認できる [7].
日本渡航医学会認定医療職制度 [8] 実施機関：日本渡航医学会	対象：学会会員の医師, 歯科医師, 保健師, 助産師, 看護師, 薬剤師, 臨床検査技師 下記2つの要件を満たす者 1）満1年以上の会員歴 2）下記のいずれかに該当 A. 学会が主催する研修会を3年以内に修了した者 B. ISTM CTH™ 取得者	トラベルメディスンの基礎的知識を提供し, 知識が一定レベルに達した者を認定する. 受験料：10,000円 認定料：10,000円 試験は1年に1回. 3年ごとに更新が必要. 更新には学会員であることに加えて, 学会参加などによる単位取得が必要.

資格の名称	受験資格	その他
日本旅行医学会認定制度 [9] 実施機関：日本旅行医学会	対象：医師，歯科医師，看護師，救急救命士，助産師，薬剤師，作業療法士，理学療法士，介護士，言語聴覚士，保健師，臨床工学技士，臨床検査技師，医療事務（日本旅行医学会認定医の推薦が必要）など． 下記 3 つの要件を満たす者 1）学会員 2）上記職種の資格を持つ者 3）学会の認定単位を 12 単位以上取得	旅行者の安全に役立つ知識を身につけるための認定制度． 受験料：5,000 円 認定料：5,000〜15,000 円（職種によって異なる） 試験は 1 年に 1 回． 4 年ごとに更新が必要． 更新には学会・セミナー参加による単位取得が必要．

文　献

1 ）The International Society of Travel Medicine: ISTM Certificate of Knowledge^{TM} <https://www.istm.org/certificateofknowledge#renewalprocesses> （2023 年 2 月 14 日閲覧）

2 ）CDC Yellow Book 2024: Health Information for International Travel, Nemhauser JB, et al (eds.), Oxford University Press, 2023

3 ）Colbert D: Mcqs In Travel and Tropical Medicine, 3rd ed., iUniverse, Bloomington, 2009

4 ）Keystone JS, et al: Travel Medicine: Expert Consult, 3rd ed., Saunders, Philadelphia, 2013

5 ）The International Society of Travel Medicine: Sample Questions <https://www.istm.org/cth_samplequestions> （2023 年 2 月 14 日閲覧）

6 ）American Society of Tropical Medicine and Hygiene: Certificate of Knowledge in Clinical Tropical Medicine and Travelers' Health （CTropMed® Examination） <https://www.astmh.org/getattachment/Education-Resources/Certificate-Programs/ASTMH-Exam-Brochure-22-Final.pdf> （2023 年 2 月 14 日閲覧）

7 ）American Society of Tropical Medicine and Hygiene: Information on ASTMH-approved Diploma Courses satisfying requirements for CTropMed® <https://www.astmh.org/annual-meeting/pre-meeting-courses/astmh-diploma-course-list-3_15_22.pdf>（2023 年 2 月 14 日閲覧）

8 ）日本渡航医学会：医療職認定制度委員会 <http://jstah.umin.jp/10Qualification/index.html> （2023 年 2 月 14 日閲覧）

9 ）日本旅行医学会：認定制度について <http://jstm.gr.jp/certification/> （2023 年 2 月 14 日閲覧）

G 役立つウェブサイトのまとめ

CDC traveler's Health　https://wwwnc.cdc.gov/travel/

CDC（米国疾病予防管理センター）による旅行者のための情報提供サイトである.

旅行地の情報を知るのによいサイトであり，Travel Health Notices ではその土地における感染症流行情報のみならず，地震や医療提供体制などの情報まで網羅しており，Warning Level 3，Alert Level 2，Watch Level 1 と三段階にそのリスク分類を行っている.

また，その旅行地に行くにあたり接種が推奨されるワクチンやワクチンで予防されない疾患についての情報を細やかに記載している.

また，水や食事についてなど現地の情報について幅広く提供している.

旅行に行く前に紹介するサイトとしてのみならず，海外渡航歴のある患者を診察する前の情報収集にも役立つ. 研修医にまず紹介するサイトである.

FORTH　https://www.forth.go.jp/index.html

厚生労働省検疫所による海外の感染症情報提供サイトである.

英語が苦手で CDC traveler's health のハードルが高い方にはこちらのほうが良いかもしれない. 日本語で記載された中では非常にまとまっており，情報のアップデートも迅速. もちろん信頼性も高い. 各地域での気候や気をつけたい病気，予防接種，医療情報や注意点などの情報を知りたいときは「国・地域情報」から検索可能であるが，CDC traveler's health に比べると地域分類が細かくない.「渡航先はどちらですか？」という地図で，旅行地域をクリックすることによっても同じ情報にたどり着けるのがわかりやすい. また，海外の感染症新着情報については，「海外感染症発生情報」から検索可能で，その情報アップデートは迅速であり非常にわかりやすい. 海外渡航前の予防接種についての情報も充実しており，予防接種実施機関の検索も可能である. 旅行前の一般の方々にもお勧めできるサイトである.

Yellow book　https://wwwnc.cdc.gov/travel/page/yellowbook-home

Yellow book は CDC が発行している国際旅行の健康情報や疾患についてまとめた書籍である. 2 年ごとにアップデートされている. 書籍として購入可能であるが，ウェブサイトは無料で閲覧可能である. 旅行前外来（pre-travel consultation）や帰国後評価（Post-travel evaluation）を勉強するときにお勧めである. また，各疾患についても非常にまとまっており，知識の整理やその疾患を疑ったときに確認するのに役立つ. 妊婦の旅行や母乳栄養の乳児を連れての旅行，飛行機における医学的な注意点，時差ボケ，乗り物酔いなどの記載もある. また，著明な旅行地の疫学情報や地図，ワクチンスケジュール，感染症流行マップなど，

情報は多岐にわたる．主に医療者の勉強や診療に有用となる内容である．

WHO (World Health Organization)　https://www.who.int

　世界的な感染症アウトブレイク情報が非常に早く信頼性も高い．最近で言えば COVID-19 や Mpox（旧名 MonkeyPox）の情報だろう．COVID-19 は WHO Coronavirus（COVID-19）Dashboard（https://covid19.who.int）があり，様々なデータにアクセスできる．

　Disease Outbreak News（https://www.who.int/emergencies/disease-outbreak-news）は世界的に問題となるアウトブレイク情報をいち早く紹介している．

　旅行についてのアドバイスとしては，Travel advice（https://www.who.int/travel-advice）というページがあり，Q and A 集が役立つ．

Fit for Travel　https://www.fitfortravel.nhs.uk/home

　英国の National Health Service（NHS）Scotland が運営しているウェブサイトである．CDC の Traveler's health と似通った内容となっている．旅行に関する情報がワクチン以外にも，交通事故予防，飛行機旅行の注意点，旅行前のアドバイス，子ども・妊婦・LGBT に対する旅行アドバイス，カルチャーショックについてのアドバイスなど非常に多岐にわたって旅行についての情報が記載されている．

　また，旅行地ごとに記載されているマラリアマップが具体的でわかりやすい．その土地のどこに行くとマラリアリスクが高くて，どこに行くと低いというのが視覚的に理解しやすいつくりになっている．

MAP (Malaria Atlas Project)

https://malariaatlas.org/news/new-website/　https://malariaatlas.org

　マラリア情報について網羅的に記載されている．地域ごとの年次のマラリア発生状況や世界での発生率，死亡率などのデータを閲覧することができる．

外務省　世界の医療事情　https://www.mofa.go.jp/mofaj/toko/medi/index.html

　現地の医務官自身が収集した情報をまとめているサイト．医務官が駐在または出張している地域限定ではあるが，内容はかなり詳細でありその地域の医療状況を知るのに非常に便利である．現地の小児定期予防接種一覧も掲載されている．

　2 年ごとを目処に大幅な改訂を行っていると記載されており，情報も適宜アップデートされている．

ProMED-mail　https://promedmail.org

　International Society for Infectious Diseases によるサイト．世界中の最新感染症発生状況が記載されている．メーリングリストに登録して情報を得ることもできるが，登録しなくてもこのサイトにアクセスしてそのメーリングリストに流れる内容を確認することもできる．

ProMED 情報を世界地図上にまとめたヘルスマップ

https://www.healthmap.org/promed/index.php, https://www.healthmap.org/en/

様々な病原体の世界の流行状況を一見して把握できるので有用である.

その他

日本渡航医学会 学会推奨 トラベルクリニックリスト https://plaza.umin.ac.jp/jstah/02travelclinics/index.html

熱帯病治療薬研究班

熱帯病治療薬研究班（略称）は，1980年に厚生省研究事業として開始された研究班である．奇しくも本コラム筆者の1人である山元と同い年である．その40年以上の歴史で，製造販売が中止された薬剤を含めて13の抗マラリア薬や抗寄生虫薬の承認について，直接あるいは間接的にかかわってきた．現在は日本医療研究開発機構からの研究費により，丸山治彦（宮崎大学）が研究代表者となって運営されている．

研究班の中心的な研究は，国内未承認の抗寄生虫薬・抗原虫薬を用いた特定臨床研究である．国立国際医療研究センターは薬剤の中央保管機関として臨床的な相談から薬剤の管理，データマネジメントまで担当している．現在，重症マラリアに対するグルコン酸キニーネ注，トキソプラズマ症に対するスルファジアジン，ピリメタミン，ホリナート，肝蛭症に対するトリクラベンダゾールを対象としており，今後はChagas病に対する治療薬や重症マラリアに対するアーテスネート注を取り扱うことを目指している．

治療は特定臨床研究という形で行うため，研究実施医療機関以外の施設へは薬剤供与は不可能になっている．空白県も多く，とくに東北地方，四国地方，北海道はその面積や人口に比して研究参加医療機関が少ない状況が続いている．該当する地域に本研究班への参加いただける施設からの協力を切望している状況である

患者の治療の際は，原則として研究参加施設への転院を依頼しているが，医学的に転院困難な状況においては，人道的な緊急的治療として薬剤を持参することもある．ただし，供与に際してはある程度の条件がある．

「未承認薬を配って使用させる研究班」のようなイメージをもつ方にとってはやや不自由な印象を受けるかもしれないが，ご理解をいただきたい．慣れない稀少感染症に関しての臨床相談の場としての意味合いもあるため，当該症例で診療に難渋した場合には国立国際医療研究センター国際感染症対策室まで気兼ねなくご連絡をいただきたい．連絡先は，熱帯病治療薬研究班ホームページ（https://www.nettai.org/）にも記載している．同サイトには，マラリア，トキソプラズマ症，肝蛭症についての診療の手引きや寄生虫症薬物診療の手引きを公開しているので，こちらも併せてご参照いただきたい．

H 特殊な感染症が疑われる場合の検査機関一覧

疾患名	問い合わせ先
すべての一類感染症 ［エボラ出血熱，クリミア・コンゴ出血熱，痘そう（天然痘），南米出血熱，ペスト，マールブルグ病，ラッサ熱］	最寄りの保健所（行政検査と患者対応の相談が必要）
結核を除く二類感染症 （急性灰白髄炎，ジフテリア，SARS，MERS，鳥インフルエンザ H5N1 および H7N9）	最寄りの保健所（行政検査と患者対応の相談が必要）
エムポックス	最寄りの保健所（行政検査と患者対応の相談が必要）

　以下の疾患についても，地方衛生研究所/国立感染症研究所へ問い合わせする場合は，原則的に最寄りの保健所への問い合わせを優先すること．

疾患名	問い合わせ先
細菌感染症	
コレラ	地方衛生研究所/国立感染症研究所　細菌第一部　第二室
回帰熱	地方衛生研究所/国立感染症研究所　細菌第一部　第四室
Q熱（コクシエラ症）	地方衛生研究所/国立感染症研究所　ウイルス第一部　第五室 北陸大学　医療保健学部　小宮研究室
炭疽	地方衛生研究所/国立感染症研究所　獣医科学部　第二室
リケッチア症	地方衛生研究所/国立感染症研究所　ウイルス第一部　第五室 ツツガムシ病の抗体検査は各検査会社に依頼可能
ブルセラ症	地方衛生研究所/国立感染症研究所　獣医科学部　第一室
ライム病	地方衛生研究所/国立感染症研究所　細菌第一部　第四室 株式会社 LSI メディエンス，株式会社ビー・エム・エルを通じてそれぞれ米国の検査会社に抗体検査を依頼可能
野兎病	地方衛生研究所/国立感染症研究所　獣医科学部　第三室
レプトスピラ症	地方衛生研究所/国立感染症研究所　細菌第一部　第四室
バルトネラ症（ネコひっかき病）	北陸大学　医療保健学部　小宮研究室
薬剤耐性淋菌	国立感染症研究所　細菌第一部　第五室
Hansen 病および非結核性抗酸菌症	国立感染症研究所　ハンセン病研究センター
結核および非結核性抗酸菌症	公益財団法人結核予防会　結核研究所　抗酸菌部

ウイルス感染症

重症熱性血小板減少症候群（SFTS）	地方衛生研究所/国立感染症研究所　ウイルス第一部　第一室
日本脳炎	地方衛生研究所/国立感染症研究所　ウイルス第一部　第二室
デング熱・チクングニア熱・ジカウイルス感染症	地方衛生研究所/国立感染症研究所　ウイルス第一部　第二室
ウエストナイル熱	地方衛生研究所/国立感染症研究所　ウイルス第一部　第二室
ウマ脳炎（西部ウマ脳炎，東部ウマ脳炎，ベネズエラウマ脳炎）	地方衛生研究所/国立感染症研究所　ウイルス第一部　第二室
黄熱	地方衛生研究所/国立感染症研究所　ウイルス第一部　第二室
ダニ媒介脳炎	地方衛生研究所/国立感染症研究所　ウイルス第一部　第二室
進行性多巣性白質脳症	国立感染症研究所　ウイルス第一部　第三室
狂犬病	地方衛生研究所/国立感染症研究所　獣医科学部　第二室 ウイルス第一部　第三室

真菌感染症

アスペルギルス症，ヒストプラスマ症，コクシジオイデス症，パラコクシジオイデス症，ブラストミセス症，ムーコル症，タラロマイセス症（旧：ペニシリウム症）など	千葉大学　真菌医学研究センター　臨床感染症分野 地方衛生研究所/国立感染症研究所　真菌部

寄生虫感染症

マラリア	地方衛生研究所/国立感染症研究所　寄生動物部　第三室 国立国際医療研究センター研究所　熱帯医学・マラリア研究部
バベシア症	国立国際医療研究センター研究所　熱帯医学・マラリア研究部
アメーバ赤痢	地方衛生研究所/国立感染症研究所　寄生動物部　第一室
クリプトスポリジウム症	地方衛生研究所/国立感染症研究所　寄生動物部　第一室
ジアルジア症	地方衛生研究所/国立感染症研究所　寄生動物部　第一室 北陸大学　医療保健学部
シストイソスポーラ症	地方衛生研究所/国立感染症研究所　寄生動物部　第一室
サイクロスポーラ症	地方衛生研究所/国立感染症研究所　寄生動物部　第一室
アカントアメーバ角膜炎	地方衛生研究所/国立感染症研究所　寄生動物部　第一室
トキソプラズマ症	地方衛生研究所/国立感染症研究所　寄生動物部　第一室 東京慈恵会医科大学　感染制御科
エキノコックス症	地方衛生研究所/国立感染症研究所　寄生動物部　第二室 北海道立衛生研究所 宮崎大学医学部 感染症学講座 寄生虫学分野
トリパノソーマ症（Chagas 病）	地方衛生研究所/国立感染症研究所　寄生動物部　第三室 埼玉医科大学病院　臨床検査医学（中央検査部）
リーシュマニア症	地方衛生研究所/国立感染症研究所　寄生動物部　第三室 埼玉医科大学病院　臨床検査医学（中央検査部）
フィラリア症（糸状虫症）	愛知医科大学　医学部　感染・免疫学講座
寄生虫症　抗体スクリーニング検査（ウエステルマン肺吸虫症，宮崎肺吸虫症，肝蛭症，肝吸虫症，マンソン孤虫症，有鉤嚢虫症，イヌ糸状虫症，イヌ回虫症，ブタ回虫症，アニサキス症，顎口虫症，糞線虫症）	株式会社エスアールエル 宮崎大学医学部 感染症学講座 寄生虫学分野

	寄生虫感染症
条虫症	地方衛生研究所/国立感染症研究所　寄生動物部　第二室 宮崎大学医学部 感染症学講座 寄生虫学分野
回虫症	地方衛生研究所/国立感染症研究所　寄生動物部　第二室 宮崎大学医学部 感染症学講座 寄生虫学分野
住血吸虫症	獨協医科大学　熱帯病寄生虫病室 宮崎大学医学部 感染症学講座 寄生虫学分野
旋毛虫症	地方衛生研究所/国立感染症研究所　寄生動物部　第二室
肺吸虫症	地方衛生研究所/国立感染症研究所　寄生動物部　第二室 宮崎大学医学部 感染症学講座 寄生虫学分野
薬剤耐性トリコモナス症	地方衛生研究所/国立感染症研究所　寄生動物部第三室　薬剤耐性研究センター　第六室

注1：検体搬送時にはバイオセーフティに十分留意し，搬送手順は検査機関に確認をすること．

注2：各地域の地方衛生研究所毎に実施可能な検査は異なる．また，この表の掲載は検査実施を保証するものではない．

注3：この表は2023年2月15日時点のものである．

臨床現場での FETP-J の活かし方

石金正裕　　新型コロナウイルス感染症の流行に伴い，感染症実地疫学専門家の必要性が改めて認識されたのではないでしょうか．日本では，1999 年から国立感染症研究所において，基本的に 2 年間の実地疫学専門家養成コース（Field Epidemiology Training Program Japan：FETP-J）が設置され[1]，数多くの実地疫学専門家が誕生しています．FETP-J の卒業生の多くは行政機関に勤務していますが，医療機関に勤務している卒業生も少なくありません．ここでは，臨床現場での FETP-J の活かし方について取り上げます．

石金　　はじめに，FETP-J に応募した理由です．感染症診療は大きく，①臨床医学，②微生物学，③疫学に分かれるといわれていますが，③疫学のプレーヤーが少ないので，臨床医のキャリアを一度中断して，感染症実地疫学を学ぶことにしました（2014 年 4 月～2016 年 3 月に在籍，16 期）．

佐藤哲郎　　JICA 海外協力隊の感染症・エイズ対策隊員として中米ホンジュラス共和国に 2 年間派遣された際，ジカウイルス感染症のパンデミックに直面したものの現場で無力感を感じたため，感染症実地疫学を習得したいと痛感しました（2019 年 4 月～2019 年 3 月に在籍，21 期）．

石金　　次に，FETP-J における具体的な研修内容です．FETP-J のカリキュラムは，国際的なカリキュラムに準じた 6 つの柱になります[1]．私は，梅毒やアメーバ赤痢といった性感染症のサーベイランスの解析・評価・情報発信を行い，アウトブレイク調査は，国内デング熱，エボラウイルス病，カルバペネム耐性腸内細菌科細菌の院内感染を担当しました．在籍中に WHO 西太平洋地域事務局で世界における感染症サーベイランスの業務に携わることもできました．

佐藤　　研修期間中に新型コロナウイルス感染症が発生したため，厚生労働省新型コロナウイルス感染症対策本部クラスター対策班接触者追跡チームの一員としてアウトブレイクが発生した現場へ派遣されました．他にはマスギャザリング前後に感染症関連情報を系統的に収集・解析・評価を行うイベントベースサーベイランスや，風疹などの感染症サーベイランス業務に携わりました．

石金　　最後に，FETP-J で得た経験や知識の活かし方です．疫学的な知識や経験が，院内感染対策や論文執筆に役立っていることは当然ですが，国内外のネットワーキングがもっとも役立っています．国立感染症研究所内には，疫学以外の専門家も多数在籍しており，FETP-J の様々な活動を通じてネットワークができます．FETP-J の卒業生は全国に在籍していますので国内でのネットワークも広がりました．FETP アラムナイの ML があり，情報共有や困ったことの相談も気軽にできます．

佐藤　　FETP-J の特色の 1 つに多様性が挙げられます．全国各地から医師，看護師，獣医師，薬剤師，臨床検査技師など感染症対策に情熱をもつ人たちが集まり，感染症実地疫学の考え方に基づいて議論を行うので，ファシリテーターの先生方や多様な専門性や経験を有している研修生から学ぶことができます．

石金　　FETP-J は，国際的なカリキュラムに準じ日本で感染症実地疫学を学ぶ唯一無二のコースだと考えています．今後も，FETP-J で研修し，医療現場でも活躍するメンバーが増えることを期待しています．

文　献

1）国立感染症研究所：FETP <https://www.niid.go.jp/niid/ja/allarticles/surveillance/416-fetp.html>（2023 年 1 月 27 日閲覧）

索引

欧　文

A

A 型肝炎　xvii, 38, 171, 174, 195
　――ワクチン　232

B

Bexsero®　240
BinaxNow Malaria　276, 277
Burkholderia mallei　49
B ウイルス　132
B 型肝炎　xvii
　――ワクチン　234

C

Capnocytophaga canimorsus　129
Chagas 病　153
COVAX ファシリティ　283
COVID-19（新型コロナウイルス感染症）　96
CSW（性風俗産業従事者）　123

D

DEET　253
DPT（ジフテリア，百日咳，破傷風混合ワクチン）　222
DTMH　52

E

E. dispar　67
E. moshkovskii　67
Entamoeba histolytica　67
ESBL 産生腸内細菌目細菌　158
EVD（Ebola Virus Disease）　142
E 型肝炎　42

F

FETP-J（Field Epidemiology Training Program Japan）　298

G

Gavi, The Vaccine Alliance　283
Global Polio Eradication Initiative　225

H

Hansen 病　80
Havrix®　232
HIV 感染症　123
HRP2（Histidine-rich protein 2）　276

I

IDES（感染症危機管理専門家養成プログラム）　268

IHR（国際保健規則）　204, 219, 284
Ixodes ricinus　180

L

LAMP 法　280

M

M. genitalium　127
MERS（中東呼吸器症候群）　99, 177
mRNA ワクチン　98

N

NS1（non-structural protein 1）　278

P

Pasteurella multocida　129
PHEIC（Public Health Emergency of International Concer）　284
pLDH（Plasmodium lactate dehydrogenase）　276

Q

Q 熱　45

S

SARS（重症急性呼吸器症候群）　90
STI（性感染症）　122

T

Tdap（成人思春期用 3 種混合ワクチン）　222
tecovirimat　75
Twinrix®　232
Typbar-TCV®　242
Typhim Vi®　242

U

UNHCR（国連難民高等弁務官事務所）　270

V

Vaqta®　232
VHF（viral hemorrhagic fever）　141
Vivotif®　242

W

WHO 協力センター　287

和　文

あ

アセタゾラミド　258
アトバコン・プログアニル　250

あ
アナフィラキシー　215
アフリカ紅斑熱　31
アフリカ睡眠病　153
アルベンダゾール　114

い
イエローカード　220
イカリジン　254
イソスポーラ　63
イベルメクチン　114，116
移民　270
医療情報の収集　166

う
ウイルス性出血熱　141

え
エイムゲン®　232
エキノコックス症　119
エボラウイルス病　141，142
エムポックス　74，181
エーリキア症　36
エロモナス属菌　56，61
エンシトレルビル　97
エンセバック®　227

お
横断性脊髄炎　110
黄熱　xv，187，190，192，195，197
　　──ワクチン　204

か
海外旅行保険　166
外国人技能実習制度　271
疥癬　84
回虫症　113
片山熱　109
カルタヘナ法　210
カルバペネム耐性腸内細菌目細菌　158
肝住血吸虫症　110
感染症危機管理専門家養成プログラム（IDES）　268
感染症後過敏性腸症候群　64
感染症実地疫学専門家　298
感染症法　284
肝蛭症　116
カンピロバクター　56，57，61
官民連携パートナーシップ機関　283

き
気道感染症　89
急性肝炎　38，42
急性下痢症　55
狂犬病　xviii，xix，136，172，175，192，193，

195，198，200，202
　　──ワクチン　236
菌腫　76

く
クラミジア感染症　126
クリプトスポロジウム　56，63
クリミア・コンゴ出血熱　141，146
クロストリジオイデス・ディフィシル　61

け
結核　202
　肺──　92
　皮膚──　80
下痢　53
　急性──　55
　慢性──　60
　旅行者──　261
健康診断　165，246
原虫感染症　82

こ
航空機　168
好酸球増多症　102
　熱帯性肺──　92
高山病　190，196，256
高地順応　258
交通事故　167
国際保健規則（IHR）　204，219，284
コクシジオイデス症　xiii，92，149
黒色真菌症　79
国内避難民　270
国連難民高等弁務官事務所（UNHCR）　270
国境なき医師団　218
コレラ　179

さ
細菌感染症　76
細菌性腸炎　61
サイクロスポーラ　63
サルモネラ菌　56，57

し
ジアルジア　62
ジエチルカルバマジン　116
ジェービック V®　227
紫外線　167
ジカウイルス感染症（ジカ熱）　20，193
資格　290
糸状虫症　115
ジフテリア　91
ジフテリア，百日咳，破傷風混合ワクチン（DPT）　222
住血吸虫　63

住血吸虫症　108
　　肝——　110
　　中枢神経——　110
　　腸管——　109
　　尿路生殖系——　110
重症急性呼吸器症候群（SARS）　90
重症熱性血小板減少症候群　38
授乳婦　264
初期診療　5
シラミ症　87
新型コロナウイルス感染症（COVID-19）　96
真菌感染症　148
新興回帰熱　37
深在性皮膚真菌（放線菌）症　76

す
髄膜炎菌感染症　xx
髄膜炎菌ワクチン　239
数理モデル　161
スナノミ症　86
スポロトリコーシス　78

せ
性感染症（STI）　122
性器のびらん／潰瘍　124
性器ヘルペス　127
性交渉　168
成人思春期用3種混合ワクチン（Tdap）　222
青年海外協力隊　255，260
性風俗産業従事者（CSW）　123
世界保健機関（WHO）　284
赤痢アメーバ　56，57，63，66
赤痢菌　56，57，61
接種間隔　207
接種免除証明書　220
セルカリア皮膚炎　109
蟯虫　63
船舶　169

た
多項目遺伝子検査　281
ダニ媒介性回帰熱　37
ダニ媒介性脳炎　37，180
多包虫　119
淡水　167
単包虫　119

ち
チクングニア熱　19，193，280
地中海紅斑熱　31
チフス菌　23
中枢神経住血吸虫症　110
中東呼吸器症候群（MERS）　99，177

腸管寄生虫感染症　62
腸管住血吸虫症　109
腸チフス　xii，22，57，174，195
　　——ワクチン　242

つ
ツツガムシ病　31，280

て
デング Duo　279
デング熱　xi，15，171，187，190，193，200，202
　　——迅速診断キット　279
天然痘（痘そう）ワクチン　75

と
同時接種　221
動物咬傷　129
ドキシサイクリン　250
トキソカラ症　113
特定技能制度　271
トコジラミ刺症　87
登山者　170
トラベルクリニック　165
鳥インフルエンザ　90
トリクラベンダゾール　116
トリコモナス腟炎　127
トリパノソーマ症　153

な
南米出血熱　188
難民　270
難民認定制度　271

に
二核アメーバ　63
日本海裂頭条虫症　117
日本紅斑熱　31
日本脳炎　xvi，184，200，227
　　——ワクチン　227
尿路生殖系住血吸虫症　110
ニルマトレルビル／リトナビル　97
任意接種ワクチン　205，232
妊婦　207，264

ね
熱帯性肺好酸球増多症　92
熱帯熱マラリア　10，13
熱帯病治療薬研究班　294

は
肺吸虫症　92
肺結核　92
肺炭疽　91
梅毒　126

肺ペスト　91
蠅蛆症　85
破傷風　132, 191, 195, 198, 200, 202, 222
発熱　5
バベシア症　36
パラコクシジオイデス症　xiv, 92, 150
バラ疹　24
パラチフス　xii, 22, 57
　　──菌　23
バルトネラ症　45
パロモマイシン　66, 68
ハンタウイルス　188
　　──肺症候群　89

ひ

比較的徐脈　24
非感染性腸疾患　64
ビザ　248
皮疹　70
ヒストプラズマ症　xiii, 92, 150
鼻疽　48
非チフス性サルモネラ菌　61
ヒト顆粒球アナプラズマ症　36
皮膚結核　80
皮膚抗酸菌症　80
皮膚／皮膚粘膜型リーシュマニア症　82
ビームゲン®　234
病原性大腸菌　61
表在性皮膚真菌症　76
ピランテル　113

ふ

フィラリア症　115
風疹　229
　　──ワクチン　229
ブラストミセス症　151
ブルセラ症　45
ブルーリ潰瘍　81
プレジオモナス　56
糞線虫　63
糞線虫症　92, 114

へ

ヘプタバックス®-Ⅱ　234

ほ

発疹チフス　31
発疹熱　31
ポリオ　xvi, 174, 178
　　──ワクチン　223

ま

麻疹　229, 272

　　──ワクチン　229
マダニ　180
マラリア　xi, 9, 179, 184, 187, 190, 192, 195,
　196, 198, 200, 202
　　──迅速診断キット　276, 277
　　──予防　250
　熱帯熱──　10, 13
　三日熱──　10, 13
　四日熱──　10, 13
　卵形──　10, 13
マルネッフェイ型タラロミセス症　151
マールブルグ病　141, 145
慢性キャリア　26
慢性下痢症　60

み

未承認ワクチン　205, 208
水痘　229
　　──ワクチン　229
三日熱マラリア　10, 13

む

無鉤条虫症　119
ムンプス　229
　　──ワクチン　229

め

メトロニダゾール　66, 68
メナクトラ®　239
メフロキン　250
免疫不全者　207
メンクアッドフィ®　239
メンタルヘルス　169

も

モルヌピラビル　97

や

薬剤耐性　123
　　──アシネトバクター　158
　　──菌　157
野兎病　91

ゆ

有鉤条虫症　118
有鉤嚢虫症　118
遊走性紅斑　36
輸入感染症レジストリ　173

よ

蠅蛆症　85
幼虫皮膚移行症　83
四日熱マラリア　10, 13

予防接種　166
　　——後副反応報告制度　217
　　——法　205

ら

ライム病　xii, 34
ラッサ熱　141, 144
ラビピュール®　236
卵形マラリア　10, 13

り

リケッチア症　30, 179, 193, 198
リーシュマニア症　155, 176, 192
　皮膚／皮膚粘膜型——　82
リスクがある渡航者　169
リスク評価　8
旅行者下痢症　261
淋菌感染症　126

る

類鼻疽　48

れ

レジオネラ症　91
レプトスピラ症　27, 280
レムデシビル　97

ろ

ロッキー山紅斑熱　31, 37

わ

ワクチン　204, 288
　——関連ポリオ麻痺　224
　——，分類　205
　A 型肝炎——　232
　B 型肝炎——　234
　mRNA——　98
　黄熱——　204
　狂犬病——　236
　ジフテリア，百日咳，破傷風混合——　222
　髄膜炎菌——　239
　腸チフス——　242
　天然痘（痘そう）——　75
　日本脳炎——　227
　任意接種——　205, 232
　風疹——　229
　ポリオ——　223
　麻疹——　229
　未承認——　205, 208
　水痘——　229
　ムンプス——　229

グローバル感染症マニュアル(改訂第2版)

2015年4月30日　第1版第1刷発行	編集者　国立国際医療研究センター
2015年9月10日　第1版第2刷発行	国際感染症センター
2024年12月20日　改訂第2版発行	発行者　小立健太

　　　　　　発行所　株式会社 南 江 堂
　　　　　　☏113-8410　東京都文京区本郷三丁目42番6号
　　　　　　☎(出版)03-3811-7198 (営業)03-3811-7239
　　　　　　ホームページ https://www.nankodo.co.jp/
　　　　　　　　　　　　　印刷・製本 壮光舎印刷
　　　　　　　　　　　　　装丁 渡邊真介

A Practical Approach to Global Infectious Diseases, 2nd Edition
©Nankodo Co., Ltd., 2024

定価はカバーに表示してあります.
落丁・乱丁の場合はお取り替えいたします.
ご意見・お問い合わせはホームページまでお寄せください.

Printed and Bound in Japan
ISBN978-4-524-20445-8

本書の無断複製を禁じます.
|JCOPY|〈出版者著作権管理機構 委託出版物〉
本書の無断複製は, 著作権法上での例外を除き禁じられています. 複製される場合は, そのつど事前に, 出版者著作権管理機構(TEL 03-5244-5088, FAX 03-5244-5089, e-mail: info@jcopy.or.jp)の許諾を得てください.

本書の複製(複写, スキャン, デジタルデータ化等)を無許諾で行う行為は, 著作権法上での限られた例外(「私的使用のための複製」等)を除き禁じられています. 大学, 病院, 企業等の内部において, 業務上使用する目的で上記の行為を行うことは私的使用には該当せず違法です. また私的使用であっても, 代行業者等の第三者に依頼して上記の行為を行うことは違法です.